QU'EST-CE QUE LE MÉDECIN ?

Interaction

L'homme et son environnement social

1

Dr Pierre GUICHENEY

Qu'est-ce que le médecin ?

Etude psychologique de la relation médecin - malade

Préface du

Professeur Paul MILLIEZ

MOUTON . PARIS . LA HAYE

ISBN : 2-7193-0977-X

Printed in France

Préface

Le travail du Docteur Guicheney mérite que l'on s'y arrête et qu'on lui rende hommage.

Ce livre traduit un effort de réflexion et de recherche et a, pour les médecins, un intérêt certain.

Il leur montre, d'une part, quelle est leur image auprès du public.

Il leur indique, d'autre part, quelles sont leurs motivations.

De ce fait, nous, médecins, sommes tous incités à notre tour à réfléchir et à améliorer notre comportement.

Il est sûr que notre profession est l'une des seules à conserver encore une bonne réputation dans tous les milieux sociaux, du fait des connaissances que l'on nous attribue et d'une vieille considération magique que l'on nous voue.

Cette antique vénération explique l'attitude d'un certain nombre d'entre nous qui veulent conserver ce côté mythique dans l'intérêt du public et de la profession.

Certains poussent le raisonnement jusqu'à souhaiter que les patients restent dans l'ignorance totale des problèmes médicaux.

Cette attitude trouve un semblant de justification dans la conduite de certains hommes très éminents de nos pays occidentaux qui recourent soit aux guérisseurs et aux charlatans, soit à une médecine non scientifique plutôt qu'à la médecine classique, prouvant ainsi que les plus vieilles pulsions persistent.

Le patient instruit, lorsqu'il est malade, prête ou trop à la science médicale, en ne manifestant de confiance qu'aux explorations et aux drogues sophistiquées, ou trop à la magie en accordant leur confiance à des méthodes scientifiquement sans valeur. Très souvent également, les intellectuels médisent des médecins mais chacun a le seul médecin convenable de son environnement. La somme de ces médecins constitue finalement l'ensemble du corps médical.

Malheureusement, dans l'état présent, notre prestige se dégrade, nous perdons notre pouvoir mystérieux sans être investis, dans l'esprit de nos patients, d'un capital scientifique équivalent.

Le travail du Docteur Guicheney ne prétend pas donner une image complète ni une explication totale des relations de médecins et de malades. La preuve en est fournie par le complément d'enquête auquel il s'est livré auprès de deux autres catégories de médecins et de patients.

Il me semble que l'étude ici ébauchée doit être poursuivie, approfondie, étendue sans trop essayer de trouver une explication psychanalytique hermétique, où infinitifs et participes remplacent les substantifs, sans pour autant apporter ni la clarté, ni la vérité.

Il faut bien réfléchir avant de souhaiter l'application systématique d'un type unique d'exercice de la médecine. C'est ainsi qu'il faut hésiter avant de supprimer définitivement et totalement la rémunération directe du médecin par le patient. Il y a là un geste qui traumatise un certain nombre de médecins, qui gêne un certain nombre de malades, mais qui libère également un nombre notable de médecins et de patients de leur relation ambiguë ; c'est parfois une absolution ; il n'y a, ensuite, plus de dépendance ; le malade n'a plus l'impression d'une infériorité. Une expérience étrangère récente montre cependant une fois de plus qu'après une grève de mauvaise humeur, les médecins acceptent la suppression de la rétribution directe à l'acte ; ils se sentent même ensuite plus indépendants à l'égard de leur clientèle, ce qui finalement est bien dommage pour les patients.

Le mouvement pourtant va vers la généralisation de cette fonctionnarisation de la médecine. Cette solution semble souhaitable sur le plan économique et même médical.

Les médecins y gagnent en dignité mais le complexe d'infériorité des clients est alors renforcé plus qu'on ne le dit généralement.

Finalement, la raison ne triomphera ni d'un côté, ni de l'autre car, comme toujours, les positions nuancées ne satisfont personne.

Il faut quand même poursuivre l'effort de démystification d'une part, vis-à-vis du public, de compréhension des problèmes psychologiques et économiques d'autre part, du côté des médecins, pour conduire les uns et les autres à une conception plus humaine de leurs relations. Les patients comprendront que leurs médecins sont des hommes, comme eux, avec leurs problèmes et leurs mesquineries, mais aussi leur science et leur compassion. Les médecins seront poussés à acquérir une dimension plus humaine de leur sacerdoce. L'homme n'est pas un organe malade, une « vésicule » comme le rappelle le Docteur Guicheney. Le malade n'est pas seulement un patient. Il a droit à une approche totale, à un respect permanent de sa dignité, de sa volonté, de sa pudeur, de ses motivations.

Le médecin ne doit pas imposer ses convictions, sa morale. Il doit se sublimer. Mais n'est-ce pas trop théorique, n'est-ce pas trop exiger, car si grands que soient ces médecins, ils sont de simples hommes comme les dirigeants politiques, et l'opinion publique n'est que la traduction de nos insuffisances multiples.

Rendons grâce une fois encore au Docteur Guicheney pour son travail qui, finalement, sert la médecine, les médecins et les malades.

P. MILLIEZ

Introduction

Après plus de vingt ans d'exercice de la médecine générale en milieu rural, nous restons perplexe devant l'étrangeté de la constance ou de l'inconstance des patients à venir consulter le même médecin. L'attrait du jamais vu, la lassitude du déjà vu, s'ils expliquent l'une ou l'autre, ne peuvent justifier l'une et l'autre. Michel Foucault écrit que l'expérience clinique « a vite été prise pour un affrontement simple, sans concept, d'un regard et d'un visage, d'un coup d'œil et d'un corps muet, sorte de contact préalable à tout discours et libre des embarras du langage par quoi deux individus vivants sont ' encagés ' dans une situation commune mais non réciproque » [1].

Notre embarras témoigne que cette conception de l'expérience clinique n'est pas totalement nôtre. La consultation ne se réduit pas à un affrontement simple et tout médecin ayant justement acquis cette expérience au contact des malades sait qu'entre le corps dolent et son coup d'œil s'interpose un visage porteur et traducteur de toutes les émotions, de tous les désirs, de toutes les angoisses. Il sait aussi qu'un jour ce visage se ferme, qu'une décision est prise, sans réciprocité possible, par celui qui va l'abandonner.

Il savait pourtant que la souffrance du corps parle et qu'elle parle d'abord au sujet qui souffre. La seule description du ressenti par le malade fait entrer le médecin de plain-pied dans le non-dit infini des craintes et des angoisses indicibles. Déjà il aurait pu entendre cette voix qui, à travers les paroles muettes à l'émotion, se bornant à décrire l'appréhendable, laisse percer son appréhension et sa terreur de l'irrémédiable.

C'est là pour nous que se joue la partie : il est possible de n'entendre que l'objectif qui s'inscrit dans l'ordre scientifique, tenant pour superfétatoire tout ce qui pourrait les faire sortir, lui et son patient, d'un discours inhumain. Ne scruter que le champ scientifique, y limiter

1. M. Foucault, *Naissance de la clinique*, Paris, 1963, p. XI.

sa réponse, c'est maintenir l'ésotérisme, donc exclure le demandeur des interlocuteurs.

En se limitant à cette prise en charge, le médecin pourra peut-être échapper à l'homme. Qui d'entre nous n'y a pas quelquefois songé et n'a envié l'usine à soigner où la technique est reine, le discours souvent nul ? Le praticien ne peut se soutenir du seul artifice technique. Il lui faudra recevoir la parole du malade et, homme, entendre l'homme.

Sinon que va-t-il advenir ? La situation ne sera plus commune, faute d'être partagée et le malade ira parler là où il pense être entendu. Le médecin esseulé se rendra alors compte que chacun des deux tient une clé de la cage et peut toujours y laisser l'autre enfermé. Tout praticien, au cours de sa carrière, a vécu ou vivra cette expérience.

On a beaucoup disserté sur la nature et le contenu du lien qui unit l'un à l'autre le médecin et le malade. On a beaucoup parlé sur l'un, sur l'autre, de l'un, de l'autre.

Nous avons cette fois essayé d'écouter ce qu'ils se disent, l'un et l'autre.

CHAPITRE I

L'enquête

I. PRESENTATION DE L'ENQUETE

A. *Constatations liminaires*

Balint [1], l'un des premiers, a montré que la relation médecin-malade est plus qu'une simple relation professionnelle et technique. C'est une relation affective dans laquelle se trouvent impliqués l'un et l'autre des participants. Si on s'enquiert, par exemple, auprès d'un passant au hasard de l'adresse d'un praticien, ce passant donne en général celle de « *son* » médecin. Il faut peut-être ne voir là qu'un souci d'honnêteté : on ne garantit que ce que l'on connaît. Cela impliquerait que le praticien inconnu peut être objet de méfiance.

Un autre fait tend à corroborer cette hypothèse : un médecin appelé auprès d'un malade qu'il ne connaît pas et qui ne le connaît pas, un vacancier par exemple, s'entend souvent dire, une fois le diagnostic énoncé : « Dans ce cas, ' mon ' docteur agit ainsi... ». Il existe bien entendu de nombreux malades qui ne partagent pas cette méfiance mais, quels que soient les sentiments avec lesquels ils abordent un médecin inconnu, il s'agit toujours de sentiments.

On sait que les médecins n'ont pas l'apanage de la thérapeutique : magnétiseurs, guérisseurs, rebouteux exercent une activité qu'il faut bien également appeler médicale. Leurs succès sont indéniables, comme leurs échecs. Les procès qui leur sont intentés font accourir à la barre des témoins à décharge, nombre de leurs patients, satisfaits et reconnaissants. Et, « autant que les paysans, les ingénieurs en électronique et les polytechniciens fréquentent charlatans et rebouteux, penduleurs, scrutateurs d'iris, peseurs de cheveux : la science rationnelle qui les

1. M. Balint, *Le médecin, son malade et la maladie,* trad. Valabrega, Paris, 1966, p. 235.

passionne et à laquelle ils ont consacré leur vie ne convient pas à leur corps qui échappe et s'oppose au logique (...) mais, pour leur monde intérieur, pour leur corps, ils ont gardé l'encéphale de l'homme des cavernes ; ils restent attachés aux fables et aux contes de nourrice, aux idées vagues, irrationnelles, contraires à la raison, contraires à l'expérience, donc à la science, parce qu'elles ont été transmises à travers les âges ; ils croient aux mythes » [2].

Le caractère illogique de la liaison malade-médecin apparaît également dans la pratique courante : alors qu'il restera fidèle à un médecin qui n'aura pu le guérir (à cause des limites du savoir médical ou par suite d'une erreur), le malade quittera un praticien qui aura réussi avec lui une prouesse technique.

En somme, la relation malade-médecin paraît se fonder sur l'expérience affective, sinon objective du malade. Ce dernier reste seul juge de qui est apte à le soigner, parfois contre toute logique : il ne tient aucun compte des statuts officiels. Une « clientèle » ne serait donc pas constituée d'un ensemble de personnes rattachées à un médecin par des facteurs statistiquement analysables, tels que son titre, le lieu de son cabinet ou la densité humaine de sa région. Elle serait plutôt proche de la « clientèle » au sens romain du terme, fondée sur la notion de réciprocité entre *cliens* et *patronus* (de *pater*).

Les témoignages de jeunes médecins, qui avant de s'installer font des remplacements, n'ont dès lors rien d'étonnant : ils affirment en effet que les clientèles ont toutes une personnalité propre et différente d'un cabinet à l'autre.

Selon le Dr P., il se produirait, au niveau du médecin lui-même un phénomène semblable :

« Moi, je sais que personnellement je m'arrange ici avec deux confrères. Eh bien, quand les deux autres sont absents, je les remplace. Quand je vais chez leurs clients, je ne suis pas à l'aise... Le Dr X, il a ' sa ' médecine générale dans son quartier, moi, j'ai ' ma ' médecine générale dans mon quartier, mais je crois que... on plaît ou on ne plaît pas au client ».

Pourquoi le médecin se sentirait-il plus à l'aise avec ses clients qu'avec ceux d'un confrère ? Pourquoi médecins et malades ne seraient-ils pas interchangeables ? Un témoignage, celui de Mme C., permet d'avancer une hypothèse vraisemblable expliquant l'attitude des médecins envers les patients et les choix « aberrants » de ceux-ci :

« Je sais que je n'avais pas confiance en ceux (les médecins) qui me

2. J.C. Sournia, *Mythologie de la médecine moderne,* Paris, 1969, p. VII.

soignaient à X. Quand même, ils doivent avoir les mêmes diplômes comme tout le monde puisque de toute façon ce sont des fonctionnaires de l'Etat ».

La confiance serait au centre de la relation.

B. *L'enquête*

Le but de notre travail était une recherche sur la consultation de médecine générale et sur ce qui s'y dit. Nous avions, après quelques essais, mis au point un questionnaire qui, nous l'espérions, n'altérerait pas la spontanéité des réponses.

Pour éviter que l'interprétation des résultats soit trop partielle ou trop partiale, nous avons présenté le même questionnaire à des médecins et à des non-médecins. Nous nous sommes aperçu dès les premiers entretiens que le mot « confiance » revenait sans cesse comme leitmotiv. De surcroît, ce que les personnes interrogées mettaient dans ce mot semblait orienter toute la suite de l'entretien. Notre attention ainsi attirée, nous avons senti que l'étude plus approfondie de ce « phénomène » nous éclairerait sur le contenu affectif de la relation malade-médecin.

1. *Le questionnaire et la procédure*

La première question, très générale, permettait aux sujets de se mettre en train, de se détendre et, par conséquent, de réduire au maximum les effets inhibiteurs de l'interrogatoire. Elle était posée ainsi : « Pour vous, qu'est-ce que la médecine ? ».

Craignant que certaines tendances, telle que l'agressivité à l'égard du praticien par exemple, ne puissent se manifester sans censure si l'enquêteur était médecin, un ami, étudiant en sociologie et familiarisé avec les techniques d'entretien, fut chargé de l'enquête auprès des non-médecins. Au total, les deux tiers de ces derniers furent interrogés par lui.

Par contre nous interrogeâmes nous-même les praticiens. En effet, nous avons pensé que, contrairement à ce qui risquait d'advenir avec les patients, les médecins, eux, se sentiraient plus libres de dire à un confrère ce qu'ils dissimuleraient peut-être à un non-médecin.

Le questionnaire proprement dit ne donnait lieu à aucune reformulation ou intervention de la part de l'enquêteur. Il comportait huit questions (à part la première déjà citée) :

1) Pour vous, qu'est-ce qu'un malade ?
2) Pour vous, qu'est-ce qu'une consultation ?
3) Comment se déroule-t-elle ?

4) Faites-vous référence à un modèle ?

5) Selon vous, qu'en attend le malade ?

6) Selon vous qu'en attend le médecin ?

7) Comment situez-vous le médecin dans l'univers et le vécu du malade ?

8) Qu'avez-vous l'impression d'engager dans la consultation ?

Les entretiens se sont déroulés le plus souvent au domicile du sujet.

2. *La population interrogée*

Nous avons, avec le même questionnaire, interrogé vingt-sept non-médecins et dix-sept médecins. Les personnes interrogées se composent de 13 hommes et 14 femmes (composition due au seul hasard, aucun choix n'ayant été délibérément fait en ce sens). Les âges s'étalent de 17 à 61 ans. Les professions sont variées : lycéens, commerçants, agriculteurs, artisans, ouvriers, fonctionnaires, étudiants, prêtres, sans-profession.

Toutes les personnes habitent et/ou sont natives de l'Ouest de la France. Dans cette région, l'activité agricole est plus importante que l'activité industrielle. L'habitat est rural, semi-rural ou urbain dans des villes de faible importance.

Notre échantillon a été choisi au hasard : nous profitions simplement d'une circonstance favorable pour enregistrer un entretien. Il en fut de même pour le sociologue informé du sens de notre enquête.

On peut se rendre compte, à la lecture d'un entretien, qu'il est presque impossible de reconnaître avec précision la profession et le niveau culturel de la personne interrogée, si elle n'en parle pas elle-même.

Nous ne connaissons pas la plupart des personnes interrogées, leur identité nous est même inconnue, l'enquêteur qui nous aida se bornant à nous indiquer leurs âge, sexe et profession.

En ce qui concerne les médecins, nous les informions au préalable que cette recherche était faite dans le cadre de l'Université. Tous ceux que nous avons contactés ont accepté d'y participer, sauf un : il refusa de répondre au questionnaire si celui-ci ne lui était pas soumis avant l'enquête. Ne pouvant accepter un tel compromis qui ôterait toute spontanéité à l'entretien, nous le récusâmes.

Les différentes branches de la médecine organique sont représentées : médecine générale rurale, urbaine, chirurgie générale, otorhinolaryngologie, cardiologie, phtysiologie, gastro-entérologie, pédiatrie et radiologie.

Les entretiens étaient semi-directifs dans la mesure où nous posions une question fixée à l'avance mais laissions le sujet y répondre seul, sans intervenir. Les questionnaires étaient les mêmes pour tous. La méthode d'enregistrement consistait à conserver les réponses complètes des sujets, éliminant tout facteur parasite d'interprétation. Par contre, nous ne pouvions pas éliminer l'équation personnelle de l'enquêteur, puisque deux personnes ont procédé à l'enquête et interrogé une population différente, à savoir les médecins et les non-médecins, ce qui ne permettait pas une comparaison inter-population strictement valable, mais ce n'était pas notre but.

Surtout, notre échantillon est très localisé, et dans une région bien particulière : en effet, là le médecin dit « de famille » existe toujours. Par conséquent, si le choix de notre échantillon et la procédure de l'expérience ont été faits en respectant toutes les règles expérimentales, nous ne pouvons étendre nos résultats ni à d'autres régions, ni à d'autres sujets ni à une autre époque.

Nous n'avions pas l'intention d'exploiter quantitativement les documents recueillis. Seul l'aspect clinique a retenu notre attention.

Nous avons procédé à une étude approfondie de tous les enregistrements, ce qui nous a permis de constater leur homogénéité ; en restant dans les limites de notre échantillon, les résultats témoignent d'une attitude cohérente et semblable de la part du public et des médecins à l'égard de la confiance.

Nota. Les initiales que l'on trouvera dans le texte sont indépendantes de l'initiale réelle du nom des sujets.

II. DEFINITIONS DE LA CONFIANCE

La relation médecin-malade est une relation inégale et asymétrique ; inégale, dans la mesure où l'un a envers l'autre des devoirs sans réciproque sur le même plan (médecin-malade) ; asymétrique, car c'est le patient qui choisit le médecin et non l'inverse.

Il serait donc intéressant de savoir si cette inégalité et cette asymétrie ne rejaillissent pas sur la conception de la confiance qu'ont les deux partis.

Nous allons présenter leurs différentes thèses à ce sujet puis, en conclusion, nous essaierons de voir, d'une part si elles sont semblables et d'autre part, si la relation médecin-malade est vécue inégale et asymétrique. Mais d'abord, voyons les définitions classiques de la confiance.

A. *Les définitions lexicales de la confiance*

Pour Larousse, la confiance est le « sentiment de celui qui se fie, s'en remet à quelqu'un ou quelque chose. Ex. : ' je trouve que c'est mieux d'être riche, ça donne confiance ' (J.-P. Sartre) ». La confiance serait donc un sentiment et même, d'après l'exemple choisi, un sentiment de sécurité.

Robert, lui, définit d'abord la confiance comme l'« espérance ferme, [l']assurance de celui qui se fie à quelqu'un ou quelque chose », puis il renvoie à « crédulité » et donne l'exemple suivant : « avoir confiance dans les médecins ». La crédulité, nous dit-il encore, est une « grande facilité à croire sur une base fragile. Ex. : un charlatan qui abuse de la crédulité du public ». Quant à charlatan, ce serait un « guérisseur qui prétend posséder des secrets merveilleux ».

Ces deux définitions lexicales de la confiance ne sont pas équivalentes, même si la foi est présente dans les deux : alors que la première fait de la confiance un sentiment s'appuyant sur la foi, la seconde met surtout l'accent sur la foi elle-même.

Il est remarquable que, pour Robert, la différence entre confiance et crédulité paraisse tenir principalement à la qualité de celui auquel s'adresse l'acte de foi. Mais si le sujet croit en cette personne, il ne peut lui-même nier ses qualités ; il ne peut donc pas savoir s'il fait preuve de crédulité ou de confiance. Seul un tiers, extérieur à la relation, le peut.

Le critère utilisé sera généralement un critère culturel — c'est dire sa relativité. Le malade iroquois a en son sorcier une confiance qu'un Parisien considérerait comme de la crédulité — et inversement. Faut-il en conclure que, hors du contexte culturel, il n'est pas possible de différencier l'une de l'autre ?

B. *La confiance selon les non-médecins*

Les personnes que nous avons interrogées n'ont pas essayé de donner une définition précise de ce terme, la question directe : « Qu'est-ce que la confiance ? » ne leur ayant pas été posée. Cependant, il ressort, explicitement ou implicitement, qu'elle est un élément primordial dans la relation malade-médecin. En effet, si elle ne réussit pas à s'établir, la relation devient impossible et, en général, le patient quitte le médecin.

Notre manière indirecte d'aborder le problème a permis d'éviter des définitions élaborées, abstraites ou intellectualisées, et nous a appris que pour tous les sujets, ce concept de confiance englobait un vécu très complexe et pas toujours différent d'un individu à l'autre.

Nous avons en particulier relevé les deux conceptions les plus fréquentes dans les interviews, à savoir que la confiance signifiait se fier, croire à/en et se confier, faire des confidences.

1. *Avoir confiance : se fier à et/ou croire à/en*
Tout d'abord la confiance n'est pas anonyme : elle naît dans une relation duelle et s'adresse à la personne du médecin autant, sinon plus qu'à la médecine qu'il représente. En effet, pour de nombreux sujets, la médecine est totalement personnalisée par l'homme qui l'exerce et, selon que l'on fait ou non confiance à ce dernier, on fait ou non confiance à la médecine. Souvent même, la science n'existe plus en soi, seule la relation interpersonnelle compte :

« Je ne vois pas du tout, dit Mme D., une machine tenir la place du médecin ».

Cependant, si le médecin est bien le support de la confiance, la foi dont il est l'objet le transcende : elle est immense et sans aucune mesure avec la dimension de l'homme. Certains malades en sont conscients et parlent de confiance « éperdue » dans leur médecin ; celui-ci ne serait pas leur dieu « mais presque ». Il suffit d'aller le voir quand :

« Ça ne va pas et tout de suite ce qu'il dit c'est presque parole d'évangile » (M. A.).

L'étude des réponses des non-médecins met en évidence une interaction entre la confiance accordée au thérapeute et la certitude ou le désir (quelquefois le non-désir) de guérir. Il suffirait souvent que le médecin rassure le malade pour « qu'on soit à moitié guéri » (Mme D). Une autre personne le dit plus nettement encore :

« Pour que vraiment il (le médecin) serve à quelque chose, [pour qu']il ait une influence, il faut d'abord avoir une extrême confiance en lui et son diagnostic » (Mme P.).

Quelques malades auraient même « envie » ou non d'être guéris par le médecin selon que ce dernier leur inspire confiance ou non.

2. *Avoir confiance : se confier. Confiance et confidence*
Avoir confiance, pour une grande partie des sujets, c'est « se confier » ; cet acte se fait à trois niveaux différents mais étroitement imbriqués :

a) *Niveau anatomique*
On confie l'organe malade, attendant des soins techniques.

b) *Niveau physiologique dynamique*
On confie son corps en entier, c'est-à-dire tous ses organes et leurs fonctions. (Nous verrons dans le chapitre III que le corps peut être

l'expression d'un besoin autre que physique). Exemple : si le médecin de Mme O. l'écoute quand elle lui parle de son doigt malade, il faut qu'il l'écoute aussi « pour le reste, pipi au lit, etc. ». « Je ne suis pas un doigt », dit-elle, ajoutant qu'elle confie au médecin son corps « avec pas mal d'âme dedans ».

c) *Niveau intime*
On fait des confidences au thérapeute. Celui-ci remplacerait le père dans son rôle de confident ; on lui dirait « des choses qu'on ne dirait pas à quelqu'un d'autre » (M. A.).

La confiance est importante parce que justement elle permet au malade de se confier à ces trois niveaux à la fois. Le niveau anatomique, privé des deux autres, est particulièrement mal vécu ; aussi les relations avec le spécialiste sont-elles jugées insatisfaisantes. En effet, la spécificité, la limitation topographique de sa science ne favorisent pas l'écoute de la demande implicite du patient, l'écoute du « fonctionnement » de sa personne.

L'examen physique du spécialiste serait comparable à la révision d'une voiture « pour vérifier si le carburateur reçoit assez d'essence »[3]. Le chirurgien surtout donnerait l'impression de travailler avec un corps et pas avec une personne, et même de travailler avec des pièces détachées :

« Il a devant lui un ensemble d'objets : cœur, poumons, foie, reins, etc. Ça fait pas sérieux » (M.B.).

Cette dernière remarque implique qu'un médecin, pour « faire sérieux », doit « écoute[r] attentivement le malade, le comprend[re] et lui propose[r] éventuellement une nouvelle rencontre pour que puissent être discutés plus tard plus à fond les problèmes posés » [4].

Les malades distinguent entre « le » docteur et « leur » docteur : le premier, comme le spécialiste et certains généralistes, n'entend que la demande « anatomique » du patient ; le second par contre entend le discours total, c'est-à-dire celui qui se présente sur les trois niveaux à la fois, anatomique, fonctionnel dynamique et intime. Ainsi, au début de la relation, le médecin est « le » docteur. Il peut le demeurer si la confiance ne s'établit pas. Dans le cas contraire, le patient peut et *doit* alors se confier au plein sens du terme, à « son » docteur. Certains malades ont effectivement insisté sur le fait qu'ils se sentaient « obligés » de le faire, surtout au troisième niveau (faire des confidences).

3. M. Balint, *Le médecin, son malade et la maladie*, *op. cit.*, p. 235.

4. H.H. Garner, « The doctor-patient dyad, an interpersonal relationship model », *Illinois Medical Journal*, 138/2, août 1970, p. 135.

Mais il est difficile de savoir quels sont la cause et l'effet : la confiance oblige-t-elle à faire des confidences, ou le besoin d'en faire est-il si impérieux que le malade se sent « obligé » de faire confiance au médecin ?

Une chose est certaine, il existe un lien entre le fait de se confier sur le plan intime et la certitude ou le désir (du moins consciemment) de guérir : après s'être confié de la sorte, le malade attendrait de meilleurs soins ou aurait davantage envie de guérir. Il est difficile néanmoins de discerner dans quelle mesure le patient ne fait pas de confidences dans le (seul) but d'être mieux soigné.

La confiance dans la relation malade-médecin pourrait être, selon les patients interrogés, définie comme suit :

1) On se fie, non pas à la science médicale, mais à l'homme qui l'exerce. Cette foi, souvent immense, le transcende à telle enseigne que, dans certains cas, le thérapeute est considéré presque comme un dieu.
2) On se confie à son médecin à trois niveaux à la fois : anatomique, physiologique dynamique et intime.
3) Il y aurait deux interactions, une simple (a) et une double (b) :
   a) avoir confiance en son médecin donne la certitude et l'envie de guérir ;
   b) avoir confiance en son médecin fait que l'on se confie à lui, aux trois niveaux et notamment celui des confidences ; en échange, on attend de meilleurs soins.

C. *La confiance selon les médecins*

Il ressort des réponses des médecins que le consultant fait confiance au généraliste, il se fie à lui — en dépit parfois des limites de sa science. Nous retrouvons par conséquent la thèse des patients selon laquelle ils se fieraient à l'homme plutôt qu'à la médecine. En effet, les spécialistes sont conscients du fait qu'on leur préfère souvent les généralistes — même si ces derniers leur sont techniquement, hiérarchiquement inférieurs. Et les généralistes sont également conscients que la confiance est davantage attribuée à leur personne qu'à la science qu'ils représentent.

Pour les médecins aussi la confiance du malade est nécessaire, sinon indispensable, pour établir une bonne relation thérapeutique. Le Dr N. en particulier considère comme seul « vrai » malade celui qui,

> « Bon enfant (...) vient trouver son médecin, est tout prêt à se fier à lui, à se remettre à ses décisions, à ses conseils ».

Nous n'avons pas retrouvé chez les médecins la distinction précise des trois niveaux que nous avons considérés. Il semble que deux niveaux seulement soient perçus ici : d'une part, l'anatomique (comprenant éventuellement le physiologique dynamique) et d'autre part, l'intime. Pour les médecins, bien entendu, le premier va de soi mais le second serait la conséquence [5] de la confiance qu'on leur attribue : ils l'attendent souvent, l'exigent parfois. Pour le Dr N. par exemple, la « confiance totale du malade » implique que celui-ci doit lui faire des confidences.

« Quand je m'aperçois, dit-il, qu'il me cachait quelque chose, je lui expliquais que (...), pour satisfaire sa confiance, j'avais besoin de connaître certains éléments de sa vie privée ».

(Le sentiment d'« obligation » que ressentent certains malades à confier leur vie intime serait donc justifié.)

Un autre point important qui se dégage des interviews des non-médecins a été retrouvé dans la population médicale, à savoir que la « confiance totale » servait effectivement de monnaie d'échange : le médecin, en présence d'un « vrai » malade, « y met tout son cœur et toute sa science » (Dr B.). Une nuance cependant distingue les deux thèses : si les malades, nous l'avons vu, en attendent les meilleurs soins, le médecin souvent, en plus, « y met tout son cœur ». Il est apparu en effet que certains médecins désirent être aimés et craignent que le malade, malgré leur confiance, ne voie en eux que le technicien :

« Je voudrais, je voudrais être un confident, dit le Dr P., un intime, un confesseur, quelquefois même je voudrais être un ami (...) ».

Il ressortirait, de tout ce qui précède, que la relation médecin-malade n'est pas « sauvage » [6] mais au contraire conventionnelle, où il existe de part et d'autre des accords tacites. On pourrait en tirer un schéma type : le malade qui se fie à son médecin, se confie totalement à lui : sur les plans anatomique, physiologique dynamique et intime. Il le fait, à la fois parce qu'il a confiance en son médecin et parce que celui-ci attend cela de lui. En échange, il attend, lui, du médecin, de meilleurs soins — ce que le médecin s'engage (implicitement) à lui fournir.

Par conséquent, il semble qu'il s'établisse, dans cette relation inégale

5. Parfois même, en chaîne fermée, la conséquence et la preuve à la fois de la confiance, comme si le médecin en doutait encore inconsciemment.

6. Dans le sens que Freud lui attribue (*Technique et analyse*, Paris, 1967, chap. IV) ; ici, sans règle précise.

et asymétrique, des obligations mutuelles qui seraient, elles, égales et symétriques, corrigeant a posteriori les caractéristiques premières de la relation.

Une remarque importante reste à faire : l'analyse qui précède a mis en évidence la juste perception, par les deux parties, du discours inconscient de l'autre. En effet, nous venons de voir que les obligations sont implicites, qu'elles sont « ressenties » et non (sauf exceptions, *cf.* Dr N.) exprimées. Elles sont donc perçues inconsciemment et répondent à une demande de l'autre faite sur le même plan.

Il en est de même en ce qui concerne le début de la relation : si certains malades ont besoin d'avoir confiance pour considérer le médecin comme « leur » médecin, à quoi est due cette confiance ? Nous essaierons plus loin d'analyser plus profondément ce sentiment, mais nous pouvons déjà dire que, pour qu'elle s'établisse, il faut que le malade ait de la sympathie pour le médecin et vice versa. Or, de même que l'antipathie qui peut détériorer les relations et est souvent réciproque [7], la sympathie est une perception inconsciente. C'est elle, entre autres, qui peut mener à la confiance et par la suite, à l'empathie, plus haut point, selon Wilmer, des relations interhumaines. Elle permet la « véritable compréhension (...) par la possibilité de pénétrer dans l'expérience ou l'émotion des autres » [8].

Nous venons de voir que le discours inconscient de l'autre était, en gros, correctement perçu par le protagoniste (l'empathie doit y jouer un rôle que nous étudierons ultérieurement). Nous essaierons maintenant d'analyser plus en détail les demandes inconscientes que sous-tend la confiance du malade. Elle paraît être le pivot autour duquel s'organise la relation médecin-malade en médecine praticienne.

III. LES DEMANDES EXPRIMEES

Nous venons de voir que les malades font confiance au médecin pour les satisfaire. Si la demande se réduit à la recherche de la satisfaction, le contenu reste très imprécis. Il est probable que d'autres demandes existent, sous-entendues, inexprimées, latentes que la confiance par

7. Certains médecins peuvent aussi ressentir de l'antipathie pour leurs malades. En général, ces derniers ressentent la réciproque et ne reviennent plus.

8. H.A. Wilmer, « The doctor-patient relationship and the issues of pity, sympathy and emphaty », *The British Journal of Medical Psychology*, XLI/3, p. 243-248.

elle-même implique, qui feront de la relation une relation réussie. Nous devrions retrouver au long des entretiens le contenu latent, c'est-à-dire d'autres demandes qui, exaucées, entraîneront la satisfaction du demandeur.

La demande de rassurement

« Pendant les vacances, on s'aperçoit que la présence d'un docteur rassure une grande quantité de gens et quand on voit les touristes arriver : ' Est-ce qu'il y a un docteur dans le coin ? ' C'est la première chose qu'on demande. On est en sécurité quand on a un médecin » (M. B.).

La présence d'un médecin à portée de voix ou de téléphone serait ainsi par elle-même rassurante. Or, à ce moment-là, il n'existe entre lui et ces personnes aucun lien de confiance personnelle. Si confiance il y a, elle ne peut être faite qu'au détenteur encore anonyme du savoir médical. Par avance, le sujet bien portant a besoin d'être rassuré contre l'éventualité d'une maladie.

La confiance est pourtant indissociable du pouvoir de rassurer :

« J'ai dit que le médecin devait d'abord donner confiance parce que moi, quand je vais voir le docteur, j'ai besoin d'abord d'être rassurée et après d'être guérie » (Mme C.).

Le lien paraît total, absolu, entre confiance et rassurement. Il n'y a pourtant rien de contradictoire dans ce que nous entendons. Les touristes savent que, s'ils tombent malades, perspective alarmante, ils auront besoin d'un médecin et sont rassurés (alors qu'ils sont en bonne santé) de savoir qu'ils pourront, le cas échéant, faire appel à lui. Il va ou non leur inspirer confiance et pourra ou non les rassurer.

Dans le premier cas, on reste dans le domaine des hypothèses, la première serait qu'on pourra faire confiance au médecin qui est là ; ce qui en soi est déjà rassurant.

Comment, pourquoi le médecin peut-il rassurer ? Quelles qualités, quels pouvoirs la confiance lui prête-t-elle ? Sur quelles qualités, sur quels pouvoirs réels s'appuie-t-elle ?

« Pour l'individu normal, le médecin est un homme de science qui, enfin, a de grandes connaissances, non seulement de l'homme mais aussi d'un tas de choses, de très grande compétence avec qui on hésiterait peut-être à discuter parce qu'on se trouve inférieur » (M. A.).

Normal-inférieur ; compétent-supérieur. Ces couples opposés nous introduisent au « pouvoir de compétence » [9] dont la force « (...) varie avec l'étendue des connaissances ou de la perception attribuée par P. (ici le malade) à O. (ici le médecin) dans un domaine donné (...). Certes, on a des raisons de croire que la tentative d'exercer un pouvoir de compétence en dehors du domaine de la compétence diminuera ce pouvoir de compétence. Il semble que la confiance soit alors ébranlée »[9]. C'est dire que la confiance maintenue suppose à la fois une compétence et le pouvoir qui en découle. Dans le cas du médecin, le diplôme délivré garantit « l'étendue des connaissances » et correspond à ce que nous appelons le savoir technique. Le « tas de choses » de M. A. figurerait la « perception attribuée de compétence ».

Pour nous, le maintien de la confiance atteste que, aux yeux du patient, son médecin détient pouvoir, compétence et savoir correspondant à ses demandes exprimées ou latentes.

Quels sont les savoirs mis en cause, en n'oubliant pas que savoir et pouvoir s'impliquent mutuellement, sans modifier le concept de confiance ni son contenu. Pour des raisons d'unité nous ne parlerons qu'en termes de savoir.

A. *Le savoir technique*

Pour « l'individu normal » le médecin est détenteur d'un savoir singulier. Ceci parce qu'il est centré sur l'homme et que tous les autres savoirs, toutes les autres techniques sont susceptibles d'être utilisés par lui. La médecine fait un usage quotidien des techniques les plus raffinées : radio-isotopes, électronique, métallurgie fine, optique de précision, etc. La conséquence est que la somme des connaissances humaines est mise, par le truchement de la médecine, au service du malade. Ceci ne veut pas dire pour autant que chaque médecin en particulier possède toutes ces connaissances. Nous supposons qu'on lui accorde la possibilité de communiquer avec ceux des siens qui détiennent ce savoir et qu'il a avec eux un langage commun. Il va bénéficier, et secondairement faire bénéficier son patient, de la projection sur sa personne du savoir que d'autres détiennent. Le geai serait ici paré, par les autres, des plumes du paon.

Le médecin était et reste encore celui des universitaires dont les études de base sont les plus longues (ou passent pour telles). Des techniciens de niveau équivalent il est celui auquel on a le plus souvent recours et dont la technique concerne directement celui qui fait appel à

9. John R.P. French, Jr et Bertram Raven, « Les bases du pouvoir social », in A. Levy, *Psychologie sociale - Textes fondamentaux*, Paris, 1968, chap. XXV, p. 372-374.

lui. Il la met en œuvre au vu de l'intéressé. Enfin, et ce n'est pas le moindre paradoxe, le sujet est susceptible de pouvoir rester seul juge des résultats qu'elle donne, ce qui l'amène à porter un jugement sur sa valeur. Le savoir du médecin est plus facilement objet de commentaires de la part du « client » que celui d'un spécialiste des hyperfréquences, alors même que ledit client est également ignorant des deux techniques.

Ce savoir, réel ou supposé ou critiqué, va pourtant contribuer à rassurer le patient. Pourquoi et comment ? « Ce que demande le malade au médecin, avant tout, c'est le nom de sa maladie » [10]. Opinion qui paraît corroborée par celle-ci :

« (...) Je suis à peu près sûr qu'il (le malade) passe une journée infiniment meilleure (...) parce que le patron lui a dit quelques mots, parfois techniques, trop techniques, qu'il va noter scrupuleusement en faisant des fautes d'orthographe mais qu'il pourra répéter à la famille quand elle va venir et sortir aux infirmières, enfin, il a son mot libérateur » (M. C.).

Comment le mot technique peut-il rassurer, libérer le malade ? Ecrit sur un papier prendrait-il valeur d'amulette, de talisman, valeur magique ?

« Je crois qu'on a besoin de sécurité, encore que sécurité à mon avis, ne veut pas seulement dire bonne parole, orientation optimiste. Mais je pense que, dans l'ensemble, le malade a besoin que ce soit cohérent, de pouvoir, disons, s'expliquer ce qui ne va pas. C'est peut-être ça que je mettrais sous sécurité. Je crois qu'il a besoin de compréhension à son niveau. Je veux dire que, dans la mesure où la médecine devient de plus en plus une science et de moins en moins un art, il y a quelque chose de positif dans la mesure où le malade sent que son corps entre dans quelque chose de précis, de connu, qui se règle de telle ou telle façon. Maintenant je ne dis pas ça pour dire une technique qui ferait abstraction des relations » (M. V.).

Le médecin ne doit, ni ne peut se borner à jouer le rôle de dictionnaire même supposé encyclopédique ; le nom de la maladie doit être placé dans un ensemble « cohérent » et des questions seront posées qui visent à retrouver la cohérence ;

« Quand le toubib vient chez nous, on essaiera toujours de lui poser un tas de questions pour savoir de quoi, en présence de quoi on se

10. J.P. Valabrega, *La relation thérapeutique malade-médecin,* Paris, 1962, chap. II, p. 33.

trouve et pourquoi, et comment, et pourquoi tel traitement plutôt que tel autre » (M. R.).

Toutes les questions posées visent à situer la maladie par rapport à des repères connus. La maladie aliène le sujet par rapport à la communauté des bien-portants, elle l'aliène en même temps par rapport à lui-même. Le médecin, reconnaissant, puis nommant le mal, le situe sur sa propre grille. S'il a avec le malade une grille commune, il permettra à celui-ci de trouver une place dans un discours qui, avant lui, était étranger : celui de la science médicale. « Ce que nous attendons justement du médecin, c'est qu'il organise l'endommagement dans un autre registre que celui de notre ressenti de ' bonne femme ' et qu'il l'organise dans le registre plus maîtrisé de la médecine. Cela rassure de savoir ce qu'on a (ou ce qui nous a), car c'est déjà par là quelque peu maîtrisé »[11] J.-C. Lavie partage à la fois le besoin de cohérence de M.V. et celui d'information de M. R.

Il faut pourtant que le malade ait la foi dans les paroles du médecin, car quel moyen a-t-il d'en contrôler la véracité et la valeur ? Il est patent qu'une exacte explication, aussi proche que possible de la vérité scientifique, exprimée dans la langue technique est inaccessible au malade. Nous pensons que le langage technique n'est pas un langage ou, pour reprendre les termes de M.V. elle ne permet pas d'établir une relation. Pour être rassuré, le malade doit pouvoir, par la médiation du médecin, établir une relation entre ce qu'il ressent et l'étiquette portée par ce ressenti dans la nosographie. « La conscience que le malade a de sa maladie est rigoureusement originale, l'éloignement qui sépare la conscience du médecin de celle du malade n'est pas mesuré par la distance qui sépare le savoir de la maladie et son ignorance. Le médecin n'est pas du côté de la santé qui détient tout savoir sur la maladie, et le malade n'est pas du côté de la maladie qui ignore toute chose sur elle-même, jusqu'à sa propre existence. Mais le malade, aussi lucide qu'il soit, n'a pas sur son mal la perspective du médecin, il ne prend jamais cette distance spéculative qui lui permettrait de saisir la maladie comme un processus objectif se déroulant en lui, sans lui ». Ce texte de Michel Foucault [12] s'applique à la maladie mentale, cas particulier de la maladie, aliénant s'il en fût. Il pourrait aussi être appliqué à l'expérience singulière de tout malade.

Si le savoir technique défaille, la confiance peut-elle se maintenir ?

« S'il tombe à côté, à un certain moment la confiance peut être per-

11. J.-C. Lavie, « Le psychanalyste est-il sorcier ? », *Incidence de la psychanalyse*, n° 1, Paris, 1970, p. 107.

12. M. Foucault, *Maladie mentale et psychologie*, Paris, 1966, chap. III, p. 56.

due de cette façon alors qu'il n'y est pour rien, qu'il est toujours de bonne foi, c'est vrai, mais, si à un moment donné il se trompe ? Je crois que, chez un docteur, la confiance est toujours remise en cause » (M. G.).

La prise de position est nette ; technique et confiance sont en relation de cause à effet. La bonne foi serait à ranger avec les sentiments, la confiance prendrait une dimension pragmatique et cette constatation contredirait tout ce que nous avions cru comprendre. Le médecin qui se trompe est frappé de forclusion.

Dans la réalité quotidienne, il en va autrement ; le patient se fie à son médecin alors même qu'il est notoire que son savoir technique est limité.

« On a confiance en lui (le médecin traitant) même si techniquement il est inférieur au spécialiste » (Dr G.).

Quand le généraliste fait appel au spécialiste il reconnaît *ipso facto* que son savoir est en défaut. Le malade n'ignore pas que son médecin n'est pas omniscient, même dans le domaine médical ; or la confiance qu'il lui témoigne ne s'en trouve pas altérée ni diminuée. Il faut bien alors qu'il le crédite d'un autre savoir technique.

Celui-ci est une condition de la confiance, nécessaire dans certains cas mais non suffisante. Il n'est que d'écouter ce qu'ajoute un peu plus tard M. G. qui corrige fortement sa précédente appréciation :

« Pour moi [être médecin] c'est un métier comme un autre, il (le médecin) a été formé pour ça. C'est d'abord ça et il applique cette formation... euh... il y a un petit quelque chose en plus ».

M. G. exerce une profession hautement technique. D'emblée la relation savoir/confiance lui semble rationnelle et satisfaisante, mais se ravisant il reste « ce petit quelque chose » qui enlève beaucoup de sa crédibilité à la formulation précédente.

Quelle importance les médecins accordent-ils, eux, à leur savoir technique dans la relation qu'ils établissent avec leurs patients ?

« A la limite, on peut concevoir un technicien pur, un homme de laboratoire qui, face à des moyens puissants pourrait déduire un certain nombre de gestes techniques en face de facteurs connus (...). Une médecine de contact serait une imposture » (Dr G.).

Parler de limite est parler d'inaccessibilité. La réalité médicale ne se situe pas à la limite. Quand le Dr G. parle de geste technique il signifierait par là même qu'il ne s'agit pas de soins « avec contact ». Il suffit pour corroborer cette impression d'écouter un « technicien quasi pur » :

« (...) On m'apporte le malade, je fais une radiographie, est-ce qu'il a un ulcère, est-ce qu'il a un cancer, est-ce qu'il a quelque chose ? C'est vraiment intellectuel. Il arrive bien souvent qu'on me reparle d'un malade. Si on me donne le nom des gens, je ne vois pas qui c'est, mais si on me reparle de la radio, oui, je sais » (Dr R.).

Le contact est nul, le malade n'existe que par son organe, le Dr R. œuvre au niveau que nous appelons anatomique. Pas de parole, pas de langage, un estomac anonyme ne parle pas, n'a d'identité que lésionnelle. Le malade pourra se fier au savoir de ce médecin mais il n'aura pas l'occasion de se confier à lui, et même la confiance qui sera faite à la technique ne le sera que par la médiation de celui avec lequel on pourra parler : le médecin traitant.

Lui, ne donne au savoir technique qu'une place relative (peut-être nous dira-t-on parce qu'il ne le possède que relativement) :

« Il y a bien sûr la partie technique de notre métier, ça, pour tout un chacun c'est la même chose, mais, à partir du moment où on a à prescrire, deux médecins, devant la même maladie, prescriront la même thérapeutique quoi qu'il n'y ait pas deux médecins qui la prescriront de la même façon. A même pathologie, à même thérapeutique, deux médecins prescriront la même chose, dans un contexte, avec des paroles tout à fait différentes » (Dr P.).

Nous n'entamerons pas ici une étude de la valeur absolue de la technique, l'habitude est qu'on lui accorde crédit, mais soulignerons la relativité de ce crédit avec Lopez-Ibor. « D'excellents résultats thérapeutiques ont parfois été obtenus à partir de théories erronées, c'est pourquoi le médecin chemine au milieu de vérités ' vitales ' qui sont une catégorie de vérités particulières qui ne coïncident pas plus avec la vérité scientifique qu'avec la vérité philosophique »[13]. Nous pensons que cet impondérable a quelque parenté avec le « petit quelque chose en plus », mais nous y reviendrons.

Le malade peut-il disposer des éléments qui lui permettent de juger objectivement du niveau de compétence technique du médecin ?

« La compétence technique, ça, je ne pense pas dans l'ensemble que ça joue énormément parce que d'une part d'abord c'est très difficile. Personne n'est apte exactement à juger la vali..., enfin la compétence technique du médecin » (M. A.).

13. « De teorias erroneas se han obtenido excellentes hallazgos terapeuticos. Por eso el medico anda entre verdades vitales que son un tipo especial de verdad que no coincide exactamente con la verdad científica ni con la verdad filosófica » (J.J. Lopez-Ibor, *Lecciones de psicología medical*, Madrid, 1970, t. II, chap. XXII, p. 324).

S'il ne peut porter un jugement, le sujet se voit réduit à faire confiance au médecin.

« Du moment qu'il exerce ce métier-là, c'est qu'il est capable de l'exercer. Par ailleurs pour moi, un médecin, je lui fais une confiance aveugle » (Mme D.).
« Etant donné que le médecin à sa façon est savant, un clerc, etc. tout ce que vous voudrez, je crois que la seule solution c'est de lui faire confiance » (M. V.).

La première proposition : le savoir donne confiance se trouverait inversée et pourrait se formuler : la confiance donne le savoir.

« Tous les docteurs ont le même diplôme et enfin, les diplômes ne donnent pas obligatoirement la possibilité d'être un bon médecin, donc il y a certainement autre chose que les diplômes. A X., où j'habitais, les médecins ne m'avaient pas et n'avaient soigné aucune personne de ma famille. Donc ils n'avaient pas fait de sottises, mais ils ne me donnaient pas confiance. Je sais que je n'avais pas confiance en ceux qui me soignaient à X. Quand même ils devaient avoir les mêmes diplômes comme tout le monde » (Mme C.).

A partir de la confiance apparaît, en plus du savoir technique, quelque chose en plus. S'il s'agit d'un pouvoir, nous avons dit initialement que nous le confondions ici avec un savoir. Si nous nous souvenons de ce que nous disions dans notre introduction à propos des succès que remportent les empiriques auprès du public (même éclairé), il existe indiscutablement un autre savoir que le savoir technique sanctionné par le diplôme d'Etat.

B. *Les autres savoirs*

La valeur du savoir technique est, de l'avis même des patients, mesurée à l'aune de la confiance qu'ils font au médecin. De plus, patients et médecins semblent convenir que le champ du savoir supposé excède celui du seul domaine technique.

« On nous apprend tout dans les hôpitaux et Dieu sait si j'ai travaillé dans les hôpitaux. On ne m'a jamais appris à faire une consultation. Au début, j'ai eu des difficultés. Je me suis rapidement aperçu qu'il y avait des choses à faire et des choses à ne pas faire » (Dr N.).

Qu'est une consultation que la seule possession d'une technique irréprochable ne permette pas d'en venir à bout ? C'est qu'au-delà de l'acte sinon avant lui est la parole et la parole qui s'échange entre deux personnes. Dans le cadre de l'hôpital, au médecin est substituée l'équipe médicale. La formule est techniquement avantageuse mais la personne du médecin se dissout dans le groupe. « L'enseignement et la médecine ont dû créer tous deux des institutions et des mécanismes prêts à fonctionner qui facilitent cette dilution — des responsabilités — et permettent d'attendre insidieusement à l'anonymat ultime » [14]. Même en admettant avec Gantheret qu'un langage du corps existe, l'instrumentation, l'institution, la foule médicale, la promiscuité hospitalière risquent de réduire le corps à son être anatomique. Le médecin apprendra à répondre aux signes que lui communique la maladie plus qu'au malade et il restera sourd à l'attente de M. W. :

« J'attends de la consultation ce que je suis venu y chercher avant d'entrer. La consultation m'apporte beaucoup si ce que j'ai pensé avant d'entrer qu'elle allait m'apporter se réalise. Si ça ne se réalise pas, au fond de moi-même je me dirai : ' j'ai perdu mon temps ' ».

Il est permis de penser que l'attente de M. W. ne se situe pas au niveau des signes que son éventuelle maladie peut émettre en direction du médecin. Il ne précise pas la nature du contenu de cette attente, mais, plus tard, avec d'autres personnes il explicitera sa pensée et fera appel au savoir sexuel du médecin.

1. *Le savoir sexuel*

« En matière de préparation au mariage on fait intervenir un toubib. On le fait intervenir parce qu'il faut se préparer au mariage. Ce n'est pas mal en soi mais, à mon avis, ce qui n'est pas cohérent c'est qu'on ne le fait pratiquement qu'à cette occasion-là. De même aujourd'hui on parle de plus en plus d'ouverture sexuelle dès l'âge scolaire des gosses. Il faudra bien que, d'une manière ou d'une autre, les toubibs interviennent sur des sujets comme ça » (M. R.).

Ce que les médecins savent, c'est à quel niveau anatomique est réduit l'enseignement qu'ils reçoivent. M.R. n'est pas le seul de cette opinion :

« Au cours d'une réunion de parents d'élèves, j'ai dit que le médecin de famille pouvait essentiellement expliquer les problèmes psychologiques de l'enfant de l'âge de la maternelle ; il (un médecin qui assistait à la réunion) m'a regardé avec des yeux ronds en disant : ' Celui-là, il ne sait pas ce qu'il dit '. Je n'ai eu aucune réaction. Je m'attendais à ce qu'il prenne part en disant : ' Ah oui, les enfants ceci, les enfants cela '. Je pensais qu'il était apte. Alors ? Etait-il apte et n'a-t-il pas voulu se dévoiler ou simplement n'était-il pas au courant de ça, pour nous exposer pourquoi un petit gars ou une petite fille à un certain moment se touche le sexe » (M. W.).

14. M. Balint, *Le médecin, son malade et la maladie*, *op. cit.*, p. 105.

Pour M. R. le médecin sait tout en la matière. Il est non seulement capable de répondre à toutes les questions que se posent de futurs époux, mais encore à celles qu'il ne leur viendrait pas à l'idée de se poser. Il en va de même pour M. W. : malgré l'évidente carence du médecin, il en vient à supposer qu'il refuse simplement de livrer son savoir. Cette hypothèse est pour lui plus rassurante que celle de l'ignorance du médecin dont il ne peut que redouter les conséquences. Au pire si ce médecin-là ne sait pas, d'autres, eux, doivent savoir.

Proche du sexuel, l'alimentaire :

« Pour moi, j'attends du médecin surtout des conseils, en particulier sur la façon de se nourrir » (Mme T.).

Le contexte montre que les caractères bon ou mauvais de la façon de se nourrir ont une signification éthique autant que diététique. Les erreurs diététiques dont se repent cette dame sont vécues avec culpabilité. Elle s'en rapporte au médecin dont elle « aime croire que ce devrait être un sage ».

2. *Le savoir éthique - le savoir normatif*

Comme le contexte le prouve, la sagesse à laquelle il est fait allusion implique la possession d'un savoir éthique au sens le plus large.

« Je pense qu'il (le médecin) était à même de donner, qu'il doit être heureux qu'on lui donne, lui demande des conseils sur certains, sur certains points moraux » (Mme P.) [15].

Si le médecin détient une connaissance qui l'autorise et le qualifie pour donner des conseils moraux, c'est que cette reconnaissance est celle de la *loi*. Sur le plan biologique il a appris quelle est la norme, mais d'où tire-t-il la connaissance de la norme éthique, sociale, sinon de ses patients eux-mêmes, comme le laisse entendre le lapsus. A partir de là il ne lui reste plus qu'à l'inventer. « Si les normes sociales pouvaient être aperçues aussi clairement que les normes organiques, les hommes seraient bien fous de ne pas s'y conformer. Or, comme les hommes ne sont pas fous et comme il n'existe pas de sages, c'est que les normes sociales sont à inventer et non pas à observer » [16].

Etre ou n'être pas fou n'est-ce pas déjà une norme sociale ? Qui sera chargé de le dire sinon le médecin ? Sans anticiper sur ce que nous dirons du statut du médecin, il faut reconnaître que le savoir qu'on lui

15. Le lapsus commis par Mme P. autorise diverses interprétations pour lesquelles les éléments nous font défaut.

16. G. Canguilhem, *Le normal et le pathologique*, Paris, 1966, p. 194.

prête paraît excessivement majoré à qui connaît le contenu des études médicales. Les images qui sont données du médecin par l'art ou la littérature aident à comprendre les liens tissés entre ce qu'il a appris et ce qu'on espère qu'il sait, entre le savoir normatif et le savoir magique dont nous parlerons. « Le premier caractère du personnage du médecin ainsi présenté dans le film ou la littérature est qu'il est un *magicien* (...). Il n'est pas capable seulement de *records* qui sont des performances dépassant les normes mais restant tout de même dans le champ des possibilités humaines : il est capable de *miracles* (...). Il est lui-même l'instance qui promulgue la norme » [17].

Promulguer, inventer une norme est le problème auquel les médecins se trouvent confrontés chaque jour. Les normes organiques elles-mêmes n'ont de valeur que par rapport au sujet. Il risque parfois d'être dangereux pour le patient que le médecin veuille à tout prix le ramener dans les limites de la norme statistique. Souvent un malade nous dit : « Je ne me trouve pas dans mon normal ». Ce dire vernaculaire est lourd de significations. Le médecin doit identifier *la* norme de ce sujet-là. Elle sacrifie plus au physiologique qu'à l'anatomique et invente sa propre loi biologique, même si elle est en opposition avec la loi générale. C'est à ce savoir normatif-là que le malade fait appel et qui est en réalité le sien. Le médecin, s'il connaît le sujet, donnera forme et force à *sa loi* implicite que, grâce à son savoir tant technique que non technique, il va pouvoir expliciter. Il dira alors ce que le sujet *est* mais ce que celui-ci ignore.

L'éthique dont nous parlons a des références sociales et socio-culturelles.

« Le médecin a toutes ses chances s'il se présente aux élections cantonales, municipales et autres. Il a, avec son titre, le droit de parler dans n'importe quelle conférence de n'importe quoi et qu'on lui reconnaisse spontanément une autorité dans tous les domaines : c'est celui qui sait » (M. C.).

De telles prétentions du médecin, une telle croyance du public en lui, échappent à toute raison : il faut à l'évidence qu'il lui soit fait une confiance aveugle que ne justifie pas son niveau de compétence réel :

« J'ai une image du médecin, vécu dans la région parisienne qui était une image assez respectable. On avait recours à lui assez souvent. Il venait régulièrement à la maison. Pour lui nous n'avions pratiquement aucun secret et on faisait régulièrement appel à lui pour autre chose que pour des causes médicales. Le médecin, dans le présent est un

17. J.P. Valabrega, *op. cit.*, p. 136.

homme qui peut apporter des réponses à des questions auxquelles je ne suis pas capable de répondre » (M. W.).

Le médecin, du fait de la confiance qui lui est faite, va apprendre de ses patients tout ce que sa culture scientifique ne lui a pas appris. En faisant son profit, il deviendra en quelque sorte dépositaire de la loi de tous et sera capable d'inventer une norme. Même si ces hypothèses sont justifiées, on reste surpris par un phénomène aussi extraordinaire (au sens étymologique du terme).

« Le médecin représente un peu, pas un devin, mais enfin disons un espoir de guérison » (M. A.).

S'il est devin, il n'a pas besoin d'avoir appris : il saura deviner. Il justifie alors tous les espoirs mis en lui par une « confiance aveugle » pour résoudre les problèmes qui lui sont posés. Avec le médecin devenu devin nous pénétrons dans un nouveau champ de connaissances.

3. *Le savoir magique*

Le savoir, une fois dit, tient en une phrase ou même un mot, le plus souvent incompréhensible ou vaguement incantatoire. Il condense en un bref instant le labeur de nombreuses années d'apprentissage. De plus, les éléments nécessaires à l'élaboration du diagnostic : la symptomatologie clinique, banale ou occulte, pour le non-initié, prend, pour celui qui sait, valeur significative. Le patient se voit, se ressent, se touche, s'entend, mais ses sens ne lui sont d'aucun secours. Le médecin, d'un coup d'œil comme le dit Foucault, a réalisé la synthèse qui s'énonce en ce mot : le diagnostic. Pour l'auditeur, les prémisses sont oubliées. Seule le frappe la concision de l'énoncé qui, trop souvent, le frappe comme une sentence : ce qui va rester sur le papier et qui était avant en lui qui ne le savait pas. C'est un devin que le médecin. Mais aussi un peu magicien : il examine ce qu'on ne voit pas, il ausculte ce qu'on entend pas, il palpe ce qu'on ne touche pas. Changeant de termes, il change les choses et fait apparaître un diagnostic, là où n'étaient que malaises et inquiétude.

« Il y a une petite part du sorcier qui est restée chez le médecin. Le docteur, c'est le sorcier, le bon sorcier, c'est la sécurité » (M. B.).

Certains médecins ne sont pas loin de se ressentir en possession d'un savoir (et d'un pouvoir) magique. Ils le disent s'ils n'osent le penser.

« Comme le chirurgien le guérit, il a une auréole, c'est un sauveur. Le chirurgien c'est un peu la magie : il vient, on l'endort et il est guéri » (Dr C.).

Avec le sorcier, le devin, la magie, nous sommes loin du savoir technique, qu'il traite de l'anatomique ou du physiologique. Il sait :

« L'inconnu de notre corps, il est la plupart du temps un palliatif dangereux, d'autres fois c'est un exorcisme. On croit un peu à sa magie, si on n'y croyait pas, pourquoi le voir » (Mme O.).

On peut trouver extravagant qu'à notre époque les choses puissent être aussi clairement dites. C'est que « nous trouvons la magie toutes les fois que la chance et l'accident, la lutte affective entre l'espoir et la crainte, jouent un rôle prédominant (...). Elle met aussi l'homme à même de s'acquitter avec confiance de ses tâches les plus vitales et de garder sa lucidité d'esprit dans des circonstances où, sans l'aide de la magie, l'homme se sentirait démoralisé, désespéré, anxieux » [18]. Ainsi le désir d'être rassuré justifierait l'attente d'un savoir magique du médecin. Au moment de la prescription, « la magie offre des ressources innombrables pour communiquer aux drogues et aux incantations toute l'intensité du désir de guérison » [19]. Certains, nous l'avons entendu, établissent un lien entre confiance et certitude de guérison. Lévi-Strauss insiste sur les interrelations entre croyances, efficacité, confiance : « Il n'y a aucune raison pour mettre en doute l'efficacité de certaines pratiques magiques. Mais on voit, en même temps, que l'efficacité de la magie implique la croyance du sorcier dans l'efficacité de ses techniques. Ensuite celle du malade qu'il soigne ou de la victime qu'il persécute dans le pouvoir du sorcier lui-même, enfin la confiance ou les exigences de l'opinion collective qui forment à chaque instant une sorte de champ de gravitation au sein duquel se définissent et se situent les relations entre le sorcier et ceux qu'il ensorcelle » [20].

On pourra nous rétorquer que Malinowski et Lévi-Strauss traitent de la magie chez les peuples dits primitifs et Canguilhem de la magie en général, alors que nous prétendons traiter de la médecine en France dans les années 70. Il peut paraître arbitraire, hasardeux sinon téméraire de vouloir transposer leurs réflexions à notre pays en s'appuyant sur des déclarations qui dépasseraient la pensée de leurs émetteurs. Si, dans le texte de Lévi-Strauss nous remplaçons sorcier par médecin et magie par médecine — mis à part le bref passage où il traite de la victime du sorcier — on ne voit pas en quoi il diffère de ce que nous avons entendu.

18. B. Malinowski, « Le mythe dans la psychanalyse primitive », in *Trois essais sur la vie sociale des primitifs*, Paris, 1968, p. 145.
19. G. Canguilhem, *op. cit.*, p. 11.
20. Cl. Lévi-Strauss, *Anthropologie structurale*, Paris, 1958, chap. IX, p. 184.

Il existe pourtant une différence : Lévi-Strauss parle « des exigences de l'opinion collective ». Dans une société fermée, sans contacts suivis avec l'extérieur comme c'est le cas des peuplades qu'il visita, peu ou prou, chaque individu a les opinions du groupe. Dans notre société existent de multiples sous-groupes professant collectivement des opinions différentes de celles des autres groupes, c'est ce que nous appellerons la micro-culture dont nous allons traiter maintenant.

4. *Le savoir micro-culturel*

Un malade fait confiance à un thérapeute : ce peut être un empirique dépourvu de titres scientifiques ou bien un médecin diplômé. Parmi ceux-ci, les uns pratiquent la médecine classique souvent nommée « officielle » par les patients, les autres des médecines que la faculté ignore ou ignorait il y a peu : acupuncture, réflexothérapie, ostéopathie, sophrologie, homéopathie, etc. Dans le premier mouvement, lors du choix initial, la personne du médecin n'entre pas en ligne de compte puisque le patient ne le connaît pas : il va se confier à un thérapeute qu'il suppose détenir un savoir propre à satisfaire ses exigences.

D'abord, nous le savons, le médecin devra nommer le mal qui étreint le malade. Encore faut-il qu'il ait la possibilité de dépasser le dire lexical. Le « nom » doit pouvoir prendre place dans l'univers culturel du patient qui autrement tomberait de Charybde en Scylla :

« Le médecin arrive chez vous. Vous êtes dans votre chambre : ' Alors qu'est-ce qui ne va pas ? ' Car, tout de suite, sa préoccupation c'est de savoir où ça se trouve et qu'est-ce qui se trouve là. Vous êtes pris dans son système à lui, ce n'est pas vous qui l'amenez à son système, c'est lui qui vous amène (...). Ce que je souhaiterais c'est que finalement il y ait une rencontre avec le médecin pour un échange » (M. R.).

« Le malade a besoin de comprendre à son niveau » (M. V.).

La culture biologique, technique du médecin est étrangère au malade, elle constitue le « système médical ». Si l'échange souhaité s'est établi de longue date, si le médecin sait quel est le « niveau » du malade, s'il a appris ce que sont sa culture et son monde vécu, il saura quel nom peut être donné à la maladie et qui permettra de la situer dans la culture du sujet. Nous parlerons de micro-culture.

M. R. nous fournira une illustration de notre propos. Lui et son médecin sont contemporains, ils utilisent le même idiome (le français en l'occurrence), adorent le même Dieu, ont fréquenté les mêmes écoles, consomment les mêmes produits, obéissent aux mêmes lois : ils appartiennent à la même culture. Quoique déjà des différences puissent apparaître : l'un a pu fréquenter l'école laïque, l'autre l'école confessionnelle, l'un peut manger souvent des ananas, l'autre n'en avoir jamais vu, etc. Quoi qu'il en soit, vivant dans la même région, soumis aux mêmes intempéries, ils sont plus « isoculturels » qu'un Parisien et le médecin de M. R. Néanmoins une difficulté surgit, nous l'avons entendu, quand la maladie va précipiter M. R. dans ce qu'il appelle le système du médecin et qui est en fait la micro-culture médicale.

Les caractéristiques, les repères de sa micro-culture tiennent à la nature même de la vie de M. R. Une gelée tardive pour lui, cultivateur, a une toute autre signification que pour le médecin. Si celui-ci lui est suffisamment isoculturel, une brutale chute de thermomètre au mois de mai ne le laissera pas indifférent et, si un jour il porte le diagnostic d'affection *a frigore* il saura que, pour son patient cultivateur, *a frigore* s'inscrit sur une chaîne signifiante à côté de nombreuses autres affections *a frigore*. « L'élaboration et la saisie de l'acte thérapeutique sont prises dans une logique éminemment contingente de l'aire culturelle » [21].

Ce que nous appelons micro-culture est différent de la personnalité du sujet. L'exemple que nous avons choisi, pour schématique qu'il soit, indique que tous les cultivateurs ont les mêmes soucis que M. R. et qu'une partie de la micro-culture s'inscrit dans un cadre professionnel. Mais il en est bien d'autres : chaque individu appartient à plusieurs micro-cultures à la fois. Dans une société comme la nôtre, où les personnes, les informations circulent vite et beaucoup, naissent des micro-collectivités socio-culturelles dont les exigences sont très précises. Dans le domaine médical, la notion de micro-culture nous aiderait à comprendre les confiances faites aux thérapeutes ou aux médecins déviants. Telle famille, tel groupe se confie à un phytothérapeute, tel autre à un acupuncteur, un troisième à un homéopathe, etc. Un tel choix est l'indice d'une confiance en un savoir particulier du médecin. Pour le patient, le médecin a fait le même choix culturel que lui : il lui est *isoculturel* et détient un savoir différent de celui de ses confrères avec lesquels par ailleurs il est isoculturel sur le plan technique général. Pour nous, la relation s'établit dans un climat micro-culturel, l'objet même de la déviation culturelle étant variable avec les exigences du groupe d'appartenance.

Si consultant et consulté sont isoculturels chacun pourra se faire entendre de l'autre dans un système symbolique commun : celui justement de leur micro-culture. « Toute culture peut être considérée comme un ensemble de systèmes symboliques, au premier rang des-

21. J.-C. Lavie, *loc. cit.*, p. 107.

quels se placent le langage, les règles matrimoniales, les rapports économiques, l'art, la science, la religion » [22].

Chacun appartient à plusieurs micro-cultures en même temps. La première, la « culture générale » qu'il ne peut choisir est celle de la société et de la nation dans laquelle il vit. La ou les autres sont celles de sa famille, du ou des groupes restreints auxquels il adhère (politiques, religieux, professionnels, etc.) au cours de sa vie. Ces micro-cultures élaborent une série de systèmes symboliques particuliers, la science étant l'un d'eux, s'il faut en croire Lévi-Strauss.

La micro-culture peut être en contradiction apparente avec la culture générale, mais le sujet reste toujours logique avec lui-même sinon avec les autres. Nous citerons ici un exemple : Nous connaissons un ingénieur, ancien élève de l'Ecole Centrale, directeur d'une usine où il utilise les techniques les plus modernes. Il est tout à fait à l'aise dans la culture technique du moment qui est sienne, au travail. Rentré chez lui, suivant en cela la tradition familiale, c'est un antipollutionniste et homéopathophile convaincu. Aussi, logique avec lui-même, quand il est malade, il s'adresse à un médecin diplômé nanti du savoir officiel, mais exige en plus de ce médecin qu'il soit homéopathe, c'est-à-dire qu'il appartienne à la même micro-culture que lui. Ce faisant, il répond aux exigences culturelles de son groupe. Quand d'aventure une intervention urgente et massive des techniques modernes est indispensable, il demande à son médecin homéopathe de s'entremettre entre lui et les médecins du C.H.U. pour qu'il se fasse son interprète auprès d'eux. Il fait confiance à son médecin qui détient un savoir s'inscrivant dans leur ordre symbolique commun. Il sait que ce médecin a avec ses confrères du C.H.U. une micro-culture scientifique commune et pense, grâce à cet intermédiaire, pouvoir entendre leur parole et leur faire entendre la sienne. Sans cette médiation, toute communication est impossible ou tout au moins difficile, il ne peut que se sentir aliéné dans des structures étrangères à son vécu d'homme. Nous pensons que c'est en particulier à la lumière de ce concept qu'est souhaitable la présence ou l'accueil à l'hôpital du médecin traitant des malades qui y séjournent.

A l'appui de notre thèse nous citerons quelques extraits d'un travail antérieur sur les motivations d'une clientèle homéopathique. On verra que les raisons avancées sont éminemment culturelles.

« L'homéopathie est une médecine beaucoup plus ancienne : j'ai toujours eu confiance dans les herbes, les produits naturels ; ils évitent de s'intoxiquer » (M. H.). « L'homme vit dans un monde soumis à l'action

22. Cl. Lévi-Strauss, « Introduction à l'œuvre de Mauss », *Sociologie et anthropologie,* Paris, 1968, p. XIX.

des astres. L'homéopathie utilisant des remèdes naturels, ils ont eux aussi subi l'action des astres » (Mme A.). « Les médecins ordinaires font des tas de radios et d'analyses comme s'ils voulaient se couvrir » (Mme B.)[23]. « Les plantes ont des capacités, par exemple, l'animal sauvage vit sans suivre de régime. Il n'y a pas plus heureux ni mieux portant que les animaux sauvages » (M. C.).

Nous nous sommes peut-être un peu attardé sur le problème du savoir iso-culturel, mais l'expérience quotidienne, les vacillations de la confiance, là où les repères culturels font défaut, attestent de sa grande importance. Pour nous ce « micro-savoir » est indispensable au médecin s'il veut pouvoir utiliser l'autre au service et pour la satisfaction de son malade. Il dépend beaucoup plus des croyances du sujet que du consensus général ; il est personnel comme la confiance qu'il conditionne en partie.

5. *Le savoir entendre, le savoir parler*

Dans le système symbolique défini par la micro-culture va s'ouvrir le champ de la parole dont nous avons souligné l'importance pour qui veut se confier. Si le médecin comprend et reçoit la parole, le patient pourra à son tour comprendre et recevoir la parole du médecin et être rassuré.

On nous a dit que le malade veut savoir le *nom* de sa maladie. Quel facteur de rassurement objectif porte en lui le diagnostic énoncé de lymphoréticulose bénigne d'inoculation ou de sarcoïdose de Besnier-Bœck-Schaumann ? Il peut témoigner de la certitude du médecin qui le prononce avec assurance et de la maîtrise de la chose que cette connaissance confère. Le mot prononcé devient pour le malade la preuve de l'infaillibilité de son médecin, mais la compréhension qu'en a le sujet demeure nulle. Le processus par lequel le « mot » est rassurant, sort de notre projet.

Nous supposons qu'il peut s'inscrire dans la « rhétorique » du sujet où il prend valeur signifiante de rassurement. Nous donnons ici à rhétorique un sens voisin de celui que lui donne J. Gagnepain [24]. Rappelons que pour lui le langage s'inscrit sur deux axes : l'axe grammatical et l'axe rhétorique.

23. Mme B. est infirmière et dans son agir quotidien utilise à plein la culture scientifique médicale, les médecins de l'hôpital où elle travaille étant peu portés à adhérer à sa micro-culture. Mais, sa micro-culture l'incitant entre autres à la tolérance, elle se garde de critiques intempestives.

24. J. Gagnepain, Cours de linguistique, de psycholinguistique, de socio-linguistique, U.E.R. du langage, Université de Haute-Bretagne, Rennes, 1969-1970 (non édité).

Rappelons brièvement quelques-unes de ses conceptions. Nous vivons dans un univers de choses et, quand nous en parlons nous les représentons par un univers de mots.

Le premier acte du langage consiste à analyser l'univers des choses à l'aide d'une grille. C'est ce qu'il nomme la grammaire. Les mots de la langue font, entre autres, partie de la grammaire. Ils servent à découper la réalité extérieure. L'analyse sera plus ou moins fine suivant la grille utilisée. Il nous faut remarquer ici que, selon J. Gagnepain, l'utilisation de la grammaire structure la représentation par opposition. Expliquons-nous. Un sujet peut ressentir une douleur dont il nous dit : « J'ai mal au ventre ». Il est clair que ceci signifie qu'il n'a pas mal « à la poitrine, à la tête, etc. ». Son univers organique a été coupé en deux : le ventre et ce qui n'est pas le ventre. Pour le médecin une telle analyse est tout à fait insuffisante et il va utiliser sa propre grille pour s'apercevoir par exemple qu'il s'agit d'une douleur pancréatique. En informant le sujet, si cette information peut être reçue et intégrée par le sujet sa grammaire va s'en trouver modifiée, affinée. En particulier, plus le vocabulaire est vaste plus la grille sera fine.

L'analyse faite, la grammaire va être réinvestie dans une rhétorique qui est en partie propre au sujet alors que certains éléments de la grammaire utilisée (la langue en particulier) lui sont imposés par son groupe culturel. Le réinvestissement rhétorique se fait en situation et ne sera pas sans effet sur la grammaire elle-même. L'état affectif influe sur la rhétorique instantanée. Revenons à notre exemple précédent. Si le sujet est très inquiet à propos de son « mal au ventre », il pourra dire de la douleur qu'il ressent « que ça lui fait comme un coup de poignard ». La réalité ressentie a été analysée avec une grille grammaticale alarmiste, car le médecin analysant d'abord ce que dit le sujet comme s'il s'agissait de sa propre grammaire va immédiatement penser à une pancréatite aiguë ou à une perforation d'ulcère. Examinant le malade en utilisant cette fois sa propre grille technique, il va découvrir qu'il s'agit d'un zona. Il le dira. Le malade sera immédiatement rassuré car généralement il a entendu parler du zona et sait que c'est une affection bénigne (même si elle est douloureuse). Il se peut alors que la situation vécue se modifie et que reprenant l'analyse de sa douleur le « coup de poignard » se réduise à « des sensations de brûlure intense ».

Souvenons-nous aussi du « ça vous chatouille ou ça vous gratouille » de Knock. Le changement de grille grammaticale auquel Knock pousse son client, modifie la situation et crée l'inquiétude.

Pour pouvoir entendre le malade, l'écouter, lui laisser la parole, il est nécessaire que le médecin s'efforce de se situer sur un axe rhétorique aussi proche que possible de celui de son patient. Grammaire et rhétorique dépendent partiellement de la micro-culture du sujet parlant (aussi bien le médecin que le malade). Peut-être la parfaite identité réalise-t-elle l'empathie chère à Rogers.

Aucun langage n'existe qui ne se situe sur les deux axes à la fois. La langue technique n'est pas un langage mais un simple vecteur d'information : la situation ne change rien aux propriétés vaso-constrictives de l'adrénaline. Certaines de nos explications scientifiques n'apportent aucune « parole » au malade. A propos du diagnostic écrit avec quelques fautes d'orthographe sur une page de cahier, nous évoquions le talisman ou l'amulette. Compte tenu de ce que nous venons de dire, si la transcription a un effet rassurant, c'est hors du langage qu'il faut en chercher la raison.

6. *Le savoir religieux*

Nous avons jusqu'ici tenu pour équivalents savoir et pouvoir de compétence. Au fil de notre analyse du sentiment de confiance apparaît un nouvel élément qui ne se réduit pas à un pouvoir de compétence : le pouvoir religieux. Il se rattache directement à la mortalité de l'homme, à la connaissance qu'il en a, mais aussi à l'ignorance où il est de ses origines et au besoin qu'il ressent de s'expliquer ce qu'il est.

Dans le champ qui est le nôtre, la maladie est facteur de désordre mais, comme toute chose doit avoir un sens, la tentation est grande de lui en donner un par référence à « l'ordre » que chacun a fait sien et qui se spécifie dans la culture ou la micro-culture du sujet. Notre enquête s'est déroulée dans un certain contexte culturel traditionnellement catholique et il ne nous est pas possible de dire si nous aurions rencontré la même référence religieuse dans un autre contexte. Quoi qu'il en soit, patients et médecins y font allusion. Pour les uns comme pour les autres, la signification de l'acte médical dépend de celle de la vie humaine. « (...) le médecin se doit d'adopter les perspectives personnelles idéologiques, éventuellement politiques de son client. Il y a quelque chose de scandaleux dans le fait qu'un médecin se dise ' médecin catholique ' ou ' médecin communiste ' alors qu'il doit raisonner en catholique avec un catholique, en communiste avec un communiste »[25]. Le médecin est donc tenu de respecter les croyances — nous dirions la micro-culture — de la personne qui le consulte.

Ce n'est pas toujours facile et il ne suffit pas de respecter subjectivement les croyances de son patient, quand objectivement il ne le fait pas en le guérissant contre toute « logique » religieuse. Citons à ce

25. G. Daumezon, *Décor sociologique et juridique de la relation malade-médecin*, p. 3.

propos le cas d'une personne, fervente catholique, soignée avec succès par un médecin dont les opinions religieuses étaient à l'opposé des siennes. Elle le savait quand elle vint le voir, il ne s'en cachait pas, mais n'en parlait jamais au cabinet, respectueux qu'il était des opinions d'autrui. Le succès thérapeutique qu'il remporta — et qu'elle espérait en venant le voir — était en contradiction avec l'opinion qu'elle avait de l'ordre universel. Il en résulta un malaise au niveau de sa foi, battue bien involontairement en brèche par ce médecin. Elle s'en ouvrit à un prêtre qui nous rapporta l'anecdote.

Si l'opposition choisie par Daumezon entre catholique et communiste est fortuite, elle pose, en tout cas, le problème comme s'il s'agissait de celui de la croyance en Dieu. Pour beaucoup il intervient dans la pathologie et nombreux sont ceux qui, faisant leur la parole de L'Ecclésiastique diront :

« Humilie-toi avant de tomber malade
Quand tu as péché, montre ton repentir » [26].

Cette croyance est rejetée avec vigueur par certains médecins.

« Lier la mort à une volonté divine, je trouve ça délirant. Pour moi ça détruit la religion ou du moins une idée qu'on se fait de la maladie. Je ne crois pas à la valeur de la prière pour guérir » (Dr T.),

alors que bien des patients semblent penser que l'onction divine serait garante d'une meilleure qualité de l'agir médical.

« Le médecin est un demi-dieu mais il me déçoit malgré cinquante pour cent de guérisons. Le médecin devrait être prêtre » (Mme O.).

Le médecin auquel elle s'adresse agirait-il muni d'un pouvoir qu'il ignore et dont il est l'instrument aveugle et irresponsable ? S'il était prêtre, il bénéficierait peut-être d'une puissance supplémentaire. De qui d'ailleurs le médecin tient-il sa science ?

« 1. Au médecin rends les honneurs qui lui sont dus en considération de ses services, car lui aussi c'est le Seigneur qui l'a créé.
2. C'est en effet du Très Haut que vient la guérison. Comme le cadeau qu'on reçoit d'un roi.
6. C'est lui aussi qui donne aux hommes la Science pour qu'ils se glorifient de ses œuvres puissantes.
7. Il (le médecin) en fait l'usage pour soigner et soulager » [27].

Nous avions placé la guérison au niveau anatomique. Mais nous

26. Ancien Testament, L'Ecclésiastique, XVIII, 21.
27. Ancien Testament, L'Ecclésiastique, XXXVIII, 1-7.

devons constater que, si l'étude anatomique permet de suivre et de comprendre certaines phases du processus de guérison, la nature intime du « génie guérissant » nous échappe totalement et que nos connaissances actuelles ne nous font pas connaître le pourquoi de la vie et de la mort. Pour le patient religieux la réponse est simple : Dieu qui lui donna la vie lui permet de la garder et lui envoie la guérison assurant le succès de la thérapeutique. Le pas est vite franchi qui donne à l'acte médical une fonction qu'il n'a pas et que récusent les médecins.

« Il y a des gestes techniques que je m'efforce de désacraliser. Certains seraient portés à y voir une fonction qui dépasse le geste » (Dr G.).

« Il est indiscutablement de plus en plus rare qu'on s'adresse au prêtre. Le médecin reste la seule personne toujours disponible » [28]. Faut-il croire que la seule disponibilité suffise à faire ressentir le médecin comme prêtre ?

« Les prêtres sont de plus en plus ignorants et les médecins de plus en plus savants » (Mme T.).

Mais l'un a un savoir qui a été révélé, l'autre un savoir qui ne serait qu'humain. A moins que ne soit retenue l'hypothèse de L'Ecclésiastique qui rattache le savoir du médecin à celui du prêtre. Ils n'useraient tous deux que d'un savoir qui leur a été délégué, le pouvoir, nettement séparé, restant dans la main de Dieu. Le médecin qui consacre toutes ses forces à rétablir un ordre que la maladie a troublé trouve fatalement une place dans la dialectique vitale du sujet soigné. Est-ce que les demandes qui lui sont parfois présentées ne renouvellent pas implicitement la parole d'Ochozias quand il chut de son balcon : « Allez consulter Baal-Zebub, Dieu d'Eqron, pour savoir si je guérirai de mon mal présent » [29].

Mais à son corps défendant détenteur des savoirs que nous connaissons, d'un pouvoir qu'il ignore, le médecin devra répondre à la deuxième demande des patients.

IV. LES DEMANDES EXPRIMEES (suite)

A. *Etre entendu, écouté, compris*

Nous avons longuement insisté sur la nécessité d'un langage commun

28. M. Balint, *Le médecin, son malade et la maladie*, *op. cit.*, p. 238.
29. Ancien Testament, II Rois, 1-2.

au médecin et au patient, antécédent obligatoire de tout discours rassurant. « (...) le médecin ne peut perdre de vue que son diagnostic n'est en réalité que le modèle qu'il s'est construit de la maladie, modèle nécessairement imparfait mais dont il se sert pour déterminer sa conduite. Il doit donc proposer un modèle pour le malade, adapté à ce malade, lui permettant d'ajuster sa conduite. On ne dira pas la même chose à un confrère, à un homme sans culture médicale, à un homme qu'on sait porté à bâtir des rationalisations variées, etc. » [30].

Cela suppose évidemment que le médecin connaît réellement celui qui est en face de lui ou, en d'autres termes, qu'il a pu saisir sa rhétorique telle que nous l'avons précédemment définie. En pratique il atteindra ce but en satisfaisant une demande manifeste de la plupart des patients : être écouté, être entendu, être compris.

La médecine organique est telle que le verbe sert à y transmettre, au moins en apparence, la plainte du corps. Le praticien devra donc se mettre à l'écoute de celui-ci.

1. *L'écoute du corps*

Nombre d'auteurs qui ont étudié les problèmes posés par la relation entre le malade et le médecin semblent s'être surtout attachés à ce qui est dit (ou non dit) par le verbe. Le corps en tant que tel nous paraît souvent se situer hors du champ de leur réflexion, sinon par les symboles qu'il permet de figurer. C'est entre autres le cas de l'hystérie de conversion. Freud s'attache essentiellement à la dynamique psychique, ne posant pratiquement pas la question clinique organique. Cette façon de voir s'explique peut-être parce que ces auteurs sont, dans leur majorité, psychiatres (psychanalystes ou non) ou psychologues (psychanalystes ou non). C'est dire que leur activité ne se situe pas dans le champ de l'organique. Il en va tout autrement du praticien de la médecine organique. Le patient veut, ici, non seulement être écouté mais encore examiné.

> « Ça me donne l'impression qu'on est de moins en moins pris au sérieux. Je crois que M. X. (le médecin) c'est un monsieur pressé. On n'a même pas le temps de se déshabiller qu'il faudrait déjà être reparti dans les couloirs. Il faudrait, il faudrait pouvoir, c'est-à-dire qu'un médecin très savant puisse avoir le temps de bien écouter son malade » (Mme E.).

La demande est claire : le médecin doit prendre le temps d'écouter,

30. G. Daumezon, *op. cit.*, p. 4.

mais aussi de laisser le malade se déshabiller pour qu'il puisse lui faire voir son corps. Une autre personne :

« ' Asseyez-vous mon cher Monsieur. Pourquoi venez-vous ? ' On commence à parler et puis très vite : ' Ah oui, oui, d'accord, oui, enfin ça, ce n'est pas la peine, qu'est-ce que vous avez d'autre ?... oui, oui, d'accord '. Et puis : ' Allongez-vous, oui, déshabillez-vous, oui, le pantalon aussi, oui ' ; et puis on passe à : ' Remuez la jambe, crachez, dites 33, etc. '. Ça se fait très rapidement. ' Bon, bon, rhabillez-vous '. Je remarque que, très souvent, on n'a pas le temps de terminer ses phrases » (M. C.).

La place donnée au corps, à peine examiné comme le laisse entendre M. C., est quand même excessive par rapport à celle laissée à la parole.

La question qui se pose à nous pourrait se formuler ainsi : quelle est la place de l'écoute du corps dans la consultation, que signifie-t-elle dans la demande d'« écoute » ?

« [La consultation] : C'est une confession du corps » (Mme O.).

Ceci laisse entendre qu'à ses yeux il existerait un langage du corps. Comment cela est-il possible ? Ce que nous avons précédemment dit du langage rend illusoire une identification totale des deux formes d'expression. Il n'en reste pas moins que « l'expression corporelle » existe. Mimes et danseurs, logorrhéiques corporels, ne sont pas les occupants majoritaires des cabinets de consultation. C'est dire que le moyen privilégié reste la parole, mais que le médecin reçoit quand même et en priorité une plainte issue du corps.

« Il faudrait plus de temps, se faire connaître. Tout médecin devrait déshabiller son client, le voir nu de la tête aux pieds » (Mme O.).

Sa technique apprend au médecin à examiner le corps malade d'abord à l'aide de son propre corps : l'inspection, la palpation, l'auscultation, la percussion et, secondairement à l'aide d'instruments, qui permettent d'aller au-delà de ce que nous livre l'examen extérieur.

Le médecin sait par expérience que la plainte dite ne traduit pas forcément l'existence d'une lésion matérielle. A chaque instant se pose à lui le redoutable problème psychosomatique. Le trait d'union est aussi important que les deux termes extrêmes. Pour nous il n'existe pas d'affection qui n'intéresse les deux pôles.

On peut cependant admettre que certaines maladies tirent leurs symptômes du corps, mais que celui-ci se prête avec complaisance à ces manifestations non verbales d'un trouble affectif. Le cas type étant l'hystérie de conversion.

Le mime, le danseur dont nous parlions précédemment vont tenter d'exprimer par une gestuelle appropriée ce que d'autres diront par un discours. Ils expriment avec leur corps ce qu'ils auraient peut-être de la difficulté à exprimer autrement. Danse et mimique sont des modes d'expression corporels volontaires. Le spectateur comprend ce que signifie le sujet par ses gestes. Nous dirons qu'il existe une expression du corps pour éviter de le confondre avec le langage, linguistiquement défini. On peut concevoir que pour des initiés s'élaborent une grammaire et une rhétorique.

Dans l'hystérie, les mouvements, les sensations, les attitudes échappent totalement à la volonté du sujet. Pourtant, Freud nous l'a appris il faut y voir l'expression de l'Inconscient. « Ça parle », mais le sujet, lui, ne dit rien et de surcroît ne comprend pas ce qu'exprime si théâtralement son corps. Il revient au psychanalyste d'interpréter, s'il le peut, le symbole caché derrière le symptôme.

En présence d'un tel malade, le médecin va devoir explorer l'anatomie pour tenter d'y déceler « les signes » grâce auxquels il atteindra le diagnostic.

Il est seul susceptible de les recueillir. Le malade ressent, mais il ne peut savoir que son poumon malade émet à qui sait l'entendre un souffle tubaire, que sa rate hypertrophiée se révélera d'abord par sa matité, ensuite par sa consistance caractéristique à qui sait la percuter et la palper. A partir de ces éléments le médecin pourra élaborer un modèle qu'il comparera à celui « qu'il s'est construit de la maladie ». Nous sommes-là dans le domaine du savoir technique indispensable et *hors duquel aucune médecine organique n'est possible.*

Très souvent, hélas, la quête est vaine et aucun signe objectif ne vient expliquer le symptôme primitivement dit. Il va rester au médecin à écouter ce que le patient dit lui-même de son corps et de ce qui s'y passe. C'est une autre façon d'écouter le corps, mais cette fois, le verbe intervient, centré encore sur l'organique.

Toute perturbation affective peut provoquer des « malaises » avec ou sans traduction décelable au niveau de l'anatomique. Toute perturbation de l'anatomique a un retentissement affectif. Constructions imaginaires, fantasmes, affects naîtront ou renaîtront qu'il exprimera par la parole et également par le corps. « Il importe également de bien préciser que l'état émotionnel s'accompagne d'un certain nombre de modifications biologiques et comportementales, mais qu'elles ne sont que des phénomènes concomitants et non la cause des émotions » [31]. Le méde-

31. A. Soulairac, *Les mécanismes de la douleur*, Paris, 1971, p. 84.

cin arrivera peut-être à faire la part de l'un et de l'autre, sa tâche se trouvant singulièrement compliquée par l'ignorance où nous sommes de l'origine organique (si elle existe) de bien des malaises abondamment décrits par les patients qui nous consultent.

Il ne reste plus alors pour tenter de connaître la vérité du sujet, corps et esprit, qu'à écouter, entendre et comprendre qui parle.

Parfois la plainte corporelle, sans lésion décelable, se veut uniquement corporelle. Il est possible que le médecin, au cours de l'examen, l'apaise avec ses seules mains qui palpent, percutent, et bien qu'il s'en défende, caressent.

« Je les ai sous la main, tout le temps. Ils sont contents : on les tripote, ils n'ont pas besoin à ce moment-là qu'on leur parle » (Dr D.).

Le corps où naissent la douleur et l'inquiétude serait rassuré par ces mains qui « l'écoutent », cherchent à le comprendre et lui « parlent » dans le même registre. Nous retrouverions au cours de l'examen physique un mode d'expression préverbal des affects, ce qui laisserait supposer que revit dans la consultation un mode d'échange fort ancien puisqu'il est celui des premières années de la vie entre la mère et son enfant. Si le corps « parle » en même temps que sont réactivés des vécus anciens, le sujet conserve ses capacités symboliques acquises et il s'agirait de rétrogression et non de régression [32].

En médecine organique les patients exigent du médecin un examen somatique. Une consultation ne sera généralement vécue comme satisfaisante que si elle comporte un tel examen, nous serions tenté de dire un contact corporel. Les médecins savent pourtant la vanité de nombre d'examens physiques quand la précocité de l'appel précède l'apparition de signes cliniques patents. Très souvent les examens complémentaires sont seuls à même de confirmer un diagnostic largement évoqué par le discours du malade. Nous ne voulons pas dire par là que l'examen physique soit techniquement inutile, mais il est vrai qu'on ne palpe plus, et depuis longtemps, un cancer d'estomac à travers la paroi. Cependant, médecin et malade supporteront difficilement qu'une consultation se termine sans examen physique même s'il est « symbolique » et se réduit à une mesure de la tension artérielle. Cela signifie pour nous que l'écoute, la compréhension en médecine organique passent obligatoirement par l'écoute de l'anatomique.

Certains marginaux peuvent s'abstenir de l'examen corporel mais ils disposent de moyens d'exploration qui, dans leur esprit et dans celui de leurs consultants sont les homologues de notre examen physique :

32. Kurt Lewin, *Psychologie dynamique*, Paris, 1964, p. 92-135.

pendule, imposition de mains captatrices de fluides divers, etc. Nous nous trouvons dans le champ d'une autre culture « scientifique » et, quand un malade consulte un tel thérapeute, il fait un choix culturel qui lui assure d'être compris.

2. *L'écoute de la parole*

Le patient, qui veut être écouté, présume que le médecin a le désir de l'entendre.

« Je pense que, au départ, le docteur va poser une question assez banale et j'ai l'impression qu'il laisse causer le malade avec peut-être certains silences, même attendant que ça vienne. Il doit y avoir assez longuement au début une sorte d'interview, une sorte d'interrogatoire du malade, essayer de le faire causer même s'il n'en a pas envie » (M. Q.).

« Trop parler nuit » dit le dicton, que font leur bien des consultants. Le sujet risque de se trouver pris au piège de son désir.

« J'ai l'impression d'engager ma personne. Disons que je livre ma personne à quelqu'un d'autre (...) qui m'étudie à loisir et qui peut porter un jugement sans que je puisse émettre quoi que ce soit » (M. Y.).

Ne peut être redouté qu'un jugement mauvais. C'est que, en vérité, le sujet craint parfois d'être trop compris, dépossédé, aliéné peut-être par une écoute trop perspicace.

« On a l'impression d'être transparent pour le docteur : il vous regarde avec des yeux curieux. C'est normal et alors on se demande toujours si, par delà le diagnostic il n'a pas découvert autre chose et c'est extrêmement gênant » (M. B.).

Un volet s'entrouve sur l'Inconscient et le non-dit dont le médecin serait supposé savoir ce qui s'y passe.

La plupart des médecins ressentent l'existence de cette demande-là. Nous pouvons attester qu'au cours des nombreuses consultations que nous avons eues, elle ne nous a jamais été présentée explicitement, il n'empêche que presque tous nous la percevons :

« Premier point : l'écouter, l'écouter parler et je trouve qu'on n'écoute jamais assez » (Dr S.).

« Le malade attend qu'on l'écoute. Dans beaucoup de cas ils viennent pour se confier » (Dr F.).

« Je pense qu'il attend qu'on l'écoute » (Dr G.).

Une telle disposition d'esprit, assez générale, est hors du cabinet médical le trait caractéristique d'une écoute « amicale ». Car souvent, le malade « est allé chez son vieil ami, le médecin de famille, poussé par des douleurs, des angoisses, des peurs, mais également dans un esprit amical et confiant, en espérant recevoir de l'aide, de la compréhension et de la sympathie »[33].

Il peut cependant arriver que des médecins, se tenant résolument cantonnés à l'approche technique, n'investissent pas (au sens psychanalytique du terme) sur leurs patients. Le corps seul les intéresse, ils évitent de s'engager affectivement :

« Ils viennent me raconter les mêmes histoires invraisemblables qu'on ne peut rattacher à aucun syndrome quel qu'il soit. Il m'arrive d'en mettre quelques-uns à la porte » (Dr H.).

Hors de la nosographie ce médecin n'aurait-il rien à faire ? L'« offre », au sens où l'entend Balint, ne peut être acceptée que si elle est présentée dans le cadre d'une science médicale normative. Ceci équivaut à une fin de non-recevoir.

L'écoute suscite une certaine crainte, quand elle est supposée émaner du « savoir ». Par contre si elle émane de la personne, elle serait plus gratifiante. Bien des médecins l'ont compris qui écoutent en tant qu'hommes :

« Un entretien, un échange avec les gens qui nous racontent ce qu'ils ont. Essayer de comprendre ce qu'ils cachent : c'est un entretien humain » (Dr M.).

Echange avec les gens ; ceci implique que l'écoute est réciproque et que chacun peut avoir envie de se confier à l'autre :

« Les rares jours où il est amené à passer chez nous et où il ne se trouve pas trop pressé, c'est pas pour parler de santé. On parle de tout autre chose et, en général, des choses qui le préoccupent (lui le médecin), plus que des choses qui nous préoccupent nous » (M. R.).

Consciemment ou inconsciemment le médecin, comme le patient, désire être entendu, compris, écouté. Entre gens ayant une telle relation, il sera peut-être plus aisé de satisfaire la troisième demande manifeste que nous avons notée.

33. M. Balint, *Le médecin, son malade et la maladie*, *op. cit.*, p. 32.

B. *La demande de vérité*

Le malade attend du médecin qu'il lui dise la vérité sur son état.

« Eh bien, la confiance c'est ceci : c'est-à-dire que le docteur me dise la vérité. Vous comprenez, c'est ça, ce qui est important : qu'il me dise la vérité » (M. G.).

Pour communiquer la vérité, encore faut-il la connaître et nous pouvons nous demander de quelle vérité a connaissance le médecin.

Il a de la maladie une connaissance technique : les moyens du diagnostic, le traitement, le pronostic statistique. Mais ces divers éléments qu'il apprit à la faculté ou au cours de sa pratique ne rendent compte que d'un passé vécu par d'autres : le modèle nosologique. A partir de ces données il devra imaginer le futur de son malade. Car la vérité attendue, demandée est la vérité sur ce qui est aujourd'hui sa maladie, à lui qui consulte.

Nous savons tous comment l'évolution des connaissances, les découvertes des pharmacologistes, transforment en un instant le pronostic d'affections redoutables. Nous rappellerons à ce propos l'anecdote authentique de cet Anglais qui avait demandé à son médecin de lui dire la vérité sur son cas qu'il pensait bien désespéré. Le médecin confirma son impuissance et le caractère fatal du pronostic. Le malade réalisa tous ses biens et s'en fut parcourir le monde. Pendant qu'il pérégrinait ainsi, un nouveau remède vit le jour qui permettait de guérir l'affection dont il était atteint. Guéri mais ruiné il revint en Angleterre intenter un procès à son médecin qu'il rendait responsable de sa ruine. Pour caricaturale que soit cette mésaventure, tout médecin au cours de sa carrière a vu ou verra naître des médicaments qui rendent, du jour au lendemain, caduque la vérité de la veille. Ce fut le cas des antibiotiques fungiques après les sulfamides, de la cortisone, de la vitamine B_{12}, de l'insuline pour le diabète, etc. Il s'agit là de faits nouveaux, imprévisibles mais dont on sait qu'ils peuvent survenir. Le pronostic doit, par conséquent, être avancé avec la plus grande prudence en tenant compte d'une telle éventualité.

Ensuite, de quelle autre certitude dispose le médecin ? De celle que lui donne la science, et elle ne lui donne jamais qu'une appréciation statistique : une maladie est curable dans 99 % des cas, une autre dans 30 %, une autre est incurable mais, après traitement, on observe des survies de trois mois à huit ans, etc. Tous ces chiffres sont sans signification s'agissant d'un malade déterminé pour lequel l'alternative est simple, ne connaissant que deux chiffres possibles : zéro et cent pour cent ; la statistique s'effondre au niveau du sujet. Si le médecin se retranche derrière le savoir scientifique, il ne pourra pas répondre à la demande du malade et il lui faudra, s'il veut le faire, adopter d'autres critères d'appréciation.

Que demande exactement le malade quand il demande à connaître la vérité ? Est-ce que donner le nom de la maladie suffit ? Aux Etats-Unis la tradition médicale est de ne jamais cacher aux malades le nom de leur maladie. Faut-il considérer que ce faisant nos confrères américains disent la vérité au malade ? Nous ne le pensons pas. En effet, quand on annonce à un malade qu'il est atteint d'un cancer (le mal qui chez nous répand la terreur) on lui dit en même temps le reste de la vérité statistique, c'est-à-dire le pourcentage de curabilité de cette affection qui est élevé, fait statistiquement vrai. Mais nul (en général) n'est capable de lui dire si son cancer à lui est ou non curable. Hors du pronostic, même assorti de la probabilité statistique, le nom de la maladie peut n'être que l'illusion de la vérité.

Le problème du diagnostic étant supposé résolu, reste la valeur réelle du pronostic. Nous avons vu que sa valeur absolue était quasi nulle. Pronostic est un terme de la grammaire médicale ; le malade, lui, vit la situation et parle de gravité. A partir de quel pourcentage de mortalité une affection doit être considérée comme grave ? Quels sont, aux yeux du patient, en dehors du pronostic, les critères de gravité ?

L'expérience du médecin, sa connaissance de l'homme qu'il soigne, de ses références culturelles, de la rhétorique de l'instant l'aideront à savoir ce qu'il faut entendre par grave. L'amputation de l'auriculaire est grave pour le pianiste, bénigne pour l'agent de ville, alors qu'objectivement, techniquement, il s'agit d'une intervention mineure.

Le pronostic est quelquefois qualifié de fatal ; la définition médicale est aisée : est fatale une affection qui entraîne la mort du sujet. Reste à apprécier la date de l'échéance, le terme de la fatalité. Souvent, c'est en durée que le patient tend à évaluer la gravité, mais à chacun sa durée. Une survie de trois ans n'a pas la même valeur d'espoir à vingt ans et à quatre-vingts ans. Le problème paraît plus simple dans la phase terminale d'une maladie incurable. L'évolution est telle qu'aucun doute n'est plus permis. L'expérience confirme encore la relativité de la notion de durée. Ici nous changeons d'échelle. Le jour, la semaine, le mois prennent des dimensions insoupçonnées auparavant. Il est fréquent que l'entourage sinon le malade arrivé au bout de son âge demande : « Y en a-t-il pour longtemps ? » signifiant aussi bien des mois que des semaines, voire des heures.

Essayant de tenir compte de tous ces éléments, parfois contradictoires, le médecin réussira peut-être à élaborer « une vérité » et le malade, à l'entendre, la pèsera au trébuchet de la confiance qu'il fait au médecin pour en connaître le poids.

« Il faut que le malade ait entre les mains les éléments d'appréciation. Il ne les a que si le médecin les lui donne et, tout ce que vous voudrez, je crois que la seule solution c'est de lui faire confiance ou à peu près » (M. V.).

Quelle que soit la possibilité d'approximation de la réalité de la maladie par le médecin, faudra-t-il qu'il réponde à la demande qui lui est ainsi faite ? En d'autres termes le malade désire-t-il réellement savoir la vérité ? « Avant même de prendre une décision sur ce sujet deux conditions doivent être remplies par le médecin : savoir avec certitude que son malade est condamné — nous venons de voir ce qu'il en est — et savoir exactement ce qu'attend réellement de lui le patient, ce qui, en réalité ne correspond pas toujours à ce qu'il demande. Sa demande peut être faite avec une sérénité et une hauteur de vue feintes dans le but inavoué, voire inconscient, d'obtenir une réponse rassurante » [34]. Si nous en croyons Porot, le latent de la demande compte plus que le manifeste ; il n'est que d'entendre ce qui est dit pour en recevoir confirmation.

« Je pense que d'un médecin on attend la vérité, ça c'est quelque chose que j'exige de lui, c'est la vérité... mais la vérité... euh... bien sûr, en cas de chose grave » (Mme P.).

Il n'y aurait aucun doute sur le sens du discours si le « mais », le « euh » et les temps morts qui les encadrent n'introduisaient scansion, indice du discours latent. La précision subséquente est contradictoire de la première en dépit d'une apparente concordance. Reprenons la lettre du discours et qu'y entendons-nous : la vérité est exigée en cas de choses graves « bien sûr ». Faut-il comprendre que, pour les choses bénignes, l'exigence de vérité serait moindre alors que les partenaires sont alors trop heureux de satisfaire du même coup, sans restriction, les deux demandes fondamentales pour se priver de proclamer la vérité assurante ?

Car il est vrai que la vérité doit avant tout satisfaire la première demande et qu'est meilleure la vérité rassurante. Le malade, non content de demander au médecin une vérité qui lui échappe, veut de plus qu'elle soit complémentaire du rassurement.

34. H. Porot, « Le médecin face au mourant », *Psychologie médicale*, Paris, 1970, p. 359.

« Bien souvent il attend un soulagement, mettons moral déjà : je sais ce que c'est, ce que j'ai. Bon ! ça va déjà beaucoup mieux ! C'est surtout ça qu'il attend... c'est ça qu'il attend des fois, suivant son cas ou suivant le médecin, des fois le réconfort ne peut être que moral » (M. Y.).

Comment quelqu'un pourrait-il être soulagé en apprenant qu'il est atteint d'une leucémie ? L'incompatibilité entre vérité et rassurement peut être totale et nous pensons que M. Y. l'a bien senti quand « des fois » il se contentera de l'incertitude et du réconfort moral. Il restera au médecin à choisir dans la réalité ce qui peut être dit pour vérité. « Le médecin doit chaque fois choisir la vérité qui peut être le plus utile à son patient et lui permettra d'affronter le mieux la maladie et, dans les cas désespérés, la mort » [35].

« J'attends une certaine assurance, à tort ou à raison, si c'est grave, parce qu'on a toujours l'espoir que c'est pas grave » (M. G.).

Le discours du médecin devra tenir compte de l'espoir que traduit la confiance. Qu'importe que le discours soit mensonger s'il maintient la confiance et rassure l'un et l'autre. « Même s'il ne communique rien, le discours représente l'existence de la communication, même s'il nie l'évidence il affirme que la parole constitue la vérité, même s'il est destiné à tromper, il spécule sur la foi dans le témoignage [36].

Le médecin n'est pas plus porté que son malade à affronter certaines réalités qui proclament d'elles-mêmes une vérité insupportable :

« C'est déprimant de soigner des malades pour lesquels on ne peut rien. Il y a une certaine lâcheté, quand on part en vacances pour quatre jours, on se dit ' s'il pouvait mourir pendant ce temps ' » (Dr F.).

Aussi longtemps qu'il le pourra, le malade croira une parole qu'il veut véridique et ce d'autant plus aisément que le médecin en rassurant le malade se rassure lui-même et substitue à la réalité clinique la vérité qu'il énonce.

« Quand on a l'impression qu'on peut encore faire quelque chose, même dans un cas gravissime, on conserve un certain espoir et il n'y a pas cette appréhension de voir le malade et de mal lui mentir : là on lui ment mais avec une certaine sincérité quand même » (Dr F.).

La vérité que réclame le malade n'est pas plus vraie que celle que le

35. P.B. Schneider, *Psychologie médicale*, Paris, 1969, p. 124.

36. J. Lacan, « Fonction et champ de la parole et du langage », *Ecrits*, Paris, 1966, p. 231.

médecin est disposé à lui dire, sinon à reconnaître. La qualité de la relation permet et entretient l'échange des illusions ; le malade aide le médecin à croire au mensonge qu'il attend de lui comme vérité, chacun fortifiant l'autre dans sa croyance.

Nota. Nous n'avons pas posé la question de savoir s'il faut ou non dire au malade ce qu'on croit être la vérité. Elle sort du cadre de notre travail. Nous avons seulement essayé de montrer ce que signifiait la demande de vérité pour l'un et l'autre quand ils se font confiance. Nous n'avons pas non plus voulu étudier le problème que la mort pose au médecin, mais il est impossible de traiter de médecine et de maladie sans envisager ce problème. Remarquons au passage que le mot mort n'a été prononcé qu'une seule fois par les non-médecins interrogés.

C. *La demande de soins, de guérison*

Si nous avons retenu cette demande, maintes fois énoncée, c'est qu'elle est moins banale qu'il y paraît et qu'elle ne se réduit pas à une lapalissade : être médecin ne suffit pas pour soigner. Seul est habilité à le faire celui auquel va la confiance du malade.

Nous avons précédemment, au passage, distingué soigner et guérir. La distance entre les deux serait la même que celle qui sépare le physiologique de l'anatomique. Celui qui s'adresse à *son* médecin peut en attendre une guérison, il en attend toujours des « soins ». Parmi eux figure la satisfaction des demandes précédentes et nous savons qu'une fois dans la vie du sujet, les soins ne se termineront pas par la guérison mais par la mort, ce qui n'empêchera pas le malade d'avoir confiance en son médecin. La séparation entre les deux n'est donc pas spécieuse. S'il est aisé de définir la guérison par référence à l'anatomique comme la *restitutio ad integrum,* il devient beaucoup plus difficile de définir et de limiter le contenu des « soins ».

« J'attends de la consultation un résultat qui est déjà une assurance, une certitude. C'est peut-être un bien grand mot, mais, disons une idée assez précise de mon cas personnel et de la façon dont on peut et espère le guérir ou arriver à un résultat. Ce que nous conseille ou indique le médecin c'est déjà, je crois, une part de guérison, un début de guérison » (M. A.).

Souvenons-nous également de M. W. qui attendait de la rencontre avec le médecin d'y trouver ce qu'il était venu y chercher sans autre détail. Les soins ne pourraient être définis que pour chaque sujet sinon pour chaque consultation de chaque sujet.

Il est clair que, sur le plan technique, à quelques variantes près, ils seront identiques d'un médecin à l'autre. Pour le reste chaque médecin soignera à sa façon et d'une façon différente pour chaque malade. S'il n'y a pas adéquation, il n'y a plus de confiance et plus de relation.

M. A. établit un rapport de cause à effet entre ce que dit le médecin et le début de la guérison. C'est, on ne peut plus nettement, faire entrer la parole et la satisfaction des demandes exprimées dans les soins. Ce début de guérison ne doit rien aux remèdes, il est spontané et il faudrait supposer que « la nature est prévoyante et [que] comme il existe un instinct maternel, il y a également un instinct curatif ou médical, soit un don qui confère à certains individus un rapport inné avec le processus de guérisons » [37]. Instinct ou don nous font retrouver la dimension magique. Leur réalité ne tiendrait qu'à la confiance faite au « curateur », mais peut-être aussi qu'une fois reçue l'assurance qu'il recherche, le patient ferait appel inconsciemment à son propre « instinct curatif » sans attendre de ressentir les éventuels bienfaits des remèdes.

Tout médecin a pu assister au cours de sa carrière à de véritables résurrections, comme à de véritables catastrophes à la suite de chocs psychologiques. Nous entendons par là des nouvelles, des présences, des événements, ayant eu un impact affectif considérable sur les malades sans que, par ailleurs, rien n'ait été changé au traitement. Que le malade se guérisse ou que le médecin le guérisse, il n'en reste pas moins que ce dernier doit le soigner car il en a besoin :

« [Le malade est] un être qui a besoin d'un autre en qui il a confiance, en qui il pourrait avoir confiance pour le soigner, en qui il puisse avoir une confiance absolue » (Mme J.).

Etre capable de guérir ne signifie pas être capable de soigner.

« Pourtant ils pourraient me guérir aussi bien qu'un docteur ordinaire, mais enfin, il est certain que j'irais voir ces docteurs avec beaucoup moins de confiance que le Dr X. par exemple » (Mme C.).

Cette personne subirait presque la guérison venant de *ces docteurs* sans en accepter pour autant les soins.

Cette attitude ne doit pas nous surprendre. Elle situe la relation avec le médecin au-delà de l'anatomique. Or la guérison anatomique signifie la fin des soins mais pas forcément l'extinction de la demande sous-jacente. Il arrive qu'en pratique courante, des malades souffrant de symptômes successifs, de ceux « qu'on ne peut rattacher à aucun syn-

37. A. Maeder, *La personne du médecin : un agent thérapeutique*, Paris, 1952, p. 146.

drome quel qu'il soit » (Dr H.), toujours renaissants, viennent voir et revoir leur médecin pour se faire soigner et non pour être guéris. Si le médecin ne peut pas supporter les échecs successifs (autant que prévisibles) de sa thérapeutique, il fera comme le Dr H. et aura ainsi trahi la confiance que le malade mettait en lui. Ce n'est pas ici le lieu de discuter ce problème mais simplement d'en noter nettement la réalité. Il est des cas où le médecin généraliste doit accepter avec longanimité son impuissance technique et l'offre itérative des symptômes que lui fait son patient.

Si l'on accepte notre point de vue qui sépare nettement soins et guérison, si l'on admet que la relation s'inscrit partiellement dans un contexte micro-culturel, si l'on admet que la notion de résultat ne se mesure qu'à l'aune du patient, on comprendra que des thérapeutiques réputées inefficaces remportent de nombreux succès. Elles satisfont mieux que toute autre la demande de soins de certains patients avec tout ce qu'une telle demande comporte et que nous venons de voir. Le résultat anatomique que veut atteindre le médecin peut n'avoir pour le patient que valeur épisodique et ne peut être confondu avec des soins satisfaisants, il peut y concourir, parfois aussi les représenter mais ce n'est pas là règle absolue.

V. CONFIANCE - DEFIANCE - MEFIANCE

Nous avons tenté de cerner le contenu du sentiment de confiance par les définitions que nous avons données et les implications qu'elles entraînent. A partir de là, nous avons recherché, dans les entretiens dont nous disposons, les demandes manifestes qui nous paraissent en rapport avec elles. Ce faisant nous avons pu constater que, sous le nom de confiance, se trouvent rassemblés la plupart des éléments constitutifs de la relation malade-médecin ainsi que la place qu'y tient l'affectivité. Les hypothèses faites, les déductions tirées, les raisonnements tenus s'appuient sur un a priori non explicité : la confiance existe quand malade et médecin ont une relation suivie. Sinon, pensions-nous et disions-nous, la relation ne sera qu'épisodique. Nous devons cependant envisager le cas où, alors que la relation paraissait établie, elle vient à se rompre ou se corrompre, cas évoqué par un patient quand il dit que parfois la confiance peut se perdre. Il ne dit pas que la relation cesse immédiatement et tout laisse supposer qu'elle se poursuivra cahin-caha pendant un certain temps. Après quoi elle pourra soit être définitivement rompue, soit repartir *in statu quo ante*. Quelle que soit l'issue de cette « crise de confiance », quelle qu'en soit la durée, elle s'est déroulée dans un climat différent du précédent ou du suivant (même si la confiance retrouvée va à un autre médecin).

A. *Ambivalence de la relation confiante*

Comme on pouvait s'y attendre, la confiance contient en germe les éléments de ce que nous appellerons la méfiance ou la défiance et n'a pas d'autonomie propre, nous allons le montrer. Pour reprendre une idée de Canguilhem [38], nous pourrions dire que confiance et méfiance ne s'opposent pas comme deux entités contraires mais qu'elles constituent un ensemble à polarité variable. Suivant que le patient ressentira plus douloureusement tel ou tel manque dans la relation qu'il établit avec son médecin, son sentiment pourra changer de polarité et la méfiance se substituer à la confiance. Ce qui revient à dire que le sentiment qui unit malade et médecin est toujours ambivalent au moins potentiellement et que nous n'avons jusqu'ici étudié qu'une des deux valences au détriment de l'autre. Nous lui consacrerons maintenant notre attention.

Nous avions retenu comme première demande à satisfaire le rassurement ; ensuite la demande de vérité. Il peut arriver qu'une réponse à la première soit incompatible avec une réponse positive à la seconde. Nous avons en effet montré que réalité et vérité ne peuvent, dans ce cas, coïncider. Les patients ne l'ignorent pas et l'espoir attaché à la première s'accompagne de la crainte que peut faire naître la seconde. Le médecin, personnage désiré, rassurant, peut être vécu dans le même temps comme inquiétant :

> « Le médecin c'est quand même, je ne sais pas, ça doit venir de mon enfance peut-être, c'est un homme qui me fait peur (...). Je crois que le médecin en général est un homme nécessaire, mais je ne dirai pas un mal nécessaire, mais c'est toujours quelqu'un qui fait peur. Mais j'ai peur quand je n'ai pas de médecin à côté de la main » (Mme C.).

On pourrait nous opposer que la peur dont il est fait état est plus peur de la maladie que du médecin. C'est en partie probable, mais on ne saurait nier que l'agir du médecin, souvent désagréable, parfois douloureux, est susceptible par lui-même de faire naître la peur. Qu'elle soit peur du médecin lui-même ou projection de la peur de la maladie, il en reste l'objet ce qui, pour nous, est actuellement l'essentiel. Si Mme C. craint le médecin, elle ne peut supporter sans une crainte encore

38. G. Canguilhem, *op. cit.*

plus grande d'en être séparée, ce qui laisse supposer qu'elle craindrait plus la maladie que le médecin et nie l'identification totale de l'une et de l'autre. Jusque-là, l'ambivalence n'est que relative et on pourrait, reprenant ses propres termes, oser dire que si le médecin est un mal (nécessaire) il en existe de plus grand et qu'il lui faut bien s'accommoder de celui-là.

« Quand je suis malade j'ai peur et je ne vais voir le docteur qu'après m'être bien interrogée. Parce que j'ai toujours peur que le docteur m'annonce des choses fort désagréables à entendre. Je ne sais pas, quand je suis malade, j'ai toujours besoin d'être rassurée » (Mme C.).

L'espoir d'être rassurée s'accompagne de la peur de ne l'être point et finit par en triompher. Nous avons cru montrer dans la section précédente que le médecin s'efforce toujours de satisfaire cette demande, incapable qu'il serait d'agir différemment. Condamner le malade, c'est prononcer un verdict (*veritatem dicere*). Or le médecin peut éventuellement penser *la* vérité mais tend toujours à en dire une autre. S'il évoque un verdict, et il le fait parfois, il n'ira pas jusqu'à le prononcer. Qu'une indication thérapeutique puisse être vécue comme un verdict : indication opératoire d'une tumeur du sein, radiothérapie d'une métrorragie, etc., n'empêche pas le malade de vouloir conserver l'espoir et il attend que la décision soit présentée avec tous les attendus rassurants possibles. Sa méfiance, sa crainte seraient motivées par celle que le médecin ne sache pas justement lui donner les apaisements nécessaires.

« C'est le moment du verdict qui est toujours difficile : il risque certainement de faire des fautes, des fautes psychologiques, enfin, je suppose » (Mme C.).

B. *Méfiance et craintes du malade*

Dans les meilleures conditions, la relation établie entre le malade et le médecin est une relation de personne à personne. Il peut arriver que les circonstances interdisent ce type de relation. Privée de cet élément essentiel, la confiance s'étiole et la méfiance grandit. Nous verrons que de tels changements sont tantôt le fait du malade, tantôt le fait du médecin. Mais quel qu'en soit le responsable, la relation tout entière s'en trouve altérée.

« Quand on va se faire charcuter, on a un peu l'impression d'être objet, non plus homme, puisque, la preuve c'est qu'ils vous endorment » (M. B.).

Méfiance ou défiance auxquelles le chirurgien s'expose puisqu'il semble estimer que le contact doit être d'abord établi avec la famille : il doit la rassurer en priorité, le malade n'occupant dans un premier temps qu'une place marginale dans ses soucis.

« C'est avec la famille que le chirurgien a le contact. Il faut rassurer la famille, lui faire toucher du doigt la gravité du problème, la faire partager. Avec le malade, le contact s'établira plus tard » (Dr C.).

Nous dirions, si nous ne craignions d'être accusé d'humour noir, que le chirurgien cherche à capter la confiance des survivants certains de l'acte opératoire et leur faire partager la responsabilité des suites fâcheuses qui pourraient survenir. Avec le malade, la relation reste en sursis. Pareille attitude trouverait une justification dans son contenu affectif. Le chirurgien n'ignore pas les risques inhérents à son action : la statistique et son expérience l'en tiennent informé. Il retarde autant qu'il peut le moment de l'investissement affectif du malade. A l'égard de la famille, à laquelle il faudra rendre des comptes quoi qu'il arrive et surtout si *ça* arrive, son attitude obéit à d'autres mobiles. Le geste chirurgical nécessite un parfait sang-froid que l'affectivité ne pourrait qu'altérer. Sans prétendre généraliser, nous avons noté que la plupart des chirurgiens interrogés adoptent le même comportement : établir le minimum de contact personnel ou affectif avec le patient avant l'intervention. Nous pensons comme Balint qu'ainsi le chirurgien parvient à lutter efficacement contre sa propre angoisse. Il est naturel que le malade, réduit à n'être qu'un corps malade, fasse preuve d'une certaine méfiance, d'ailleurs compatible avec la confiance qu'il lui témoigne en lui confiant son corps. On en reste au seul anatomique, ce qui n'est guère rassurant compte non tenu de la peur bien naturelle qu'une personne ressent (soit-elle chirurgien) à se faire ouvrir quelque organe. La relation avec le chirurgien illustre à l'extrême ce type de méfiance où l'on retrouve l'ambivalence précédemment décrite.

Le médicament est souvent objet d'une méfiance qui peut procéder de la crainte qui vient d'être exprimée :

« Le médecin (...) ne considère pas l'être qui est en face de lui en tant qu'être humain, mais comme un réceptacle à qui l'on va donner à ingurgiter quelques-uns des milliers de médicaments surtout choisis parmi ceux fournis par les grands laboratoires » (Mme N.).

Nous n'entreprendrons pas une étude de la relation malade-médicament qui excéderait notre sujet, mais il nous faut remarquer que l'usage de médicaments reste le moyen *techniquement* normal de la thérapeutique. Une telle opposition souligne le caractère irrationnel de la demande de soins. Que cette opposition soit consécutive à un postulat culturel (pour les adeptes de la phytopharmacie par exemple), qu'elle témoigne par une voie détournée de l'agressivité à l'encontre du médecin ou de l'image dont il est le support, n'empêche pas que par là va pouvoir se réaliser dans le vécu même, simultanément l'ambivalence du sentiment et faire ressortir le désir de « soins ». Le malade :

« attend des remèdes mais pas forcément des médicaments » (Mme T.).

Comme le dit Maeder c'est le médecin lui-même qui serait souvent l'agent thérapeutique. Avec lui les soins seraient humains, compréhensifs, rassurants, etc. Le médicament, objet d'aversion, de suspicion, pourrait être rejeté et permettrait à la méfiance de se manifester sans censure.

« J'aime qu'il écoute tranquillement ce que j'ai à dire et quand ce n'est pas grave et que je n'ai pas envie de suivre son ordonnance, je le lui dis » (Mme P.).

Nous verrons, à propos du spécialiste, d'autres aspects de la méfiance, mais celui-ci est dans une relation ternaire et son irruption dans la dyade fait souvent suite à la naissance de la méfiance chez le médecin.

C. *Méfiance et craintes du médecin*

A la méfiance et à la peur du malade, répondent les mêmes sentiments chez le médecin. L'amour prôné le céderait souvent à la haine si les censures le permettaient. Le médecin se rend compte que les malades le dévorent.

« Je suis allé jusqu'au bout pour mon métier, j'avais plaisir à me dévouer pour mes malades. Le métier pour moi a passé par-dessus tout le reste. Je me suis rendu compte que le métier dévorait ma vie et en même temps ma peau » (Dr A.).

Encagé avec ses malades, quand la peur l'envahit, le salut est hors de la cage :

« Le rêve de tout médecin : c'est la coupure qui n'est nette qu'au départ : la fuite » (Dr G.).

En s'enfuyant le médecin n'échappe pas qu'au malade, il échappe aussi à une autre peur : celle que fait naître le doute qui l'envahit quand il commence à se méfier de lui-même, de ses défaillances techniques possibles. Le patient devient le responsable de la peur qui l'étreint, ce qui justifie la fuite.

« Cette responsabilité, elle est pour moi difficile à supporter parce que je suis seul à l'assumer tout au moins dans les cas urgents » (Dr J.).

Le malade pressent le malaise qui envahit le médecin sans deviner qu'il peut en être cause :

« Je le vois nerveux, inquiet, parfois même absent, comme préoccupé par quelque chose qui lui échappe » (Mme N.).

Il a l'intuition du désir caché du médecin et voudrait pouvoir y obvier par avance.

« Quand un médecin prend des vacances, ça grogne, ça ne nous plaît pas. On aimerait bien pouvoir garder son médecin, le faire prisonnier et se le garder là, bien » (M. B.).

D. *Le recours au spécialiste, les méfiances qu'il suscite*

La méfiance manifestée à l'encontre du spécialiste est du même type que pour le chirurgien. Ses modes de formation et d'exercice, la dichotomie entre la personne et l'organe créée sinon voulue par le concept même de spécialité concourent à rendre antinomiques confiance et spécialité. La méfiance que se manifestent mutuellement futur opéré et chirurgien n'est pas, nous l'avons souligné, incompatible avec la confiance technique qui prend la première place parmi les demandes quand le patient s'adresse au spécialiste.

Reprenant une nouvelle fois l'image de Canguilhem, nous pourrions dire que dans l'ensemble confiance-méfiance existent des pôles multiples, indépendants des deux précédents et qui les conditionnent. Ces pôles secondaires correspondent aux demandes exprimées. Suivant le médecin, suivant le malade, suivant la maladie, tel ou tel pôle sera privilégié. Il en résultera une forme de confiance ou de méfiance particulière. A l'égard du spécialiste le pôle privilégié, comme pour le chirurgien, serait le pôle technique, c'est sur lui que se concentre l'attention. Les autres restent du côté de la méfiance. Tous les patients en tout cas s'entendent pour limiter leur recours au spécialiste au seul domaine technique :

« Le type qui n'intervient que comme technicien parce qu'on lui demande une appréciation spécialisée très technique, alors évidemment l'aspect relation personnelle disparaît. Il ne peut pas ne pas disparaître » (M. V.).

Les malades désirent-ils vraiment qu'il en soit ainsi ? Si oui, il faut bien supposer qu'une telle attitude doit entraîner quelque bénéfice secondaire. Plus le domaine du spécialiste sera réduit, plus il sera marginal par rapport à l'ensemble de la personne, plus facilement pourra être maintenue la confiance dans le médecin traitant, car le recours au spécialiste a fait naître une nouvelle forme de méfiance ; la relation ainsi créée mue en triade la dyade initiale et ce n'est pas toujours sans amertume qu'elle est acceptée.

« Il y a le problème des spécialistes. Il y a beaucoup moins de médecins généralistes pour plus de spécialistes. C'est à mon avis assez déplaisant parce que, autrefois, on avait l'impression d'aller trouver *son* médecin. C'est assez déplaisant et c'est peut-être mieux pour les soins, il faut le reconnaître. Mais enfin, c'est une espèce d'abandon vous voyez » (Mme E.).

Dire qu'une chose est déplaisante traduit au moins l'insatisfaction. Le *son* accolé au médecin spécifierait un type de relation personnelle différent de celle, déplaisante que Mme E. a avec le spécialiste. Ensuite, les soins, qui sont présumés de meilleure qualité technique, ne correspondent pas à ce que nous avons appelé soins par opposition entre autres au médicament. Ils sont matériels, techniques, rassurants sans doute mais insuffisants. Si la confiance n'était pas multiple comment Mme E. pourrait-elle recevoir avec une telle réticence des soins qu'elle-même considère comme de meilleure qualité ? On voit que la méfiance qui naît chez elle ne s'exerce pas contre le seul spécialiste, mais aussi contre *son* docteur coupable de l'avoir abandonnée. Les décisions que sa conscience technique l'obligent à prendre mettent parfois le médecin traitant dans une position difficile à l'égard de *sa* malade. Nous savons pourtant que le savoir technique ne lui est pas compté, à lui d'en prendre honnêtement la mesure, mais, quand il la fixe, on le lui reproche.

Peut-être aussi déçoit-il en n'étant pas l'omniscient désiré ? S'il existe, comme nous le croyons, une corrélation entre la méfiance à l'encontre du spécialiste et à l'encontre du médecin coupable de l'insatisfaction que fait naître ce recours, le non-investissement affectif sur le spécialiste diminuerait l'insatisfaction et aiderait à absoudre le médecin traitant qui pourrait ainsi garder la personne, ne se séparant et momentanément seulement que de l'organe malade. Il cède ses droits et ses devoirs sur l'anatomique, conservant pour lui le physiologique. C'est d'ailleurs là une des causes de l'agressivité manifestée par les spécialistes contre les médecins traitants qui en fait refusent toujours de se départir de leurs malades.

La méfiance peut aussi précéder la décision de recours au spécialiste au lieu de lui être postérieure. C'est alors le malade qui la provoque quand il en vient à se défier du savoir technique de son médecin. C'est le cas le plus banal et que le médecin devra pressentir. Le patient peut aussi aller consulter directement le spécialiste, dans le cadre d'une consultation étroitement technique (ophtalmologiste par exemple), ou bien pour une consultation du même type que celle qu'il va habituellement demander à son médecin traitant. Le phénomène devient de plus en plus fréquent et crée une nouvelle espèce de relation multiple. Tout se passe comme si le patient fixait à chacun des médecins un certain champ de savoir et qu'il allait voir celui qui lui paraît le plus apte à aborder le problème du moment. Plusieurs de nos patients vont régulièrement par exemple consulter un pédiatre pour leurs enfants, nous en tiennent informé et ne voient là rien d'anormal. Quoique cependant dans certains cas il nous était demandé, comme le faisait remarquer amèrement le Dr G., si telle prescription nous paraissait justifiée. La répartition de la confiance et de la méfiance dans cette situation ternaire apparaît particulièrement difficile à saisir. De telles situations posent parfois de délicats problèmes aux médecins dont elles rallument l'*invidia medicorum* toujours latente et risquent d'altérer gravement les rapports qu'ils entretiennent tant avec les patients qu'avec le spécialiste, une telle démarche leur semblant être une trahison affectivement insupportable. Nous ne nous étendrons pas sur cet aspect de la confiance qui concerne la relation médecin-spécialiste et non plus médecin-malade.

Nous avons dit que le médecin a recours au spécialiste quand il se juge techniquement incompétent. Il reconnaît alors honnêtement son incapacité technique. Il s'agirait là du recours licite, la confiance peut perdurer. Dans la pratique, il en va souvent différemment et le recours est vécu comme par Mme E. Nous savons que la confiance faite au médecin véhicule de nombreuses demandes. Il peut arriver que certaines d'entre elles ne soient pas entendues ou comprises pour des raisons diverses tenant à l'un ou l'autre des partenaires. Qu'un malade réitère sa demande, sans être davantage compris, le médecin peut en venir à se méfier de lui, s'il ne le met pas à la porte comme le suggérait le Dr H. Il peut agir de façon équivalente en empruntant la voie dérivée que constitue le recours au spécialiste. Il en sera venu à se méfier de son propre savoir sentant que quelque chose lui échappe, qu'il n'arrive pas à saisir. Il craindrait quelque mauvais tour de cet organisme qui se dérobe à ses investigations et, ne pouvant fuir, fera fuir le patient. L'amour maintes fois proclamé laisse la place au doute et peut-être aussi à la haine, en tout cas à la réjection.

L'appel au spécialiste de la part du médecin peut se situer dans un contexte différent. Le malade présente à son médecin traitant une symptomatologie imprécise mais qui peut évoquer et fait craindre une affection grave. Le médecin prend soudain conscience qu'engagé affectivement avec son patient il ne peut plus faire la part des choses et se prononcer valablement sur la nature réelle de l'affection. Il en vient à douter de lui-même et de ses interprétations. Techniquement, il serait apte à juger, mais affectivement il a perdu la possibilité de prendre la nécessaire distance dont parle Foucault. Il est amené à demander l'aide du spécialiste, ce genre de recours étant très différent de celui qui l'avait amené à demander l'avis du technicien, dans un contexte où l'affectivité n'avait aucune place. Le médecin a besoin d'être rassuré alors même que le patient, lui, peut ne pas être inquiet. La méfiance, l'inquiétude ne sont plus, cette fois, du côté du malade, c'est de lui-même que le médecin se méfie. « En règle générale, dans les cas difficiles, l'omnipraticien n'est pas seul à porter le poids des responsabilités. Habituellement il demande et obtient l'aide du spécialiste. Les difficultés qui l'amènent à demander de l'aide peuvent être également décrites (sous l'angle psychologique) comme des crises de confiance. Ou bien le médecin sent que ses connaissances peuvent être insuffisantes pour aider son patient, ou bien c'est le patient qui a des doutes sur l'habileté de son médecin. Dans le premier cas, il s'agit d'assurer la confiance en soi du médecin ; dans le second, la confiance du patient en son médecin » [39]. Nous ne pouvons que souscrire à ce qu'écrit Balint à cette restriction près que l'insuffisance des connaissances s'entend pour nous au sens le plus large du terme. L'insuffisance comporte non seulement l'ignorance, mais encore la perte du mode opératoire sous l'influence de l'affectivité occultante. Nous disions le cas du médecin engagé affectivement avec son patient, on le trouve comme prototype quand il est amené à donner ses soins à des membres de sa famille ou à lui-même.

Il ressort de ce que nous venons de dire que le spécialiste devra quelquefois rassurer le médecin avant le patient et que son intervention sera souvent délicate. Il faudra qu'il jouisse de la confiance de chacun. Le plus souvent ce n'est pas le malade, mais le médecin qui le choisit. Nous nous trouvons alors dans la triade type où la confiance est à deux niveaux, où il n'agit que par médecin traitant interposé, sa seule apparition faisant naître la méfiance dans un sens ou dans l'autre. Quand

39. M. Balint, *Le médecin, son malade et la maladie*, *op. cit.*, p. 80.

M. V. va le consulter, il ne lui amène que son anatomique et bien des spécialistes s'en rendent compte.

« L'intérêt qu'a le médecin de famille, pour moi, n'existe pas ou pratiquement pas. Il n'y a pas un très grand intérêt scientifique et pas d'intérêt humain, parce que je n'ai pas de malades personnels : ce sont des malades que m'envoient mes confrères » (Dr B.).

On ne saurait nier qu'entre M. V., le Dr B., et le médecin traitant existe une analogie du vécu de la consultation confiante : la personne étant le médecin, la maladie étant fournie par le malade.

« Je reproche à mon métier de chirurgien d'abord de ne pas avoir avec le malade le même contact que si j'étais médecin. Entre lui et moi, il y a la barrière du médecin traitant » (Dr C.).

Barrière ou trait d'union, le spécialiste a affaire à une dyade, ce qu'il ressent, mais il ne paraît pas comprendre que la confiance est avant tout en ce qui le concerne, le fait du médecin.

Le phénomène est aisément explicable par référence au langage commun : le médecin traitant et son malade sont, disions-nous, isoculturels. Le médecin et le spécialiste également. La confiance que le médecin traitant a dans le spécialiste n'est pas uniquement confiance technique. Nous la présumons de même nature que celle du patient à l'égard du médecin traitant (une étude particulière de ce problème mériterait quelque attention). Il est hors de doute, en tout cas, qu'ils partagent une même culture, en grande partie technique (jusque dans ses conséquences face à la mort du malade), totalement inaccessible au malade qui le sait et justifie par là sa méfiance. Il est obligé de faire sienne la confiance qu'a le médecin dans le spécialiste auquel il l'adresse, mais il ne s'agira (sauf cas de confiance multiple) que d'une confiance succédanée et très ambivalente. Il se retournera vers *son* médecin pour qu'il commente la parole, pour lui trop souvent absconse, du spécialiste. Celui-ci conçoit de cette traduction une sorte de rancœur, une certaine méfiance ne sachant trop le sort réservé à ses avis. Il n'est pas le locuteur privilégié.

« Combien de fois j'ai proposé une solution qui n'a été acceptée qu'après avoir pris l'avis du médecin de famille : celui qui connaît, qui juge, qui est un honnête homme ! On a confiance en lui, même si techniquement il est inférieur au spécialiste » (Dr G.).

Nous avons vu que la méfiance peut être le fait de l'un comme de l'autre des partenaires et que jusqu'ici elle n'apporte guère d'élément nouveau si ce n'est l'apparition d'une agressivité dont elle peut être l'indice. Dans les entretiens que nous avons eus, cette agressivité s'est clairement manifestée et a été vigoureusement exprimée à propos de l'argent.

E. *La méfiance et l'argent*

Méfiance et confiance ont donc à peu près les mêmes paramètres ? A propos de l'argent tout change : l'agressivité souvent latente, rarement exprimée, se donne libre cours. Il est la cause principale, avouée, de la méfiance sinon de la haine à l'encontre du médecin. Sur lui se concentre toute l'agressivité dont la méfiance ne serait, à tout prendre, qu'une forme atténuée et censurée. Si le désintéressement du médecin est apprécié, il n'en a pratiquement jamais été fait état pour justifier la confiance. Par contre, son âpreté au gain est dénoncée avec vigueur, jugée sévèrement et, réelle ou supposée permet la catharsis des pulsions agressives. Les médecins, de leur côté, se sentent coupables de recevoir de l'argent des malades, même quand ils en sont réputés avides. Le Pr Milliez aurait déclaré, dans une récente interview : « Les médecins exercent leur métier avec conscience car la majorité des médecins français est très honnête, mais sans y apporter peut-être la charité ou la solidarité qui est normale dans l'exercice d'une profession comme celle-là, qui doit être et rester un sacerdoce ; cela tient à la pourriture que représente l'argent. L'argent corrompt comme la puissance, je pense que c'est à cause de cela que les médecins ont oublié leur rôle social » [40].

Le patient, lui, supporte mal la « sensation qu'il représente des honoraires » (Mme N.). Quand on se souvient de l'intérêt pour la personne qu'exige la confiance, on comprend qu'elle ne supporte pas l'intérêt tout court :

« C'est pas que je sois méchant, mais, à certains moments, je me demande si le médecin il ne travaille pas comme les gars qui sont à l'usine et qui doivent visser des boulons : ils vissent des boulons parce qu'il faut visser des boulons. Ils vissent des boulons, ils vissent des boulons du matin au soir, ils vissent des boulons, ils vissent des boulons, ils vissent des boulons et puis le soir ou à la fin du mois, il y a un salaire et puis pour quelques-uns, plus on visse de boulons et plus ça fait de pièces et meilleure est la fiche de paie. Pour le toubib on se demande et même à distance on peut se demander s'il n'y a pas un peu

40. Rapporté par Cl. Ricard d'Esposito, « La fonction équivoque de l'argent », *Sandorama,* Paris, octobre 1971, p. 18.

de ça quoi. D'autant plus que dans l'action des médecins que je connais, il me semble n'y avoir aucune gratuité dans leurs interventions, absolument aucune » (M. R.).

« Le médecin, on a l'impression qu'il fait ça pour travailler, pour gagner du fric, beaucoup de fric : ça ramasse bien ! » (Mme U.).

Le corps médical (il n'est pas le seul) semble faire siennes les idées du Pr Milliez puisqu'il utilise un paradigme de l'honneur pour désigner la rémunération des soins donnés aux malades : les honoraires. Comme si d'honorer ainsi l'argent le rendait honorable. Les tarifs fixés par les conventions avec la Sécurité sociale sont toujours des *tarifs d'honoraires,* ce qui paraît parfaitement contradictoire. Si le médecin traitant est une barrière qui s'élève entre le spécialiste et le malade, l'argent peut en être une entre celui-ci et le médecin traitant. La confiance exige une disponibilité du médecin dans le temps mais :

« Peut-être que dans la mesure où ils seraient appelés à des consultations plus longues, il y a le côté fric qui interviendrait » (M. V.).

Comment peut-on faire confiance à une personne qui mesure aussi chichement son temps ?

Si le médecin est coupable de demander et de recevoir de l'argent de ses patients, certains d'entre eux se sentent coupables de lui en donner :

« On donnera de l'argent. Ça a une importance parce que déjà on se livre entièrement et puis en plus on donne quand même cette somme d'argent. C'est exagéré : c'est se vendre un peu, enfin disons » (M. Y.).

La formulation est curieuse et fait penser à quelque prostitution. Qui se prostitue ? Pas le Dr G., un des rares médecins à parler d'argent sur le mode pragmatique.

« J'y vois une façon concrète de gagner la vie de ma famille : j'en attends une solution matérielle de la vie ».

D'autres sont moins sereins et ne considèrent pas que l'argent permette de résoudre les problèmes que leur pose l'exercice de leur profession :

« Je ne sais pas si vous avez eu un grand merci dans votre carrière. Si vous voulez, ce n'est pas obligatoire à partir du principe qu'ils versent des honoraires » (Dr P.).

L'argent ne suffit pas à son avis à éteindre la dette contractée par le malade à son égard. Dans notre culture, depuis le veau d'or, l'argent est le mal, la pourriture pour reprendre le terme du Pr Milliez. Les médecins n'en parlent pas sans hypocrisie : s'ils l'aiment, ils refusent le plus souvent de le dire. Il n'y a aucune raison pour que le patient n'aime pas moins l'argent que le médecin et il est probable qu'il ne le lui donne pas sans regret. Un non-dit sexuel transparaît dans le discours de M. Y. Il s'agit peut-être du même phénomène quand M. L. dit :

« Toujours des rapports troubles et fondamentaux. Le toubib c'est l'amant, la maîtresse. Il n'attend rien d'autre que l'argent. C'est quelqu'un de très important, mon amant, et quelqu'un que je dois conquérir à tout prix ».

Nous ne pouvons que reposer la question précédente : Qui se prostitue ? Sexualité et argent ont sans doute bien des points communs. L'agressivité qui, nous l'avons vu, se manifeste à propos de l'argent apparaît également quand la « propriété sexuelle » semble mise en cause.

« Le médecin a le droit de peloter votre femme devant vous sans que vous puissiez rien dire » (M. A.).

Il n'est pas dans nos intentions d'étudier le problème posé par l'argent dans la relation malade-médecin, mais simplement d'en signaler les incidences sur la confiance et nous nous bornerons à rappeler ce que dit Freud de l'argent et de la sexualité : « (...) l'argent [doit] avant tout être considéré comme un moyen de vivre et d'acquérir de la puissance, mais il (le psychanalyste) prétend qu'en même temps d'importants facteurs sexuels jouent leur rôle dans l'appréciation de l'argent et c'est pourquoi il s'attend à voir les gens civilisés traiter de la même façon les questions d'argent et les faits sexuels, avec la même duplicité, la même pruderie et la même hypocrisie » [41].

VI. LES ROLES DU MEDECIN ET DU MALADE

Les demandes du malade font jouer au médecin des rôles divers et, en premier, celui de rassureur :

« Pour moi, le rôle du médecin c'est de rassurer le malade » (Mme D.).

S'il est le premier, il n'est pas le seul ; comment faut-il les définir ? Nous emprunterons aux psycho-sociologues une définition qui paraît convenir à ce dont nous voulons parler : « Un rôle est défini comme

41. S. Freud, « Le début du traitement », in *La technique psychanalytique*, Paris, 1967, p. 90.

étant le contenu commun des expectations de rôle des membres d'un groupe social »[42].

L'inquiétude que ressent la quasi-totalité des malades leur fait attendre du médecin qu'il tienne d'abord ce rôle. En tant que malades, ils constituent *le* groupe social dont parlent Sarbin et Jones, groupe créé par la maladie qui scinde en deux les membres d'une société : les bien portants et les autres.

La diversité des demandes notées laisse prévoir qu'il est bien d'autres rôles à jouer que celui de « rassureur ». « Quand faut-il confier un problème au médecin, quand faut-il le confier au prêtre, quand à l'ami, quand au psychologue, quand à l'avocat ? Je ne vois guère qu'une réponse à cette question : quelqu'un prend dans chaque cas la décision adéquate et ce quelqu'un c'est l'homme lui-même » [43].

Remarquons que les rôles cités ici par Lopez-Ibor se réfèrent à ce que nous avons étudié sous le nom de savoirs. Il ajoute que c'est à l'homme lui-même de prendre la décision et non au médecin. Il devra donc répondre hors de son savoir technique à des demandes qui impliquent des rôles apparemment disparates. Leur crédibilité nous ramène au problème de la confiance. Elle présuppose, par la demande qu'elle exprime, que le médecin est disposé à jouer le rôle que lui assigne à ce moment-là le sujet et qu'il « soit » celui qu'il attend. Cette attente peut être doublement déçue : soit que le médecin ne puisse pas jouer ce rôle, soit qu'il s'y refuse. Quelle que soit la raison de l'abstention la confiance sera frustrée et le patient contraint par son insatisfaction à aller consulter un autre médecin car « ce qui est tout à fait impossible dans un cabinet médical apparaît comme une chose toute naturelle dans un autre » [44].

Il semble évident que n'importe qui ne puisse pas jouer n'importe quoi. De surcroît, à l'expectation du patient répond une conception du médecin dont la personnalité donnera au rôle un caractère particulier. Le médecin ne différera pas en cela de l'acteur dont la façon convient ou non aux expectations du metteur en scène. De plus, le choix que fait le médecin d'une spécialité élimine, par là même, certaines possibilités de rôle : le médecin biologiste qui n'aura de commerce qu'avec les globules, les secreta ou les excreta du patient ne sera pas appelé à jouer les mêmes rôles que le psychiatre. « Si nous pouvons essayer de

42. Sarbin et Jones, in A. Levy, *op. cit.*, chap. VII, p. 94.

43. « Cuando entregar un conflicto al médico y cuando al pastor de almas, cuando al amigo, cuando al psicólogo, cuando al abogado. Yo no veo mas que una respuesta a esta pregunta ; alguien toma en cada caso su decisión y este alguien es el hombre mismo » (J.J. Lopez-Ibor, *op. cit.*, chap. XXII, p. 321).

44. M. Balint, *Le médecin, son malade et la maladie*, *op. cit.*, p. 14.

déterminer le nombre de rôles significatifs dans lesquels agit en réalité et opère chaque individu, nous pouvons remarquer quels rôles il tient d'une façon significative, ceux qui sont essentiels pour lui ou insignifiants dans sa vie, marginaux » [45]. Le choix par le médecin d'une spécialité, le mode d'exercice et le contact particulier qu'elle suppose avec le malade rendent marginaux un certain nombre de ces rôles et fixent par là même le rôle qu'il estime devoir jouer dans sa robe doctorale. La hiérarchie des rôles est en rapport direct avec la spécialité choisie : la biologie valorise le rôle scientifique, la psychiatrie le rôle humain, etc. On peut supposer que le choix du médecin n'est pas fortuit et traduit, au moins inconsciemment, le refus ou les craintes qu'éveillent certains des rôles qui sont attribués au médecin par le consensus. Se cantonnant dans un rôle scientifique, le biologiste ne craindra pas d'être amené à jouer les guérisseurs qui laissent toujours le médecin diplômé mal à l'aise. « (...) son pouvoir de guérisseur le flatte et en même temps l'inquiète, dans la mesure où il sort avec trop d'évidence du cadre des traités de thérapeutique pour faire appel à des forces mal contrôlées, menaçantes pour le prescripteur lui-même » [46].

Au rôle de guérisseur correspondraient le savoir magique et sans doute un des aspects du savoir religieux. A celui de confesseur, l'ami et le prêtre prêtent leur amour et leur savoir comprendre. On a peu parlé du rôle de psychologue alors que Lopez-Ibor le mentionne. En lisant les entretiens il appert qu'il est rattaché à un savoir-faire plus qu'à un savoir autonome. Il se situerait au niveau de la communauté de langage au sens où nous entendons celle-ci. Serait vécu comme psychologue le médecin qui a la faculté de deviner la rhétorique des patients et peut ainsi s'en approcher et s'en faire comprendre. D'un médecin à l'autre le même rôle sera tenu de façon différente, l'un réussira où l'autre échouera en fonction de son tempérament. Nous tenterons dans le chapitre III de savoir ce que recouvre le tempérament. Il nous faut bien, pour le moment, le situer au niveau des personnes et des personnalités. Si notre hypothèse actuelle concernant la confiance est exacte, une « clientèle » se définira par les limites tolérables de compromis entre les satisfactions et les insatisfactions des diverses demandes latentes, la somme algébrique des polarisations étant positive. Si elle change de signe, le « client » change de médecin. Ainsi s'expliquerait que le Dr P., à l'aise avec ses « clients », se sente mal à l'aise quand d'aventure, remplaçant un confrère, il entre en contact

45. J.L. Moreno, *Psychothérapie de groupe et psychodrame*, Paris, 1965, p. 73.

46. J.-P. Véron, « Pour le placebo », *La Presse médicale*, Paris, 79/54, 18 décembre 1971, p. 2505.

avec une clientèle habituée à une autre manière de jouer des rôles, qui peuvent fort bien n'être pas les mêmes.

Dans un rôle on peut « être » le personnage ou le « jouer », ayant conscience que c'est un jeu sans identification au personnage. Quand le médecin joue le rôle que lui assigne le malade « est-il » ou « joue-t-il » ? Le patient de son côté attend-il qu'il « soit » ou qu'il « joue » ? L'expectation de rôle est-elle satisfaite par une pure fiction ? En d'autres termes comment le rôle s'insère-t-il dans la réalité d'une situation de consultation ?

Il semble qu'on reste (au moins partiellement) dans le domaine de la fiction ou de l'imaginaire.

« Je pense qu'il faudrait tout au moins donner l'illusion, même si dans le fond ça ne l'intéresse pas. Que le médecin ait l'air de prendre part si vous voulez aux ennuis de son client » (Mme E.).

Même si le médecin ne peut pas s'intéresser à chaque instant à tous ses patients, certains lui demandent de jouer la comédie de l'intérêt, tout en restant désintéressé. Il doit le faire avec une conviction suffisante pour que l'illusion puisse être vécue. La complexité et l'intrication des demandes est telle que, comme au théâtre, il est nécessaire que le médecin-acteur « sente » son rôle, qu'il fasse preuve d'une intuition véritablement empathique. Comme il ne peut trouver nulle part le texte de son rôle :

« On ne nous apprend pas à faire une consultation » (Dr N.),

pour qu'il puisse le tenir convenablement, il lui faut bien connaître au moins partiellement la rhétorique du patient. Le rôle ne sera presque jamais entièrement un rôle de composition.

« Il n'est pas de modèle de consultation. Il faut s'adapter au client » (Mlle Z.).

Pour s'adapter au client encore faut-il le connaître au moins un peu, donc l'avoir écouté et déjà répondu à sa confiance.

Pour leur part, les médecins répondent dans le même registre :

« Je revois toujours la fiche avant de les recevoir. Le sujet a l'impression que je ne connais que lui. Le contact est tout de suite établi grâce à une fiche » (Dr A.).

Grâce à cet artifice il pense répondre à la demande de personnalisation de la relation de consultation. Il donne l'illusion d'avoir conservé en mémoire tout ce qui lui avait été confié lors d'entretiens précédents. Ceci est surtout vrai des médecins à clientèle numériquement importante où les actes médicaux sont espacés dans le temps, cardiologues, psychiatres, obstétriciens, etc. Il est impossible à un obstétricien de se souvenir du sexe de tous les enfants qu'il aide à venir au monde, alors que pour les mères c'est un vécu permanent ; beaucoup d'entre elles seraient fâchées qu'il confondît la jolie petite fille avec le gros garçon, selon les termes consacrés. Non seulement le patient est disposé à accepter comme vrai le leurre qu'on lui présente, mais il désire qu'il lui soit offert, nous n'en voulons pour preuve qu'une constatation quotidienne. Nos dossiers comportent entre autres indications celle des dates de consultations. Il nous arrive souvent, pour les besoins de la cause, de préciser en lisant la fiche que nous avons en mains la date d'une consultation antérieure, vieille parfois de plusieurs mois, voire de plusieurs années. Nous ne cherchons pas à cacher que nous la lisons au moment même. Très souvent les patients s'étonnent de notre mémoire et par conséquent, pensons-nous, de la place qu'ils y tiennent. Ils cultivent, ce faisant, l'illusion qu'ils ont eux-mêmes fait naître. Sa genèse et la façon dont elle est entretenue prouvent qu'un élément du réel très ténu a permis de satisfaire une demande implicite. Toute mise au point de notre part ne rencontre jamais qu'une parfaite indifférence.

Le médecin sait, par expérience, qu'on attend de lui le rôle d'auditeur et surtout d'écouteur.

« Je fais un interrogatoire qui est sincère ou qui ne l'est pas. Il est quelquefois purement comédien. Histoire de faire dire deux ou trois mots au malade » (Dr D.).

Avec le comédien nous entrons sur le plateau. Il sait qu'il joue mais il ne veut pas que ce soit un simple monologue et il donne à son partenaire la possibilité de placer sa réplique ou sa question.

« Je veux qu'ils soient assis sur une chaise, en face de moi, et moi assis derrière mon bureau. C'est nécessaire pour poser les personnages. Il y a un côté théâtral, c'est incontestable. Il faut que je m'adapte, car il faut que je joue » (Dr M.).

Cette mise au point terminée, le Dr M. est prêt à entrer en scène. La pièce, en médecine générale, se joue sans autre public que les acteurs. Il y a un décor, familier à l'un, étranger à l'autre. Quelquefois l'un des acteurs est costumé : il revêt sa blouse blanche. Un certain rituel est de mise, ne serait-ce que pour les besoins de la clinique. Chaque médecin a un plan d'examen dont il ne se départ guère, une fois mis au point. Il lui permet de ne rien oublier d'essentiel à ses yeux. En milieu hospitalier, la dimension change, la figuration est importante, les costumes obligatoires. Ils signifient par leurs variantes le rang que tient chacun dans la représentation qui va être donnée. Le décor est impressionnant, la mise en scène parfaitement réglée. Les accessoiristes s'affairent autour de la vedette lui passant qui un abaisse-langue, qui un stéthoscope, qui le Vaquez. Dans certains services, on quitte la comédie pour accéder à la liturgie, mille fois dénoncée mais peut-être nécessaire. Le public attentif est constitué d'une partie des figurants costumés et des autres malades. L'un peut à chaque instant être appelé à donner la réplique à la vedette et chacun s'y prépare, en tremblant le plus souvent :

« Je me demande si, au fond, devant un médecin on ne joue pas un peu un personnage » (M. W.).

L'un et l'autre cependant ne se bornent pas à jouer : la confiance n'y trouverait pas son compte. Le rôle doit avoir une certaine crédibilité, convenir à l'acteur qui, lorsqu'il le joue ne sait plus s'il « joue » ou s'il « est ». Il faut qu'il « arrive à *être* d'une façon qui puisse être perçue par autrui comme étant digne de confiance, comme sûre et conséquente au sens le plus profond » [47].

Le malade joue au réel son rôle de malade, comme le médecin le sien. Avec les hystériques la limite du jeu et du réel est insaisissable, nombre d'entre eux vont jusqu'à jouer des drames chirurgicaux. Le médecin croit au rôle qu'il joue, il l'« est », il a confiance dans son patient pour qu'il joue son rôle de patient comme lui celui de médecin.

« Je ne peux pas concevoir, quand un malade est devant moi, qu'il n'attende rien de mon geste. Ou alors je ne pourrais pas le faire parce que je crois à mon truc » (Dr S.).

Son geste veut répondre à une demande implicite attestant qu'une part de sincérité existe même dans le plus mauvais rôle.

« On lui ment avec une certaine sincérité quand même » (Dr F.).

On pourrait presque appliquer à ce que nous venons d'entendre des paroles de Mauss : « Le magicien se dupe lui-même, comme l'acteur qui oublie qu'il joue un rôle. En tout cas nous avons à nous demander jusqu'où il simule d'une certaine façon (...). Le magicien simule parce qu'on lui demande de simuler, parce qu'on va le trouver et qu'on lui impose d'agir : il n'est pas libre, il est forcé de jouer, soit un rôle traditionnel, soit un rôle qui satisfasse à l'attente du public » [48]. Le rôle traditionnel est le rôle social du médecin, celui qui correspond à son

47. Carl R. Rogers, *Le développement de la personne*, Paris, 1967, p. 39.
48. M. Mauss, *Sociologie et anthropologie*, Paris, 1968, p. 89.

savoir technique, celui de restaurateur et de mainteneur de la santé. Quant aux autres rôles, que d'aucuns tiennent pour marginaux (à moins qu'ils ne soient pas significatifs), ils répondent bien à « l'attente du public ». Ce sont eux qui finalement permettent au médecin de jouer le premier efficacement et en fonction d'impératifs techniques qui échappent le plus souvent à la compétence du patient. Ils ne sont ni préfabriqués ni appris. Ils sont ce que la confiance instantanée les fait. Nous avons vu que la sincérité est compatible avec le jeu, être et paraître sont indissociables, chacun fait confiance à l'autre, car la confiance est aussi échange. Le médecin quand il est malade se prend à jouer le rôle de malade et attend du confrère qui le soigne qu'il joue celui de médecin, du médecin que sa confiance animée par l'inquiétude lui fait désirer et qui répondra à ses attentes. Il ne diffère pas en cela du sorcier, du shaman, du medecine-man qui « recourra infailliblement aux services d'un autre homme médecine quand il est malade » [49].

Nous avons essayé de montrer que consciemment ou inconsciemment le médecin s'efforce de jouer le rôle que son patient lui assigne. On nous reprochera peut-être d'avoir comparé le médecin tantôt à un acteur, tantôt à un sorcier. Il ne faut pas oublier que de nos jours de nombreux malades s'adressent, après échec de leur relation avec des médecins, à des thérapeutes dénués de tout titre scientifique. La demande de l'autre savoir, de l'autre pouvoir, de l'autre rôle reste vivace. Il nous faut bien admettre que dans la consultation quotidienne de telles demandes existent, une telle structure de relation se rencontre et qu'il doit bien arriver qu'elles soient satisfaites, même si nous nous refusons à l'admettre. Il nous reste maintenant à savoir comment et pourquoi le médecin est appelé à jouer ces rôles, pourquoi et comment le patient est amené à accepter les siens.

VII. ROLES ET STATUTS

Nous venons de voir que dans son rôle social, réglementaire, le médecin utilise son acquis technique et essaie de trouver la meilleure solution possible aux problèmes que lui pose la maladie, mais que ce n'est pas là le seul rôle qu'on lui demande de jouer. Nous avons fait dépendre les autres rôles des demandes implicites constitutives de la confiance.

Au cours de la consultation sont exprimées deux catégories de demandes : d'une part la demande rationnelle, pragmatique, toujours

49. *Ibid*, p. 88.

explicite à laquelle le médecin répond en jouant le rôle que lui impartit son diplôme, d'autre part une série de demandes irrationnelles, affectives, plus ou moins implicites, qui n'ont que des liens logiques ténus avec la précédente et seraient promues par la nature sentimentale de la relation thérapeutique.

Qu'une personne s'adresse à un médecin quand elle est malade implique-t-il *ipso facto* qu'il doive jouer des rôles sans rapport direct avec sa qualification technique ? En d'autres termes, est-ce que parce qu'un sujet est détenteur d'un doctorat en médecine qu'il est du même coup apte à devenir confesseur, conseiller moral ou conjugal, clairvoyant, etc. ? A la question ainsi posée, la réponse ne peut être que négative. Et pourtant nous venons de voir que la réalité, elle, apporterait une réponse positive. Serait-ce parce que la relation technique, où le médecin s'occupe de la santé et de la vie des personnes, a une singularité qui l'oppose à toutes les autres relations interpersonnelles possibles ? Elle entraînerait alors le patient à formuler des demandes auxquelles il serait risqué de répondre sortant du seul domaine technique. « Les décisions thérapeutiques du médecin sont inspirées par un ensemble de données intuitives et scientifiques dont il ne peut rendre intégralement compte au malade. Ce fait impose le caractère directif de l'attitude médicale et laisse pratiquement au médecin une responsabilité dont il porte le poids, au risque d'être tenté de l'exercer abusivement, en intervenant par exemple dans des domaines qui excèdent sa compétence » [50]. Mignot laisse supposer qu'un lien de cause à effet existe entre la décision thérapeutique, caractéristique de la relation médicale, le directivisme du médecin et les domaines hors compétence. La décision thérapeutique qui répond à la demande pragmatique et rationnelle s'appuie sur le savoir technique (ici les données scientifiques) et des « données intuitives ». Doit-on penser que, guidé par sa seule intuition, le médecin risque de se fourvoyer dans les autres domaines ? Si nous tenons pour acquis ce que nous avons appris jusqu'ici une telle relation peut paraître vraisemblable. Nous laissons entrer dans les données intuitives non seulement celles qui vont permettre d'ordonner scientifiquement les signes fournis par l'examen clinique, mais encore celles, plus subtiles, que la confiance apporte à la connaissance ou à la sensibilité du médecin et l'aident à situer son diagnostic par rapport à l'être du malade. Il est alors presque fatal, s'agissant de médecine générale où la consultation n'est pas un épisode sans lendemain, que le praticien soit amené à empiéter dans des domaines sans rapport immédiat

50. « Problèmes de la vie médicale », rapport de M. Mignot aux Journées Médicales de Broussais, « La Charité », in *La médecine praticienne*, n° 450, décembre 1971, p. 78.

avec la clinique. S'il se risque à agir ainsi, transgressant incontestablement son rôle technique, nous pensons qu'il répond à l'attente et aux désirs de nombre de ses patients. Il est pratiquement impossible au médecin traitant de prendre une décision thérapeutique au seul nom de la rigueur scientifique sans tenir compte de ses incidences sur l'être social, familial, conjugal du patient. La finalité même de son rôle de thérapeute l'obligera souvent à accepter des compromis avec son agir technique pour que la décision humainement la meilleure soit prise. Il devra souvent passer par des détours que le raisonnement scientifique rigoureux n'emprunte guère. Qu'une telle façon de faire comporte des risques n'échappe à aucun médecin ; qu'il puisse en être autrement paraît difficile ; qu'elle réponde à un désir du malade *et* du médecin n'est guère contestable.

« Je voudrais être l'ami, le confident » (Dr P.).

Comment se fait-il que des rôles aussi divers, qu'un tel directivisme soient attendus et acceptés du médecin ? Existe-t-il un statut qui lui donne ces droits exorbitants ?

A. *Le statut du médecin*

« Selon Stoetzel, le statut d'une personne ' se définit par l'ensemble des comportements à l'égard d'elle-même qu'elle peut légitimement attendre de la part des autres '. D'un autre point de vue, on peut dire que le statut est ' la place qu'un individu donné occupe dans un système (social) particulier à un moment donné (Linton) ' » [51]. En nous reportant à ce que nous savons des rôles, le statut serait le complément (chez le tenant du rôle) des expectations de rôle. Quand un patient attend du médecin qu'il joue un rôle, il va de soi qu'il est disposé à lui donner la réplique en adoptant le comportement adéquat. Il en va de même pour le médecin mais en sens inverse, c'est-à-dire qu'escomptant un tel comportement du patient, il se prévaut par là même du statut idoine. Linton semble insister sur le *hic et nunc*. Pour notre propos, la place sociale est marquée par le diplôme. En ce qui concerne les thérapeutes non médecins, il est plus difficile de découvrir ce qui marque leur place, le système social les ignorant. Aussi préférerions-nous, en ce qui nous concerne, remplacer système social par système socio-culturel. Nous leur laisserions ainsi une place marquée dans ce que nous avons appelé les micro-cultures qui peuvent se différencier dans la cul-

51. P.B. Schneider, *op. cit.*, p. 189.

ture générale sans pour autant troubler, sauf exceptions, l'ordre établi. Les suites judiciaires données à certaines affaires de soins par des non-médecins prouvent simplement que la culture générale considère ces activités comme l'indice d'une usurpation délictueuse de statut. Au niveau de la relation, une telle prise de position perd tout son sens car pour leurs patients ces personnes détiennent bel et bien le statut des thérapeutes. Ils se basent sur des critères qui ont pour eux force validante. Nous les considérerons comme équivalents micro-culturels du diplôme pour le groupe social des fidèles.

D'après Linton l'ordre social fixe un certain nombre de places, chacune significative d'un statut déterminé. Le statut a pour corollaire le rôle à jouer, tant par le détenteur du statut que par ceux qui s'adressent à lui. Si la place est vide, le statut demeure. La retraite du chef de gare ne change rien au statut de son successeur. Il existe cependant une différence fondamentale entre le chef de gare et le médecin. Quand il prend sa retraite, les trains continuent à passer aux mêmes heures et sur la même voie, le nombre des voyageurs ne le concerne pas. Quand un médecin prend sa retraite, celui qui lui succède, diplômé comme lui, pourra se retrouver seul dans un cabinet de consultation déserté par les clients de son prédécesseur, il peut aussi voir leur nombre augmenter considérablement. La désertion, si désertion il y a, peut se faire au bénéfice d'un confrère. Seule lui restera l'activité qu'il a en commun avec le chef de gare : l'activité sociale réglementaire, certificats, réquisition de la police, vaccinations légales, etc.

Nous voyons ainsi que le statut social du médecin n'est pas — dans le cas particulier d'exercice qui nous occupe — comparable à n'importe quel statut social. Nous dirons que l'ordre social donne au docteur en médecine un statut « potentiel », ce sont les patients qui, par leur assiduité le rendent « actuel ». Rappelons, à ce propos, l'histoire de Quesalid que narre Lévi-Strauss [52]. On se souvient que le jeune Quesalid, après avoir couru le monde, avait acquis un grand savoir à la fréquentation de nombreux shamans, sorciers et autres magiciens-thérapeutes. De retour chez lui, il entra un jour en compétition pour le traitement d'un malade avec le vieux sorcier qui jouissait du statut social de thérapeute. Il le ridiculisa. Il occupa ainsi la place marquée dans l'ordre socio-culturel de sa tribu et y jouit du statut attaché. Il y attendit les demandes et les comportements qui étaient auparavant dirigés vers le vieux sorcier. Rien ne fut changé dans les comportements, rien ne fut changé dans les statuts, seul le titulaire changea. Le vieux resta « honteux et désespéré (...) par le discrédit » [53]. Paul Robert dit que le discré-

52. Cl. Lévi-Strauss, *Anthropologie structurale*, *op. cit.*, p. 195 *sq.*
53. *Ibid.*, p. 195.

dit est la « diminution de la confiance »[54]. En perdant la confiance des siens, le vieux sorcier perdit du même coup son statut.

En est-il de même pour le médecin et le statut passe-t-il du potentiel à l'actuel sous le seul effet de la confiance ? Nous serions porté à le croire. Diplômé, le médecin se voit assigner une place dans la société pour y jouer un rôle technique déterminé, mais seule la confiance des personnes qui viendront le voir lui permettra de le jouer. Le problème est différent dans une structure sociale rigide où le patient n'a pas la possibilité de choix (régimes spéciaux comme la S.N.C.F., médecine militaire et médecine hospitalière, encore qu'ici le patient peut ne pas revenir). « Il ne faut pas oublier que, pour le malade, est médecin celui à qui il demande de l'aide, qu'il soit approuvé ou non par ' l'Etat ' »[55]. Ce que Groddeck nomme ' demande d'aide ' répond pour nous aux demandes étudiées dans les sections précédentes et auxquelles le médecin doit répondre. Est-ce qu'à chacun des divers rôles en accord avec la diversité des demandes répond un statut particulier, ou des sous-statuts (par analogie avec les sous-ensembles) ? Nous en étudierons les aspects dans un paragraphe ultérieur et devons au préalable nous demander qui est donc ce malade qui fait et défait le médecin. Dispose-t-il aussi d'un statut particulier ?

B. *Malade et maladie*

Groddeck lie l'être du médecin à la demande du malade. Un peu plus loin il ajoute : « La volonté de maladie s'exprime dans le fait de s'adresser au médecin (...). La volonté de guérison voit dans le médecin un ami, pour la volonté de maladie il est le pire ennemi »[56]. Nous acceptons aisément la liaison entre volonté et guérison et médecin-ami, quoique, tenant compte de ce que nous avons appris jusqu'ici nous substituerions désir de soins à volonté de guérison, ce qui n'exclut pas que le désir de soins puisse s'accompagner de la volonté de guérison. Il est par contre plus difficile d'admettre que la volonté de maladie s'exprime dans le fait d'être malade. Nous dirions plutôt que la volonté d'être malade peut s'accompagner ou non de maladie. Certains malades ne semblent pas être plongés dans l'affliction par leur état et font ainsi preuve d'une bonne volonté sinon d'une volonté d'être malade :

54. Paul Robert, *Dictionnaire alphabétique et analogique de la langue française,* Paris, 1969, p. 490.
55. G. Groddeck, *La maladie, l'art et le symbole,* Paris, 1969, chap. II, p. 149.
56. *Ibid.*

« [Le malade est] quelqu'un d'heureux : c'est agréable d'être malade pour les petites maladies et même pour les grandes » (M. L.).

Quand un tel sujet est malade, il manifeste au moins la volonté d'être reconnu malade, celle d'être soigné et non celle d'être guéri rapidement. Il distingue les maladies en grandes et petites et, croyons-nous : être malade et avoir une maladie. En relation avec *la* maladie existeraient donc deux façons d'*être* malade. M. L. n'est d'ailleurs pas le seul à faire un tel distinguo :

« Il y a le malade qui est malade toute sa vie, qui est vraiment malade. Il y a beaucoup de catégories de malades. Le malade le plus simple, c'est celui qui est accidentellement malade. Il fait une grosse chose ou une petite, mais enfin ce n'est que passager, il y a ceux qui se croient malades et qui ne le sont pas, euh... ils ont quand même quelque chose qui ne va pas » (Mme E.).

Une troisième catégorie de malades apparaît : celle des malades « qui se croient malades » mais qui « ont quand même quelque chose » qui ne va pas. Sans préjuger de ce qu'il faut entendre par ce quelque chose, nous dirons qu'il s'agit de « maladies de croyance ». Le malade serait ainsi celui qui serait atteint d'une grande maladie, d'une petite maladie ou d'une maladie de croyance.

Nous allons maintenant essayer de savoir ce que nous entendons par maladie. Un sujet en bonne santé est, suivant l'expression d'un de nos patients, celui qui se sent dans « son normal ». Survient la maladie, son irruption dans la santé peut se faire de deux façons différentes. Dans le premier cas, le médecin, au cours d'un examen systématique, découvre, en examinant un sujet, un signe anormal. Par exemple une opacité suspecte lors d'une radioscopie pulmonaire systématique. Il dit alors au sujet : « Vous avez telle maladie, il faut vous soigner ». Jusque-là le sujet se sentait dans « son normal » et ignorait qu'il fût atteint d'une maladie. Dans le deuxième cas, le sujet ne se sent plus en bonne santé, ne se trouve plus dans son état normal et va voir le médecin pour savoir s'il a ou non une maladie. Le médecin l'examine, recueille les signes cliniques objectifs et subjectifs, formule un diagnostic, classe l'affection dans la nosographie, prescrit une thérapeutique et peut répondre au sujet : « Vous êtes malade, vous avez telle maladie », ou bien : « Non vous n'êtes pas malade, c'est un simple incident sans signification pathologique ». A ce moment-là, le médecin aura agi dans le cadre de son statut légal technique que le patient, venant le consulter, aura actualisé. Il ne se sera préoccupé que de la « maladie », entité nosographiquement définie qui peut atteindre ce sujet comme tout autre. Secondairement, il s'intéressera au malade lui-même. C'est le processus que nous avons déjà décrit à propos de l'agir chirurgical où la maladie domine la scène (au début tout au moins). En médecine générale, le cas se présente également de la maladie vécue presque à l'état pur par le malade comme par le médecin. Ce sont les grandes urgences, la plus typique d'entre elles étant l'œdème aigu du poumon. Qui n'a eu l'occasion d'être appelé à deux heures du matin pour un O.A.P., et non pour un malade (le sigle est consacré par l'usage), aura peut-être quelque difficulté à imaginer la conduite du médecin, tout entier pris dans un comportement stéréotypé (le diagnostic est pratiquement fait en entrant dans la chambre sinon par le téléphone). Le médecin n'agit presque pas : il se comporte ; déshumanisé il œuvre, mais il sauve, nul ne peut le contester. « L'angoisse mortelle » du patient trouve sa place dans les signes et symptômes que retient la nosographie, elle n'est pas vécue sur le mode humain par le médecin. La participation ici ne doit pas être affective mais pragmatique, une fois la chaîne comportementale déroulée, le dernier geste fait, le patient apaisé, le médecin, quitte de l'action urgente que lui imposait « la maladie » va pouvoir s'occuper du malade. C'est là, dans l'urgence, que se fait la distinction entre le malade et la maladie. Pour en terminer avec l'O.A.P., il est remarquable que lorsque nous devons intervenir, nous sommes toujours frappé par le silence et le mutisme de tous : seule s'entend la respiration anhélante de l'O.A.P. Les rares questions posées ne le sont que pour l'agir : « Avez-vous besoin de ceci ou de cela ? ».

La maladie se définirait donc comme un trouble de la santé nosographiquement repérable. Le médecin l'aborde en technicien. Quand un sujet est atteint d'une maladie, il peut ou non se ressentir malade.

« Pour une grippe, un truc comme ça, alors là, franchement à ce moment-là, j'aurais vu n'importe quel médecin. Tandis que maintenant le cas est différent pour moi, maintenant, je suis malade, je le sais » (M. G.).

Avoir des maladies, petites sans doute, ne suffit pas pour être malade. Il est certain que devant une maladie nosographiquement déterminée, la décision thérapeutique variera peu d'un médecin à un autre. Par contre, si au-delà de la seule maladie M. G. est malade, il fera choix d'un médecin déterminé et ne s'adressera pas à n'importe lequel. Si nous nous souvenons de ce qu'il a dit par ailleurs, nous pouvons penser que c'est celui qui, « formé pour ça » lui apportera ce « petit quelque chose » qu'il en attend. Le malade est donc une personne qui demande au médecin plus que la seule technicité :

« Le vrai malade, le vrai malade c'est celui qui a confiance et dont l'attitude est dictée par la confiance, tandis qu'actuellement l'attitude de beaucoup de malades est dictée par le besoin de guérir. Mais comme n'importe qui peut guérir, il s'adressera à n'importe qui » (Dr N.).

La concordance des deux dires rend certainement compte d'une réalité vécue semblablement.

N'importe qui peut guérir une maladie. Mais le vrai malade (et non plus le seul faire valoir de la maladie) est celui qui a confiance dans son médecin. Nous retrouvons une fois de plus la distinction que nous avons faite entre anatomique et physiologique, corps et personne, savoir technique et autre savoir, guérir et soigner. Cette opposition structure la relation médecin-malade en deux ensembles, la césure structurante correspond à l'apparition du sentiment de confiance. Un sujet deviendrait un malade à partir du moment où l'impact affectif de la maladie est tel qu'il ressent le besoin de faire appel à un autre en qui il pourra avoir confiance pour le soigner et non plus seulement pour guérir la maladie qui l'atteint.

« Le malade est une personne qui ne peut plus se défendre elle-même et qui a besoin d'une personne, un médecin pour l'aider à se soigner » (Mlle K.).

Le malade entre dans la relation interpersonnelle, la maladie reste dans le champ technique.

C. *Le statut de malade*

Quand un sujet nourrit à l'égard de son médecin un sentiment de confiance, il peut ne pas avoir besoin de lui pendant un assez long temps. La survenue d'un événement pathologique (l'une des trois catégories de maladie) va réactiver brusquement la confiance et faire de la personne, malade potentiel, un malade actuel dans le moment même où le statut du médecin de potentiel deviendra lui aussi actuel, le changement obéissant à la même cause. En ce qui concerne le sujet, c'est le besoin du médecin qui fait de lui un malade. De prime abord, il se situe hiérarchiquement dans un statut inférieur à celui du médecin puisqu'il est demandeur.

« Quand on est malade, on est faible à la fois intellectuellement, moralement et physiquement. Même le gars très orgueilleux, il colle son orgueil à la porte quand il va voir son docteur. On lui explique ce qui ne va pas, enfin tout ce dont on a l'impression qui ne va pas et on le laisse, hélas puisqu'on est impuissant, on le laisse tirer son diagnostic et on aime repartir avec. Etre malade, c'est une faiblesse » (M. B.).

Diminué, amoindri, impuissant, le malade est dans l'obligation de confier à une autre personne le soin de l'aider à sortir de ce mauvais pas.

Le statut de malade n'est pas seulement inférieur à celui du médecin : il l'est aussi au statut des membres non malades de son groupe d'appartenance. Il est d'abord aliéné par rapport à eux.

« [Le malade] ne peut jouir de la vie. On se coupe de la société, on ne s'incorpore plus quand on est malade » (Mme H.).

Le médecin ressent aussi le malade comme aliéné par rapport à son groupe et pas seulement comme inférieur par rapport à lui.

« Il (le malade) se trouve dans une position inférieure par rapport à son entourage et par rapport à son médecin » (Dr K.).

L'infériorité est donc le premier trait du statut de malade tant par rapport aux siens que par rapport au médecin. Comme dans notre culture, il faut toujours qu'existe une maladie pour justifier l'état de malade, l'appel au médecin est obligatoire, celui-ci étant, nous le savons, statutairement apte à juger des maladies.

« Le malade, c'est d'abord et avant tout un type qui vient se confier à moi par la force des choses » (Dr N.).

S'il est atteint de ce que nous avons provisoirement appelé une « maladie de croyance » qui ne correspond à aucune entité nosographiquement définie et marquée surtout de troubles subjectifs, tout se passe alors comme si un sujet pouvait *être* malade sans *avoir* de maladie. Dans un tel cas l'appel au médecin nosographe serait inutile. C'est ce qu'exprimait Mme E. en disant qu'on pouvait se croire malade et être d'une certaine façon malade bien que n'étant pas atteint de maladie. Que de tels états trouvent une place dans la nosographie sous le nom de fonctionnels, hypocondriaques, psycho-somatiques, etc. traduit simplement le besoin fondamentalement nosographique de la pensée médicale. Sans succomber à cette tendance, certains médecins admettent cependant la réalité vécue de la maladie de croyance :

« Un malade est un homme qui souffre dans sa chair, qui souffre physiquement ou qui souffre psychiquement, qui croit souffrir physiquement ou psychiquement. C'est un monsieur qui a besoin de son médecin pour guérir. De toute façon, c'est le type qui a besoin de nous » (Dr P.).

Pour résumer notre propos, le malade et une personne se sentant en état d'infériorité, d'impuissance, d'amoindrissement dans son groupe. Cet état peut ou non être en rapport avec une maladie nosographiquement définie. Il détermine un besoin précis : celui du médecin considéré comme seul capable de mettre fin à cet état. Ajoutons qu'il peut être vécu douloureusement ou non.

D. *Médecin et malade - Corrélation et interrelation des statuts*

Aliéné dans son groupe par la maladie, le malade, obligé d'appeler un médecin, court le risque d'une deuxième aliénation entre les mains du médecin ou plutôt de la technique médicale :

« La médecine c'est une machine infernale qui, dans certains cas, peut nous aider » (M. M.).

Il n'aura cependant pas affaire directement avec la médecine mais avec son représentant et fondé de pouvoir, le médecin :

« Je pense qu'il faut avoir été vraiment embêté sur le lit et vraiment malade pour avoir une idée de ça, dans la peau de celui qui dit ' Tout est entre les mains du médecin '. Moi je ne peux pas répondre à la place de celui qui, véritablement, se sent appartenir au toubib » (M. R.).

Nous avons suffisamment parlé, dans les sections précédentes, de l'aliénation des personnes dans l'ordre scientifique pour n'avoir pas à y revenir. Quand M. R. dit qu'il appartient au médecin, il semble méconnaître le fait qu'à ce moment-là le médecin est dans sa maison, dans sa chambre. Il y est parce qu'il l'a appelé (les médecins connaissent le caractère impératif de l'appel du malade), il n'a pas choisi d'y être ce jour-là, à cette heure-là. C'est lui, M. R., qui, se vivant malade, a décidé cet appel et a fait entrer le médecin dans son propre système. Le cas est particulièrement flagrant quand il s'agit d'une maladie de croyance. Disons pour reprendre Foucault qu'ils sont tous deux encagés dans un système qui peut les dépasser l'un et l'autre et dont nous avons retrouvé la résurgence quand nous nous interrogeâmes sur le savoir religieux.

Reprenons le déroulement chronologique de la consultation. Une personne se sent malade, « par la force des choses » elle appelle le médecin. Quelle que soit la nature ou la réalité de la maladie, à l'origine, c'est du sujet lui-même que vient le « Je suis malade » (mis à part la découverte accidentelle lors d'un examen systématique). S'il n'y a pas ici manifestation de la volonté de maladie comme le dit Groddeck, il y a sûrement celle d'être considéré comme malade ou d'être rassuré se craignant malade, ce qui statutairement revient au même. En appelant le médecin, il transforme le statut de celui-ci de potentiel en actuel. Si nous maintenons une symétrie dans les statuts, quand il appelle le médecin, il actualise du même coup son propre statut de malade potentiel. Arrivé à son chevet (ou dans le cabinet de consultation), le médecin agit d'abord à partir de son statut social et technique, recherche et trouve ou ne trouve pas la maladie. Il va alors lui confirmer le statut de malade ou le lui dénier. Dans les sociétés très organisées et hiérarchisées, une infirmation peut entraîner pour le prétendu malade des sanctions sociales : c'est le cas de la consultation non motivée en milieu militaire. Il y aurait par analogie avec le cas des non-médecins une tentative frauduleuse d'usurpation de statut. En pratique courante, il n'en va pas de même : si le médecin refuse au malade le statut qu'il réclame, il ira voir un autre médecin dont nous supposerons pour les besoins de la cause qu'il le confirmera et en rendra l'actualisation officielle. Nous croyons montrer ainsi que statut du médecin et statut du malade n'existent pas indépendamment l'un de l'autre, sinon à titre potentiel.

Ce premier pas franchi, jouissant du statut de malade, le patient recevra les soins du médecin en commençant par les soins techniques. En même temps il va être pris dans le système avec toutes les conséquences redoutées sur son statut de personne. La machine infernale dont parle M. M. se met en route. Il est difficile au médecin de ne pas faire de technique et la tentation est toujours grande (et combien rassurante) de regarder la maladie à travers la personne du malade dont le statut inférieur rend mal aisée la révolte. Déjà amoindri par sa maladie, il risque d'être broyé, « chosifié » par le système scientifique qui le happe.

« Quand ' elle ' entre avec une pile de radios du gastro-entérologue, je me dis : c'est une vésicule qui arrive » (Dr D.).

La confiance postule une relation interpersonnelle et une vésicule biliaire ne peut faire confiance. Ainsi un sens de la confiance apparaît en ce qui concerne le statut. Situer les rapports malade-médecin à un niveau interpersonnel en ne laissant à la technique que le soin de l'organe ; le sujet lutte de toutes ses forces contre un amoindrissement sinon un avilissement de son statut. Il ne faut pas méconnaître que le système scientifique, les statuts sociaux, la technologie de la médecine, rendent matériellement avantageuse la disparition de l'homme devant son organe. Par la confiance qu'il fait à l'homme qu'il affronte le sujet espère échapper à l'anonymat technique. Actualisant par elle le statut du médecin au-delà de son statut technique, elle tend toujours au même but. Faire vivre une relation sentimentale donc humaine. Dans cette optique beaucoup de sujets, malades potentiels selon notre point de vue, aimeraient que, par avance, existe une certaine prise de conscience de leur statut par le médecin auquel ils sont disposés à accorder un statut d'égalité pour le cas où...

« Je souhaiterais que finalement il y ait en quelque sorte la rencontre des gens d'un certain rayon avec le médecin, d'une manière assez organique pour un échange, un éclairage pas au fond mutuel, mais ce serait très normal. Moi j'aimerais discuter avec le médecin, d'en discuter en groupe de personnes de l'environnement avec le médecin de l'environnement » (M. R.).

Ces paroles traduiraient le désir de M. R. d'établir avec le médecin une relation hors du statut de malade, quand le médecin est réduit à son statut potentiel et ne peut l'aborder qu'en tant qu'homme. Ces hommes, se faisant mieux connaître l'un l'autre, pourront échanger leur culture dans un climat de confiance différent de celui qui est nécessaire à l'être malade. Il espérerait ainsi éviter une part de l'angoisse, de l'aliénation, de la sujétion dans lesquelles le plonge la maladie. Compte tenu de ce que nous savons, on pourrait y voir une sorte de demande de rassurement préventif.

Revenons au moment où, le sujet se sentant malade, appelle son médecin. Nous savons qu'alors il se vit amoindri, affaibli, diminué, etc. Nous disions que le médecin commence par entrer dans le système du malade avant de le faire entrer dans le sien. Nous devons faire remarquer que l'appel est non seulement impératif mais impérieux. La loi pénale lui garantit qu'il y sera répondu sous peine de sanctions pour le médecin. C'est dire le droit dont dispose celui qui se sent « faible ». Le statut de supériorité du médecin devient, là, brutalement dépendant. Parfois les médecins sont tout près de vouer aux gémonies l'encombrante confiance de leurs patients :

« De nuit [le malade] est l'ennemi qui vient troubler mon sommeil » (Dr E.).

Ennemi aimé certes, mais ennemi quand même tout comme le médecin pour le malade, ce dire souligne s'il en était besoin l'ambivalence des rapports mutuels.

Statut du malade, statut du médecin s'actualisent l'un l'autre. Mais là ne se limite pas l'interaction entre les statuts. Il en est une autre où le contraste hiérarchique joue le rôle principal, l'un servant de repoussoir à l'autre.

« Pour moi, le malade c'est la personne que je vois en urgence à neuf heures du soir, la personne qu'il faut soulager, qu'il faut rassurer. C'est là qu'on a l'impression de retrouver son côté grand bonhomme, content de soi, j'allais dire l'idole des foules » (Dr D.).

L'intensité, l'incoercibilité de la demande magnifient le médecin qui, nouveau Quesalid, est prêt à jeter à la foule assemblée et admirative le ver ensanglanté, même s'il n'est qu'appendiculaire.

C'est par contraste avec l'humilité du patient que le médecin est grand : avec le non-malade, le statut tend fâcheusement à n'être que potentiel.

« La première consultation sabotée, c'est foutu, à moins de retrouver des gens dans un état inférieur, c'est-à-dire beaucoup plus malades, beaucoup plus avides de quelque chose. Alors, à ce moment-là on peut rattraper les choses, parce qu'ils sont plus vulnérables, plus faciles à saisir. Le malade difficile, c'est le malade bien portant quoi ! » (Dr S.).

Le médecin ayant pris conscience que sa consultation a été « sabotée » s'en trouve « diminué » à ses propres yeux : il se vit déchu de son statut. Comme sa supériorité n'existe que par rapport à l'infériorité du malade, seul un malade particulièrement diminué lui permettra de récupérer un statut relatif et lui redonnera la confiance en soi qu'il a perdue. Le malade bien portant, lui, n'a pas perdu son statut « civil » et ne s'en laissera pas conter facilement. Le malade « faible comme un enfant » au contraire permet au médecin de se contempler avec satisfaction.

« Vis-à-vis de nous, ils sont assez infantiles, comme l'enfant qui a peur du père, mais il est content quand il y a du tonnerre de venir se mettre sous sa protection » (Dr E.).

Nous avons fait du sentiment de confiance un ensemble en équilibre instable entre deux polarités de sens contraire. La même oscillation, la même ambivalence se retrouve dans les statuts.

« Il faudrait, il faudrait, il faudrait que ce soit le malade qui pose aussi les questions au médecin, chose qui n'arrive jamais ou pratiquement jamais » (M. G.).

Pareille prétention est généralement très mal accueillie par les médecins qui auraient tendance à y voir une usurpation de statut. Aussi n'hésitent-ils pas, le cas échéant, à remettre vertement à sa place le malade outrecuidant :

« Taisez-vous, vous ne connaissez pas votre [*sic*] métier » (Mme P. rapportant le dire de son médecin).

Mme P. a commis un lapsus en rapportant ces propos : il s'agissait du métier de médecin et non de celui de malade. Si l'on accorde quelque foi aux idées de Freud, on admettra aisément qu'elle exprime implicitement par là le sentiment que son intervention intempestive la faisait sortir du rôle (ou du métier) de malade.

Nous avons essayé de montrer les relations qui unissent statut, rôle et confiance. Nous allons maintenant voir quel contenu est donné au statut du médecin par ses patients.

E. *Le contenu du statut de médecin*

Nous avons distingué le statut potentiel du statut actuel. Le premier étant celui que la société accorde au diplôme. Quand le malade appelle le médecin, il l'actualise, la confiance maintenue le pérennise. Quand celle-ci se polarise sur telle ou telle demande, en modifie-t-elle le contenu ou bien le statut potentiel comporte-t-il toutes les possibilités de réponse ? Précisons que l'étude suivante, comme le reste de notre travail, se réfère au contenu des entretiens et ne prétend pas traiter du statut social du médecin dans notre société en général.

La distinction entre statut potentiel et statut actuel peut paraître spécieuse. Cependant, il existe de nombreux médecins qui ne disposent que d'un statut potentiel qu'ils n'actualiseront jamais, c'est le cas par exemple d'un médecin inspecteur de la santé. Médecin sans malades, son diplôme le met sur le même pied que ses confrères praticiens, mais on conviendra que c'est là une vue très théorique et que s'il conserve indéfiniment la potentialité de son statut, il n'aura guère l'occasion d'en jouir. Quand nous parlons du statut potentiel il s'agit surtout d'un statut potentiel activable du fait du mode d'exercice du médecin.

Le statut du médecin est vécu comme singulier et extraordinaire.

« Le médecin est un bonhomme à part. Le médecin reste un citoyen à part qui est là pour soigner les gens » (M. B.).

Singularité et séparation seraient corrélatives de la fonction soignante. Une telle hypothèse ne peut être retenue seule. Infirmières, dentistes, kinésithérapeutes donnent comme le médecin des soins sans pour autant être les objets de cette ségrégation qui, pour certains, le placent hors des règles sociales :

« Je me représente le médecin comme en dehors des conventions de la société » (Mlle Z.).

Nous savons qu'effectivement on lui reconnaît le droit de voir ce qu'on ne montre à personne, d'entendre ce qu'on ne dit à personne : « On le peut *parce que* le médecin *n'est pas* un homme et que les tabous sont faits pour les hommes » [57]. Il occuperait de ce fait une position en marge mais supérieure.

« Les médecins sont peut-être des gens hors de portée, ce qui de soi signifie quelque chose » (M. V.).

Une telle surévaluation a sans doute quelque rapport avec la dévaluation que subit le malade. Etre malade ne va pas sans angoisse et celle-ci majore la sujétion dans laquelle la maladie place l'individu. La valorisation du statut du médecin serait en partie justifiée par sa praxie s'exerçant dans des conditions si particulières d'inégalité.

« Le docteur joue sur du velours, il a une position privilégiée à la fois face au malade et dans la société qui l'entoure. Il a quand même une sorte de pouvoir de vie et de mort sur un certain nombre de gens » (M. B.).

Il est certain qu'une erreur technique de sa part peut avoir des suites fâcheuses sans que pour autant on puisse véritablement parler d'un pouvoir de vie et de mort. L'essentiel pour nous est que cet aspect de son métier soit vécu en terme de pouvoir statutaire. Dans de telles conditions, il convient que le malade se montre très attentif à suivre les prescriptions qui lui sont faites et obéisse sans discuter.

« Bêtement je me montre discipliné » (M. X.).

Le médecin, s'agissant bien entendu d'une maladie sérieuse, n'entend pas qu'on discute son ordonnance et fait preuve d'autorité sinon d'autoritarisme. Il arrive assez fréquemment que le médecin de famille n'entende pas suivre les suggestions qui lui sont faites par un spécialiste. Ce fait, assez fréquent, montre que la confiance faite au médecin traitant va jusqu'à lui accorder une compétence technique supérieure à celle que lui donne son statut officiel. Animé par ce sentiment le sujet s'en remet entièrement au médecin.

« Il n'est pas douteux que le malade tient souvent et attend que le médecin tienne cette position. Il en a besoin parce que beaucoup de patients préfèrent vivre en état de dépendance plutôt que de prendre

57. J.P. Valabrega, *op. cit.*, p. 145.

eux-mêmes leurs responsabilités. De cette manière chacun y trouve son compte » (M. C.).

La foi dans le médecin suscitée par l'angoisse permet d'oublier la parole de la Bible :

« Celui qui pèche aux yeux de son Créateur
Qu'il tombe aux pouvoirs des médecins » [58]

et permet de continuer à croire que le médecin est

« Tout de même quelqu'un qui se place au-dessus de nous par son savoir, son expérience » (Mme D.), grâce à quoi il sera capable de répondre à ses multiples demandes. Leur variété, les qualités qu'elles supposent au médecin, font que

« Le malade en général attend de trouver chez le médecin une image de réalisation parfaite d'un homme parfait (...) qu'il soit une espèce de *nec plus ultra* du type d'homme auquel on puisse s'adresser (...). C'est celui qui a la vérité sur la vie et sur la mort » (M. C.).

Un *nec plus ultra* omniscient, omnipotent, omniprésent « pour le malade ». Quand celui-ci va mieux, qu'il a retrouvé son statut normal, il devient plus avisé et entend à nouveau la parole de L'Ecclésiastique et se met à douter :

« Il peut arriver que le docteur se trompe, c'est possible parce que de toute façon, il n'est pas... il faut reconnaître que... il ne peut pas non plus... on lui demande peut-être beaucoup » (M. G.).

Les hésitations, les vacillations du discours laissent à notre avis percer le désir qu'aurait le sujet que puissent être réelles omnipotence, omniscience, le jour où il sera malade. Certains, conscients sans doute de l'irréalité d'un tel statut, semblent regretter que l'évolution des mentalités ne permette pas que ce mythe puisse perdurer.

« Les gens ont démythifié le médecin, mais je crois que c'est ça finalement qui est dommage » (Mme U.).

On pourrait penser que cette modification du statut du médecin est historiquement déterminée car, autrefois :

« Le médecin, c'était quelqu'un de beaucoup plus distant que maintenant. Quand un médecin venait à la maison, on faisait le grand ménage enfin bref, on l'attendait. Je trouve que maintenant on a tendance à le

58. Ancien Testament, L'Ecclésiastique, XXXVIII, 15.

considérer davantage comme un homme comme les autres. On ne le met plus sur un piédestal comme c'était autrefois » (Mme E.).

Installé sur un tel piédestal, il jouissait d'un statut dont nous venons de voir l'excellence. De là, son regard s'étendait, scrutateur, à tout ce qui concernait les personnes qui lui faisaient confiance.

« Le rôle du médecin de famille a perdu en prestige et c'est bien dommage. Dans le temps il était un peu la conscience des gens » (M. W.).

Les progrès de l'instruction, la diffusion de l'information, les transformations que subit le mode d'exercice de la médecine seraient peut-être responsables d'un tel état de chose qui amène certain médecin à penser que :

« J'ai l'impression de faire partie d'un mode d'exercice périmé et appelé à disparaître » (Dr B.).

La création de cabinets de groupe a certainement modifié certains aspects de la relation malade-médecin. L'expérience est encore trop récente pour qu'il soit possible d'en tirer des conclusions [59]. Celles des personnes qui en ont parlé au cours de cette enquête n'en parlaient pas comme d'une expérience personnelle, mais rapportaient l'opinion de tiers. Peut-être aussi faudrait-il rechercher l'origine de ces changements dans une évolution générale de la notion de prestation de service, le service médical étant un service comme un autre.

« J'ai grand peur de n'être quelquefois que le technicien qui amène la guérison comme le chauffagiste qui vient vous remplacer un joint de lavabo » (Dr P.).

Nombreux sont les médecins qui tiennent des propos analogues et pensent que le médecin « ne serait plus considéré que comme un *fournisseur* dans de larges couches de la population nouvellement admises à la ' consommation ' médicale comme disent les économistes (...). Personnellement nous n'avons pas observé de pertes de prestige caractérisées, ce qui ne veut pas dire que nous n'observons pas de réactions agressives, c'est bien différent » [60].

Il ne s'agirait donc pas pour l'auteur de perte de prestige caractérisée mais plutôt de manifestations agressives, le statut du médecin restant finalement peu modifié. Quel facteur transforme alors le dithyrambe en

59. Une enquête complémentaire a été faite depuis dont on trouvera le compte rendu dans le chapitre IV.
60. J.P. Valabrega, *op. cit.*, p. 76.

réquisitoire par lequel le médecin devient « Pas un épicier mais presque » (Mlle K.). Nous avons insisté sur le caractère corrélatif des statuts : le malade, revenu à la santé, ayant récupéré son statut antérieur, est plus enclin à la critique. S'il peut juger plus sainement de la faillibilité de l'homme-médecin, cela ne justifie pourtant pas l'agressivité à son égard. Elle tirerait son origine de la blessure narcissique que ressent le malade, une fois guéri, à avoir montré au médecin des faiblesses qu'il se pardonne mal.

« Le médecin c'est un homme avec qui on noue assez difficilement des relations justement parce qu'il connaît nos points faibles et c'est peut-être ce qui ne permet pas de nouer facilement des relations avec un docteur (...). On arrive toujours à cacher nos faiblesses tandis qu'au docteur on ne peut pas » (M. A.).

Il n'y a aucune raison de penser que le médecin aura plus mauvaise mémoire que M. A. et celui-ci ne manifeste aucun enthousiasme à conserver « non malade » le statut inférieur qu'il avait « étant malade ». L'agressivité, refoulée dans la position dépendante, se libère et a des vertus cathartiques quand le sujet est revenu à la santé. Il n'est que d'entendre les rires dont retentit le théâtre quand on y joue « Le Malade imaginaire », Sganarelle, Knock, etc. Que survienne la maladie, l'agressivité disparaît à nouveau et le sujet retrouve son statut dépendant, le médecin son statut supérieur. Nous n'en voulons pour preuve que le dire suivant :

« C'est un ensemble pas très reluisant qui est évoqué quand j'entends le mot médecine. J'ai l'impression qu'il y a un pouvoir médical qui se fonde sur un soi-disant savoir absolu qui soutient une caste qui est très, très jalouse de ses prérogatives (...). Mais dans tout ça on se soucie assez peu de ce qu'on appelle la santé et encore moins des personnes qui sont censées être malades (...). Il est certain que, quand on m'a mis des attaches sur la colonne vertébrale, j'ai dit : ' Chapeau !! ' Je dis ' Chapeau !! ' Ils m'ont fait marcher après tout ça » (M. C.).

Le mépris, l'agressivité font place à une admiration devant ce qui, techniquement, n'a rien que de très banal. Dans la première partie M.C. parle à partir de son statut de « bonne santé ». Il parle en utilisant le présent : « J'entends, qui se fonde sur un soi-disant savoir ». Le discours continuant, il en vient à revivre la situation pénible qui a été la sienne sur le lit d'hôpital où l'avait entraîné la maladie. Il ne peut revivre cette situation que dans le statut qui était le sien à ce moment-là et « ils l'ont fait marcher » ! Il le réactualise dans son dire « Je dis ' Chapeau !! ' » toujours au présent alors que l'imparfait ou le passé composé d'abord utilisé est abandonné pour le présent attestant à notre avis de la prégnance de l'image évoquée. Comme il ne nous paraît pas possible de vivre deux statuts en même temps, l'un laisse la place à l'autre et les sentiments ressentis changent comme les statuts.

L'agressivité se manifeste principalement à propos de l'argent, nous l'avons vu à propos de la méfiance. Or, le plus souvent, ce n'est pas le malade qui paie mais l'homme en bonne santé, soit après qu'il ait été guéri, soit à l'issue d'une consultation d'où il sort généralement apaisé. Le don d'argent est souvent ressenti comme une blessure narcissique, nous nous référons là aux études de divers auteurs. Il contribue par sa possession à donner à celui qui en possède de grandes quantités un statut social élevé, du moins dans notre système social. Le médecin est réputé en gagner énormément. Ce serait même une des raisons qui amèneraient les parents à désirer voir leurs enfants devenir médecins.

« Je ne sais pas pourquoi on envisage pour ses enfants, pourquoi on souhaiterait qu'ils soient médecins, vraisemblablement parce que, en général, ils gagnent beaucoup d'argent » (M. B.).

Une réforme du statut financier du médecin aiderait peut-être à le faire descendre de son piédestal doré, à agir l'agressivité qu'il suscite et satisfaire en même temps un désir d'égalisation sociale. Des correctifs sont proposés par un salarié.

« Il se pose la question d'avoir un docteur qui soit payé, qui ait un salaire (...), qui soit intégré à tout le quartier, qui touche un salaire comme tout le monde. Ce serait une façon pour que le médecin soit beaucoup plus proche des gens. Qu'il soit salarié ou qu'il soit payé par des gens, ce n'est pas la même notion. Parce que le médecin c'est quand même un monde bien à lui, c'est sa maison à lui, il s'est installé comme il le désire, disons que c'est lui le maître absolu, ce n'est pas un élément qui met les gens à l'aise » (M. Y.).

Le désir de voir modifier le statut du médecin est net car, au-delà de l'argent lui-même, sont insupportables l'indépendance et la puissance qui en découlent. Pourtant M. Y. comme tout à l'heure M. C. ne peut s'empêcher de se revivre malade et les inconvénients du système proposé apparaissent alors.

« Le médecin qui fait son travail très rapidement, à la chaîne ; si je prends par exemple le cas des toubibs du travail, du moment qu'ils s'aperçoivent qu'il ne manque pas un bras ou une jambe, le reste ils s'en fichent éperdument, ils sont payés » (M. Y.).

Le problème n'est pas facile à résoudre, payer le médecin lui est pénible, mais si le médecin est payé par un tiers, c'est ce tiers qui va disposer du statut supérieur et alors toutes les craintes sont permises. Car lui, malade, sera quand même dans un statut d'infériorité non seulement par rapport au médecin, mais encore par rapport à l'employeur de celui-ci. Finalement il faut bien admettre

« [qu'] on ne peut être médecin comme... exercer le métier de médecin, comme exercer celui de vendre n'importe quoi. C'est quand même quelque chose, une chose pour moi c'est autre chose » (Mme E.).

Il est bien difficile de fixer un statut logique à un sujet qui appartient « à une catégorie de population à part » (M. A.). Et, si, en bonne santé, je puis dire que

« Pour moi, voyez-vous, [le médecin] est avant tout un homme qui fait un métier comme un autre. Maintenant il... bien sûr je ne concevrais pas un médecin qui fasse ce métier uniquement pour vivre ou pour... parce que c'est trop important, c'est quand même un métier... On considère qu'un médecin... le métier de médecin comme vraiment important parce que, parce qu'il soigne des hommes : il soigne des humains » (M. G.).

Et quand une personne se vit comme cet humain auquel le médecin va donner ses soins, toute agressivité refoulée, aussi longtemps que le besoin s'en fera sentir, il pourra comme chacun de nous (le médecin, malade n'échappe pas à la règle générale) espérer que le statut du médecin contiendra tout ce qu'on aimerait pouvoir y mettre. La confiance le fera omniscient, omnipotent, clairvoyant, etc. pour qu'il puisse répondre aux demandes émanant de celui que la maladie a placé dans un statut inférieur. Sourd et aveugle à ce qui hier paraissait évident, le contraste magnifiera le thérapeute car

« La confiance dans le médecin, c'est tout. Pour moi, le médecin, je lui fais une confiance aveugle » (Mme D.)

et nous savons de quoi elle est capable.

VIII. ESSAI DE SYNTHESE

Nous voudrions maintenant faire une synthèse de ce que l'étude clinique de la confiance nous a appris. La relation malade-médecin au cours de laquelle elle se développe est pragmatique : le médecin est là pour soigner les malades. L'altération du vécu du malade l'oblige à recourir au médecin.

Mais on peut avoir une maladie sans pour autant se vivre malade. Suivant que le sujet se vit ou non grandement malade, la relation qu'il va nouer avec le médecin sera différente. Lorsqu'il ne se vit pas malade le contact est superficiel, au niveau de l'anatomique sur le seul plan technique : le sujet n'aura que peu ou pas d'inquiétude et confiera au médecin sa maladie plus que sa personne. Dans ce cas, n'importe quel docteur en médecine sera apte à satisfaire une demande assez marginale. Par contre, quand le sujet se vit malade, il sera affectivement perturbé et c'est une personne au moins inquiète qui va appeler le médecin. L'inquiétude majorant la maladie, la tension affective deviendra vite pénible.

Avant tout appel au médecin, le malade ne manquera pas de se poser des questions auxquelles il aura apporté des éléments de réponse en fonction des cultures auxquelles il appartient (culture générale, microcultures familiales, professionnelles, etc.). Il en résultera une très grande diversité dans les croyances thérapeutiques et par suite dans les thérapeutes élus.

Bien que malade le sujet reste et veut rester une personne que le médecin doit écouter d'abord, comprendre et rassurer ensuite, soigner enfin. Ce processus circulaire qui, schématiquement ramène un sujet à l'état de santé après être passé par celui de malade, sera centré sur la confiance.

L'angoisse née du ressenti pathologique suscite des demandes explicites et implicites. Pour que le médecin y réponde, il faut qu'il possède le savoir correspondant, nous en avons étudié les multiples facettes. La nature, la hiérarchie des demandes sont différentes avec chacun. Certaines tiennent à la personnalité du sujet, d'autres à sa ou ses microcultures, d'autres enfin à la culture générale.

Nous disons que la confiance est un sentiment parce qu'elle naît d'une perturbation de l'affectivité qui diffuse l'émotion bien au-delà de ce que justifierait la seule maladie et constitue la personne en malade. Ce sentiment est un ensemble dans lequel s'ordonne une série de sous-ensembles correspondant chacun à l'une des demandes possibles. Elles ne sont pas toutes activées en même temps ni avec la même intensité par l'angoisse, leur hiérarchie est variable, d'un malade à l'autre et, chez le même malade, d'une maladie à l'autre. Quand le malade fait appel au médecin, il s'adresse évidemment (dans la mesure où il le peut) à celui qu'il suppose apte à satisfaire les plus impérieuses, quitte à en sacrifier d'autres moins prégnantes. Nous disons que la confiance se polarise sur la ou les demandes dominantes. Le médecin consulté sera ou non capable de les satisfaire, justifiant ou infirmant par là les présomptions du malade. Si elles le sont, la confiance encore flottante sera renforcée et la relation solidement établie. Dans le cas contraire, l'ensemble changera de polarité et la confiance se muera en méfiance.

La première est la demande de rassurement. Elle est en fait subordonnée dans sa satisfaction à la satisfaction préalable de celle de compréhension. Celle-ci est à double voie ; compréhension réciproque de l'un par l'autre. C'est-à-dire que l'isoculture apparaît nécessaire : la communauté de langage (telle que nous l'avons définie) est essentielle.

Le malade choisira un médecin parmi plusieurs. Tous, avant qu'il ait fait son choix, jouissent du statut social de médecin (celui que nous appelons statut potentiel). Quand il en aura choisi un, il sera devenu pour lui *le* médecin, les autres disparaissant de son horizon. Nous disons que la confiance actualise le statut du médecin. En retour, le médecin reconnaîtra au sujet celui de malade.

Ainsi consacré par la confiance, le médecin devra répondre aux demandes qui en sont constitutives. On s'aperçoit alors que celles-ci sont d'une nature telle, impliquent de tels savoirs, de tels pouvoirs que le médecin est incapable d'y répondre totalement : la confiance lui accorde un statut au contenu imaginaire. Seule sa nature affective donc irrationnelle permet que l'illusion demeure et que perdure le sentiment.

Une fois guéri, le malade retrouvera son statut antérieur. Il garde cependant, à l'égard de son médecin, une confiance potentielle qui correspond aux statuts potentiels, à cette différence près que, maintenant existe entre l'ex-malade et le docteur en médecine une liaison frayée (pour reprendre un terme de Freud). L'angoisse apaisée, la confiance potentielle inactive, la raison reprend ses droits et le sujet redevient capable de critiquer son médecin déchu de son statut imaginaire. Il le voit tel qu'il est et souvent pis qu'il est, comme s'il avait à nier a posteriori l'état de dépendance qu'il vient de vivre. Toute l'agressivité qu'il ressent à l'encontre du médecin va pouvoir se donner libre cours. Survienne une nouvelle maladie, le processus est activé et le cycle reprend. Remarquons, pour terminer, que l'agressivité peut également être le fait du malade mais elle est très différente quoique trouvant une justification statutaire : c'est le reproche fait au médecin de ne pas considérer le sujet comme un grand malade.

CHAPITRE II

Interprétation socio-anthropologique

I. LE MEDECIN, LE MALADE ET LA SOCIETE

Nous avons scindé en deux le statut du médecin : le statut social scientifique attaché à son diplôme et le statut actuel. Le premier stipule que le docteur en médecine détient un savoir scientifique garanti par l'Etat qui lui a délivré le diplôme et lui octroie les pouvoirs correspondants. Le second est un statut personnel et nous l'avons subordonné à la confiance du patient qui du docteur en médecine fera un thérapeute.

A. *La société et la science médicale*

Si le statut actuel est pour nous l'expression d'une confiance : celle du malade, il en est de même pour le statut social. La société proclame de cette façon la confiance qu'elle a dans la science médicale. Cette confiance est dans l'ensemble partagée par tous les citoyens qui, à quelques exceptions près, ne mettent pas en question le statut scientifique du médecin et font à la science médicale la même confiance que la société qui les représente.

Nous ne remonterons pas le cours de l'histoire à la découverte du rôle social du médecin et de son statut dans la cité. La médecine en tant que science est née au siècle dernier. Au cours de la Révolution française furent posées en France les questions essentielles concernant le statut scientifique du médecin. La science médicale se vit, par l'intermédiaire de ses représentants, attribuer une place prédominante. « On commence à concevoir une présence généralisée des médecins dont les regards croisés forment réseau et exercent en tout point de l'espace, en tout moment du temps, une surveillance constante, mobile, différenciée » [1].

1. Michel Foucault, *Naissance de la clinique, op. cit.*, p. 31.

A cette époque, la clinique naissante prenait peu à peu la place qui est la sienne aujourd'hui dans le savoir médical. Elle ne peut se fortifier que par l'expérience, il fallait donc lui fournir un champ où son action puisse se développer. La confiance témoignée n'était pas le fait du peuple tout entier, mais celle des hommes en place, des puissants qui savaient l'existence de sciences comme la physique ou la chimie et voulaient faire de la médecine une science qui leur soit comparable. Il fallait pour cela que les médecins puissent disposer du « matériel clinique » indispensable à l'observation, aux essais thérapeutiques et à l'élaboration de celle-ci. On pensa tout naturellement aux indigents pensionnaires des hôpitaux. « En refusant de s'offrir comme objet d'instruction, le malade deviendrait ingrat, parce qu'il aurait joui des avantages qui résultent de la sociabilité sans payer le tribut de la reconnaissance. Et par structure de réciprocité, se dessine pour le riche l'utilité de venir en aide aux pauvres hospitalisés : en payant pour qu'on les soigne, il paiera du fait même pour qu'on connaisse mieux les maladies dont lui-même peut être atteint ; ce qui est bienveillance à l'égard du pauvre se transforme en connaissance applicable au riche » [2].

On voit que les pauvres devaient concourir à l'avancement d'une science qui avait toute la confiance des possédants. Il leur était difficile de faire confiance à une science qu'ils ignoraient et qui ne parlait pas leur langage. Les guérisseurs empiriques et autres thérapeutes suffisaient généralement à répondre de façon satisfaisante à leurs demandes.

Cet état de fait se perpétue encore en médecine vétérinaire où exercent concurremment vétérinaires et hongreurs (ces derniers jusqu'à disparition de ceux qui exerçaient il y a une dizaine d'années, les nouvelles installations étant interdites sans diplôme officiel). Cette dichotomie entre médecins scientifiques et non scientifiques n'allait pas tarder à recevoir un aval officiel par la création de deux catégories de médecins : les uns acquérant dans les écoles ou facultés le savoir théorique scientifique, dans les hôpitaux peuplés par les indigents le savoir clinique reconnu indispensable, les autres se contentant du seul savoir pratique acquis souvent dans des conditions assez précaires. C'est ainsi que virent le jour les docteurs en médecine et les officiers de santé. Une telle structure du corps médical était calquée sur la structure du corps social et les notions alors en vigueur de valeur humaine. La science médicale avait la confiance des riches, était faite pour eux et par eux qui, seuls, en avaient besoin. Les officiers de santé ignorants de la science devaient prodiguer leurs soins au petit peuple, simple et ne

2. *Ibid.*, p. 85.

souffrant du fait de sa frugalité que d'affections banales. « Les officiers de santé auront à soigner le peuple industrieux et actif (...) souvent atteint ' d'accidents primitifs ' et de ' simples indispositions '. Il ' n'est pas besoin ' d'être savant et profond dans la théorie » [3].

Le médecin, au moins par sa science et le commerce qu'il entretient avec les puissants, leur est isoculturel et ceux-ci sont portés à faire non seulement confiance à la science médicale mais encore aux médecins qui appartiennent à la même classe qu'eux. Nous retrouverons plus loin une attitude analogue d'un syndicaliste. Sur les mêmes bases, il hésite à faire confiance à un médecin qui n'appartient pas à la même classe sociale que lui et par là même lui est suspect. La confiance faite à la science médicale et aux médecins par les gens en place excède largement le domaine de la pathologie. Sa connaissance de l'homme total autoriserait le médecin à empiéter dans des domaines inattendus. « Qui devra donc dénoncer au genre humain les tyrans si ce n'est les médecins qui font de l'homme leur étude unique et qui, tous les jours, chez le pauvre et le riche, chez le citoyen le plus puissant, sous le chaume et les lambris, contemplent les misères humaines qui n'ont d'autre origine que la tyrannie et l'esclavage » [4]. Tout se passe comme si la connaissance de l'homme qu'a le médecin s'étendait à la cité des hommes. Il serait apte à juger d'après l'état de santé des citoyens si le gouvernement est bon ou mauvais. Nous verrons plus loin que Sartre établit une relation entre la société et les maladies qu'elle sécrète sans pour autant accorder un droit de censure sur les affaires publiques au médecin. Alors qu'à cette époque nombreux étaient ceux qui pensaient que « la lutte contre la maladie doit commencer par une guerre contre les mauvais gouvernements » [5]. Sous l'influence de ces idées, la médecine, de science de la maladie, tend à devenir aussi science du normal : « la médecine ne doit plus être seulement le corpus des techniques de la guérison et du savoir qu'elles requièrent ; elle enveloppera aussi une connaissance de *l'homme en santé*, c'est-à-dire, à la fois une expérience de *l'homme non malade* et une définition de *l'homme modèle* » [6]. Redoutable perspective qui laisse le soin au médecin de fixer les « normes » des citoyens. L'Allemagne nazie a montré ce qui résultait de l'alliance d'une idéologie raciste et d'une pseudo-science médicale à la recherche du « modèle aryen ». Une telle conception s'inscrivait, elle, dans une perspective historique où le médecin devient le successeur

3. *Ibid.*, p. 81-82.

4. Lanthenas, « De l'influence de la liberté sur la santé », Paris, 1972, p. 8 (rapporté par M. Foucault, *ibid.*, p. 34).

5. Michel Foucault, *Naissance de la clinique, op. cit.*, p. 33.

6. *Ibid.*, p. 35.

laïque du prêtre. La société s'occupant des hommes, la recherche d'une caution scientifique auprès d'une science, humaine par destination, se conçoit aisément. L'affirmation scientifique de stigmates de dégénérescence justifia par exemple les génocides allemands. La société, dans ces cas, demande en fait à la médecine de lui donner confiance en elle-même sans voir que l'idéologie n'a jamais constitué une prémisse valable à tout raisonnement scientifique. Quoi qu'il en soit, les conséquences de ces idées et la confiance faite à la médecine ont eu des répercussions importantes : « en liant la médecine aux destins des Etats, elles ont fait apparaître en elle une signification positive » [7].

Les découvertes scientifiques du 19e et du 20e siècles ont donné la possibilité par l'étude du « normal » d'exercer une action préventive. La législation médico-sociale actuelle découle de cette conception de la médecine. Les prolégomènes socio-politiques étant différents, le rôle du médecin au niveau du citoyen est lui aussi différent sans qu'il y ait cependant changement du principe qui unit médecine et Etat. Si demain les médecins deviennent des fonctionnaires, ce ne sera pas parce que la confiance de la société dans la science médicale a changé.

Au-delà des principes généraux qui délimitaient le champ d'action de la science médicale, il fallait lui donner un contenu et s'apercevoir que si « le regard médical circule, selon un mouvement autonome, à l'intérieur d'un cercle (...) il n'est contrôlé que par lui-même : il distribue souverainement à l'expérience quotidienne le savoir qu'il a de très loin emprunté et dont il s'est fait à la fois le point de convergence et le centre de rayonnement » [8]. Cette autonomie de la science médicale ne laissait pas le législateur indifférent, il s'efforcera de tracer les linéaments de ce que doit être à son avis une science médicale digne de ce nom, introduisant dans les programmes des études médicales des sciences exactes : chimie, physique et plus tard mathématiques, statistiques, etc. Ces sciences valorisaient le savoir théorique du médecin, rassurant ceux des élus du peuple qui ne connaissaient des sciences que celles-ci. De telles considérations sont moins anachroniques qu'on pourrait le penser puisque les officiers de santé n'ont été supprimés qu'un siècle plus tard par la loi du 20 novembre 1892 ; certains d'entre eux exercèrent jusqu'en 1914. C'est dire que la notion d'égalité dans la qualité des soins est relativement récente, postérieure à Pasteur et Claude Bernard qui, chacun de son côté, ont pu montrer que peuple et puissants avaient même physiologie et même pathologie. Etablissant une réglementation, l'Etat se bornait à fixer les règlements qui organisent l'en-

7. *Ibid.*, p. 34.
8. *Ibid.*, p. 30.

seignement et la délivrance des diplômes. Aux médecins d'en déterminer la substance hors de tout contrôle extérieur. La société fait en bloc confiance à la science médicale ; les médecins étant supposés intellectuellement honnêtes sont laissés libres de la concocter pour le bien de tous et de juger des compétences de ceux qui seront admis à soigner les membres de la nation ; « par des jurys, formés à l'ancienne école, les médecins vont pouvoir (...) contrôler leur propre recrutement : ils se reconstituent comme corps capable de définir les critères de compétence » [9]. Une telle confiance dans ceux qui devaient définir la science médicale n'était cependant pas toujours justifiée, il n'est que de se souvenir pour ne parler que du passé de l'hostilité qu'eut à vaincre Pasteur pour faire admettre la valeur et la réalité scientifique de ses découvertes — il est vrai qu'il n'était pas médecin. Cahin-caha la science médicale a réussi à prendre dans les autres sciences les éléments nécessaires à ses propres progrès, justifiant ainsi en partie la valeur que lui attribuait le corps social.

L'évolution des idées politiques a eu le retentissement que l'on sait sur les rapports entre la médecine et l'Etat. L'avènement de la Sécurité sociale a supprimé les barrières financières qui interdisaient aux pauvres l'accès à la médecine de haut niveau technique. Elle a permis en outre une diffusion et une extension à tous de la notion même de science médicale. Des lois ont été promulguées qui réglementent les rapports médecins-citoyens qu'on pourrait classer en deux groupes :

— les lois sociales tentant d'apporter une solution aux problèmes pratiques que pose la maladie à chacun règlent les rapports médecin-société, médecin-malade et société-malade. Elles confèrent au médecin un pouvoir médico-social sur lequel nous reviendrons tout à l'heure ;

— les lois « médicales » par lesquelles la société prend position, non plus sur les rapports entre le médecin et le malade, mais entre la science médicale et le corps social tout entier.

Nous venons de voir que concernant l'organisation des études, la formation des médecins, etc. le pouvoir était entièrement remis aux médecins eux-mêmes. Ce n'est pas le seul problème que la science médicale va poser. Ses progrès, son évolution, même si elle est influencée par les idéologies régnantes, vont demander à la puissance publique de prendre des décisions scientifiquement justifiées, mais qu'elle ne peut prendre elle-même, n'ayant pas qualité pour cela. Certaines d'entre elles peuvent aller contre des prises de position traditionnelles. Par exemple, rendant obligatoire la vaccination par le B.C.G., la puissance publique a fait confiance à la science médicale. Celle-ci lui pose aujour-

9. *Ibid.*, p. 77.

d'hui un nouveau problème : des examens pratiqués en cours de grossesse permettent de prévoir avec certitude qu'un enfant sera ou non normal. Elle demande alors au législateur de laisser à la future mère la possibilité légale d'interrompre sa grossesse. « Un projet de loi concernant l'avortement thérapeutique fut approuvé par le Conseil de l'Ordre des médecins (...). Cette proposition n'a jamais été discutée par le Parlement ni soumis à la Commission compétente (...) alors que d'importantes acquisitions scientifiques rendent inapplicable la législation actuelle (...). Il n'est pas douteux, en effet, si l'on en juge par les modifications législatives observées dans tous les pays à dominante protestante, que la persistance des interdits catholiques joue dans les hésitations actuelles du gouvernement français un rôle important » [10]. Si notre société avait dans la science une foi absolue, elle n'hésiterait pas à modifier la loi, laissant au citoyen la possibilité de prendre une décision moralement ou religieusement acceptable pour lui. Quelles que soient les raisons de ces hésitations : religieuses, politiques ou autres, elles traduisent une crainte à suivre les directions indiquées par les organisations médicales légales parlant au nom de la science. Que la méfiance s'adresse à la faillibilité des hommes-médecins ou à la science elle-même, elle montre que, comme la confiance du sujet, la confiance sociale a une double polarité et n'en est pas essentiellement différente. Au-delà de la science et contre elle interviennent des facteurs culturels, les conduites suggérées par les médecins s'écartant par trop dans un tel cas de celles que la culture dominante est accoutumée à suivre.

B. *Législation sociale et relation médecin-malade*

Les lois médico-sociales tentent d'apporter une solution aux problèmes que peut poser la maladie au citoyen et à la société. Elles peuvent être inspirées par la seule science médicale : lois sur la vaccination, règlements rendant obligatoires les visites prénatales pour la prévention de certains accidents de la grossesse, mais, le plus souvent, elles tirent leur justification de sciences non médicales : juridique, économique, sociologique, etc. quand celles-ci rencontrent sur leur route le citoyen en tant que personne responsable d'un corps et de son agir. Le corps statique ou dynamique est de plein droit situé dans le champ d'action de la médecine. C'est ainsi que furent créées l'expertise mentale par la science juridique, la législation sur les accidents du travail ou la répa-

10. Escoffier-Lambiotte, « Avortement et respect de la vie humaine », *Le Monde*, 19 janvier 1972.

ration des dommages corporels par la science juridico-économique, etc. Le médecin devient l'auxiliaire d'autres sciences qui lui délèguent un droit de regard sur leurs propres décisions et un pouvoir sur le citoyen dans son être biologique et psychologique. Nous avions jusqu'ici distingué deux niveaux dans la relation du médecin et du malade : l'anatomique et le physiologique. La société en crée un troisième : le sociologique. Le médecin va devoir considérer désormais le patient sous ses trois aspects possibles : son corps, sa personne et l'ayant-droit social.

La société demande en fait au médecin de résoudre pour elle les problèmes que peut poser la personne du citoyen en tant que responsable de ce que nous appelions son physiologique qui englobe le psychologique : normal, le juriste en l'occurrence s'en occupe, pathologique, il revient au médecin de le prendre en charge. C'est-à-dire que la société fait confiance au médecin pour qu'il accorde ou non au citoyen le statut de malade alors même qu'il s'est rendu coupable de manquements plus ou moins graves à la règle sociale. Le médecin peut soustraire le citoyen à la rigueur de la loi, il en reste seul juge : son pouvoir est total, discrétionnaire. Nul avocat ou juge ne peut s'interposer entre lui et le citoyen qu'à provoquer une contre-expertise. L'expert, « personne choisie pour ses connaissances techniques » [11], détient a priori un grand savoir scientifique, sa nomination confirme la foi accordée par la société à la science sinon à ceux qui la détiennent. Dans ce cas, la confiance de la société se substitue à celle du sujet. Baruk [12] dénonçait récemment les funestes conséquences d'un tel pouvoir quand le médecin se laisse davantage guider par les considérations du juriste que par celles du médecin.

Sur le plan économique, la société délègue aussi au médecin un pouvoir considérable : la décision d'aptitude ou d'inaptitude qu'il prendra va classer l'individu dans une catégorie socio-économique et par là, fixer certaines limites à son gain avec toutes les conséquences que cela entraînera pour lui et sa famille. L'inaptitude au vol pour un pilote de ligne représente une perte considérable de valeur socio-économique. Pouvoir également considérable pour la fixation des taux d'invalidité applicables à la suite d'un accident.

« Le médecin est peut-être la personne qui a porté, pas l'arrêt de mort, mais presque, qui prend la décision disant 'Vous ne pouvez plus

11. P. Robert, *op. cit.*, p. 460.

12. H. Baruk, « Les erreurs dans le diagnostic de la paranoïa et leurs conséquences », *Annales médico-psychologiques*, Paris, I/3, mars 1971, p. 369 *sq.*

travailler. Vous ne pouvez plus aller faire ce travail '. Je crois que le médecin tient un grand rôle dans la société » (M. Y.).

Pour cet ouvrier, qui existe par son travail et la valeur économique qu'il représente, la décision d'inaptitude est vécue comme la mort de sa personne sociale. Celle-ci est indissociable de la personne en général, mais la médecine en tant que telle n'est pour rien dans ces lois. Nous avons vu que pour des raisons extra-scientifiques la société ne pouvait suivre la science médicale jusqu'au bout. Elle se méfie également du médecin qui, le législateur le sait, établira une relation interpersonnelle avec le citoyen qu'il sera amené à examiner. Si la confiance s'établit entre eux, le médecin sera peut-être enclin à prêter une oreille attentive et complaisante au dire du sujet et à le défendre contre la société.

C. *Le médecin défenseur de la personne*

Le pouvoir médico-juridique dévolu au médecin lui permet d'attribuer à un inculpé le statut de malade le soustrayant ainsi à l'action judiciaire. Dans ces circonstances, il jouit d'abord de la confiance de la société et ensuite de celle du sujet qui peut voir en lui un espoir. La société prétend, pour des raisons culturelles, respecter la personne humaine et laisse au médecin le soin de juger quand le citoyen agit en tant que malade ou en tant que personne responsable. Elle lui fournit une arme absolue devenue un moderne talisman : le certificat médical. Celui-ci, une fois délivré, véritable sauf-conduit, met en toutes circonstances le citoyen à l'abri des poursuites qu'auraient pu entraîner ses actes. Tout se passant comme si le pavillon à Croix-Rouge et son succédané le certificat médical, sous couvert de justifications scientifiques, rétablissaient le droit d'asile jadis apanage de l'Eglise. Le caractère absolu du secret médical, garanti par la loi, interdit pratiquement toute contestation. Comme le médecin n'a pas à donner les raisons qui l'ont amené à prendre sa décision, la confiance dans la science se réduit ici à la confiance dans le médecin. Il est incontestable que chaque jour des médecins délivrent des certificats qui tiennent beaucoup plus compte de l'homme malade que de sa maladie. Une collusion existe entre plusieurs citoyens et le médecin pour tourner, à l'abri de ce talisman, ce que peut avoir parfois d'odieux ou d'insupportable une réglementation déshumanisante. La société, laissant ouverte la soupape de sécurité que constitue le certificat médical, évite des crises qui pourraient être graves entre la personne du citoyen et la société. Elle donne, par là même, une dimension humaine au statut social du médecin.

D. *Le malade et le médecin social*

Nous avons entendu M. Y. nous dire son angoisse à entendre prononcer une décision d'inaptitude au travail. La position du médecin devient ici délicate. La société, se référant à d'autres disciplines que la médecine, demande au médecin d'établir les barèmes d'aptitude au travail et de dire dans quelle catégorie les constatations qu'il fait permettent de classer le sujet. Dans une société comme la nôtre, il est incontestable que souvent les critères retenus sont ceux de rendement et de profit. Un homme comme M. Y., ouvrier et syndicaliste militant, éprouve une grande méfiance à l'encontre de celui qui, pour lui, est le représentant du patronat. Il pense que si la société qu'il réprouve lui fait confiance, il ne peut en faire de même. Si nous nous souvenons de ce qu'il disait du salariat du médecin, on comprend pourquoi certaines micro-sociétés refusent de faire confiance au médecin que choisiraient leurs citoyens. C'est ainsi qu'on voit des organismes comme les Charbonnages de France, la S.N.C.F., l'Armée recruter et appointer leurs propres médecins, assurer à leurs membres la gratuité des soins mais leur interdisant en même temps de mettre en question le statut du médecin officiel. Ces médecins, eux,

> « préfèrent être dans l'institution publique. Ils reçoivent un salaire à la fin du mois. Ils se voient mal recevoir des honoraires privés. Mais je pense que c'est justement parce que la relation financière entre médecin et malade permet au patient de quitter cet état de dépendance » (M. C.).

Quand la société délègue un tel pouvoir au médecin et, au-delà de son statut potentiel, assure son statut actuel, le patient ne peut plus faire du docteur un thérapeute. S'il s'en méfie, il n'a pas la possibilité de lui retirer son statut et se trouve totalement aliéné et livré au pouvoir social. Culturellement, le médecin appartient à la bourgeoisie. Economiquement, il en est de même. De plus, il est professionnellement indépendant. Mais il est un des rares bourgeois qui ont journellement accès à la vie des plus humbles citoyens dont il connaît les soucis, dans la mesure où il a avec eux un langage commun. Il reste « l'homme qui se définit à l'intérieur de notre régime par l'entreprise *matérielle* de guérir. Et cette entreprise a une double face : car il n'est pas douteux pour parler comme Marx que c'est le malade qui crée le médecin ; et, d'une part, la maladie est sociale, non pas seulement parce qu'elle est souvent professionnelle, ni non plus parce qu'elle exprime par elle-même un certain niveau de vie, mais aussi parce que la société — pour un état donné des techniques médicales — décide de ses malades et de ses morts, mais, d'autre part, c'est une certaine manifestation — particulièrement urgente — de la vie matérielle, des besoins et de la mort : elle confie donc au médecin qu'elle engendre un lien spécifique et particulièrement profond avec d'autres hommes qui sont eux-mêmes dans une situation bien définie (ils souffrent, ils sont en danger, ils ont besoin de secours) (...). Il s'agit d'une relation humaine, réelle et spécifique et même dans les pays capitalistes... d'une relation de *personne à personne* conditionnée par les techniques médicales et les dépassant vers son propre but » [13].

Ce serait donc la finalité de l'action du médecin qui oblige la société et le citoyen à lui faire confiance alors même que les raisons peuvent être apparemment contradictoires.

II. SCIENCE, MEDECINE ET CONFIANCE

A. *Le médecin et la science*

1. *Science et médecine*

Nous avons dit que le médecin jouissait d'un statut à deux niveaux : potentiel et actuel. Le premier garantit l'acquisition d'un savoir théorique, scientifique, en accord avec la culture dominante. Il fournit au médecin les moyens et les raisons immédiates de son action. Il est indispensable qu'il croie en sa valeur puisqu'il sait qu'un jour ou l'autre la vie de son malade s'arrêtera quoi qu'il fasse. Le doute, à ce moment, pourrait l'envahir et son statut être mis en question. « Notre autorité ne saurait exister en dehors d'éléments multiples, complexes et d'un ordre particulièrement élevé : science médicale proprement dite qui rend notre marche assurée et libère notre conscience en nous donnant le droit de penser à l'heure de la défaite qu'un autre n'aurait pu mieux faire » [14]. Savy répond par là à la question que tout médecin se pose quelque jour. La confiance témoignée à la science médicale protège le

13. J.-P. Sartre, « Question de méthode », *Les temps modernes*, 1957, n° 139, p. 411-412.

14. Paul Savy, *Traité de thérapeutique clinique*, Paris, 1942, t. I, p. 17.

médecin contre lui-même, le rassure, ce qui, nous le savons, est le premier bénéfice attendu. Elle paraît ne pas être propre à Savy mais partagée par tous les médecins. Ils se pressent en foule aux entretiens de Bichat qui sont devenus au fil des ans les états généraux de la médecine où se trouvent mêlés les trois ordres : patrons, chercheurs et le tiers état des praticiens. Ceux-ci y reçoivent avec ferveur la bonne parole. Le nombre sans cesse grandissant des participants est la preuve que les médecins croient à la science médicale.

Une première question se pose : est-elle réellement science ? Elle ne peut être assimilée aux sciences exactes telles que mathématiques ou physiques. La première ignore le protocole expérimental, la seconde, si elle y recourt, use d'une conceptualisation et d'une formulation qui la rapprochent de la première, son incontestable modèle. La science médicale s'apparenterait plutôt à la biologie qui regarde avec envie vers les sciences exactes : « la biologie moderne a l'ambition d'interpréter les propriétés de l'organisme par la structure des molécules qui le constituent. En ce sens, elle correspond à un nouvel âge du mécanisme. Le programme représente un modèle emprunté aux calculatrices électroniques. Il assimile le matériel génétique d'un œuf à la bande magnétique d'un ordinateur » [15]. Dans ces phrases Jacob paraît définir l'un des critères d'une science : pouvoir énoncer des lois à partir desquelles il sera possible de prévoir à coup sûr un résultat, un comportement, un effet. Le biologiste ferait appel à des modèles tirés d'autres sciences. Tout résultat aberrant remet en cause la loi qui ne souffre aucune exception. On se souvient des circonstances dans lesquelles fut découverte la planète Neptune. La trajectoire d'Uranus souffrait d'irrégularités dont les lois connues du mouvement des planètes ne pouvaient rendre compte. Ces anomalies les mettaient même en cause. Le Verrier qui les croyait justes eut l'idée qu'une planète inconnue mais obéissant à ces mêmes lois était à l'origine de ces irrégularités. Il en calcula la trajectoire et Galle, pointant sa lunette au lieu dit, y découvrit Neptune. Après un tel succès, l'astronomie avait assuré de belle façon son titre de science exacte.

Les lois émises par la science médicale ont-elles la même rigueur et les mêmes possibilités prévisionnelles ? Il est en fait malaisé de répondre à une telle question car la science médicale n'existe pas en tant que telle. C'est un ensemble composé d'au moins deux groupes principaux : celui des sciences dites fondamentales et celui des sciences cliniques. Les sciences fondamentales elles-mêmes sont hétérogènes et doivent être divisées en sous-groupes : les sciences exactes et les sciences bio-

15. F. Jacob, *La logique du vivant*, Paris, 1970, p. 17.

logiques. Nous rangerons dans le premier la physique et la biophysique, les mathématiques et une partie sinon la totalité de la chimie. Dans les sciences biologiques deux groupes sont aisément séparables : les sciences descriptives : anatomie, histologie, etc. et les sciences expérimentales avec en tête de file la physiologie. Certaines sciences fondamentales appartiennent à plusieurs groupes à la fois comme la microbiologie, la biochimie, la pharmacologie, etc. Toutes sont susceptibles d'énoncer des lois dont la rigueur n'égale pas, et de loin, celle des lois astronomiques mais qu'on peut cependant considérer comme à peu près générales : l'insuline a un effet hypoglycémiant, l'adrénaline un effet vaso-constricteur. Elles sont dites exactes aux variations physiologiques près. Ce terme admet des pourcentages d'écart qui seraient tout à fait inadmissibles dans toute autre science : un chiffre d'urée sanguine varie physiologiquement de 0,20 g à 0,45 g (soit 125 %), le médecin ne commence à s'émouvoir que si le chiffre atteint 0,80 g (soit 400 %). Le nombre de leucocytes est compris entre 4 000 et 8 000 sans que cette variation de 100 % ait la moindre signification (du moins dans l'état actuel de nos connaissances). Les sciences descriptives se contentent d'approximations du même ordre et nul traité d'anatomie ne prétend donner une description applicable à tous les sujets. On peut par conséquent considérer que les sciences fondamentales sont des sciences grossièrement exactes.

Cette inexactitude relative serait consécutive à la nature de l'objet d'étude : l'homme. Ce que nous savons du désir manifesté par les personnes interrogées de se voir considérées comme des individus prouve à tout le moins que l'homme a une parfaite conscience de ce qui, pour les sciences médicales, sera un obstacle infranchissable sur la route qui mènerait à une exactitude de type mathématique : la singularité, l'originalité, la personnalité de tout sujet qui sera l'objet éventuel d'investigations expérimentales. De plus, chaque homme a sa propre histoire, son organisme dans son développement en aura subi les contrecoups, « [il est] projeté dans un milieu auquel il lui faut se plier, mais il structure son milieu en même temps qu'il développe ses capacités d'organisme. Cela est particulièrement vrai des milieux de vie et des modes de vie propres à l'homme, au sein des groupes technico-économiques qui, dans un milieu géographique donné, sont caractérisés moins par les activités qui leur sont offertes que par celles qu'ils choisissent. Dans ces conditions, le normal et l'anormal sont moins déterminés par la rencontre de deux séries causales indépendantes, l'organisme et le milieu, que par la quantité d'énergie dont dispose l'agent organique pour délimiter et structurer ce champ d'expérience et d'entreprise qu'on appelle son milieu. Mais, dira-t-on, où est la mesure de cette quantité d'énergie ? Elle n'est pas à chercher ailleurs que dans l'histoire de chacun d'entre nous » [16]. Le physiologiste et le pharmacologiste peuvent expérimenter sur des lots de rats sélectionnés, issus de souches répertoriées, élevés en laboratoire, ayant une histoire commune, un patrimoine génétique semblable, etc. En expérimentation humaine, il sera tout à fait impossible de rassembler un échantillonnage d'homogénéité comparable sauf à n'étudier que des jumeaux univitellins ce qui, dans le meilleur des cas, pourrait donner tous les vingt-cinq ans environ une série homogène de cinq sujets. Si des lois pouvaient être tirées d'une telle étude, elles seraient peut-être applicables aux jumeaux mais pas au-delà. Les règles d'exogamie respectées dans la plupart des cultures rendent pratiquement impossible l'étude de lignées humaines pures.

Cette adaptation permanente et constante de l'homme à son milieu et a fortiori quand le milieu est pathologique, va poser au deuxième groupe des sciences médicales, les sciences cliniques, des problèmes quasi insolubles. L'hétérogénéité absolue des échantillons est leur lot, car à la singularité propre au sujet s'ajoutera la singularité de sa réaction au stress pathologique. Les variables en cause sont tellement nombreuses, leur influence respective si diverse qu'aucune analyse ne pourra en rendre compte d'autant que les études sont faites sur des séries si courtes, qu'il est vain de vouloir tirer une statistique significative. La *Presse médicale* du 29 janvier 1972 publie une étude du traitement d'attaque de l'hypertension artérielle maligne : elle porte sur huit sujets, six hommes et deux femmes dont les âges sont compris entre 24 et 64 ans. Si l'on se réfère au sens du mot pourcentage et aux plus simples moyens de calcul des erreurs, on voit qu'une telle étude ne peut apporter aucun renseignement statistiquement utilisable. Il n'y a qu'à prendre au hasard n'importe quelle revue médicale et la comparer à n'importe quelle revue de chimie ou de physique. « Il nous faut alors, au nom de la médecine, rougir devant n'importe quel physicien ou chimiste » [17]. Les faits observés peuvent être voisins les uns des autres, la sélection clinique aussi précise que possible, ils ne seront jamais identiques, la brièveté des séries ne permettant jamais d'atténuer les divergences probables. La clinique sera d'abord descriptive puis taxinomique pour aboutir à l'élaboration d'un « modèle » qui tend à être aussi exhaustif que possible de la symptomatologie. Les symptômes rapportés au « modèle » n'auront pas été constatés chez un seul malade mais sur une série, pour être ensuite rangés sous l'étiquette

16. G. Canguilhem, *op. cit.*, p. 215.
17. Otto Fenichel, *Problèmes de technique psychanalytique*, Paris, 1953, p. 13.

commune. C'est-à-dire que la description ne correspond pas à un cas réellement observé mais sera une construction a posteriori, le modèle d'un cas idéal (nous serions tenté de dire mythique). Arrivé à ce point, le pathologiste devra émettre une théorie pathogénique d'où pourra être déduite une conduite thérapeutique, raison d'être des sciences médicales. « C'est donc d'abord parce que les hommes se sentent malades qu'il y a une médecine. Ce n'est que secondairement que les hommes parce qu'il y a une médecine savent en quoi ils sont malades » [18].

Pour cette démarche la clinique quitte l'observation pour entrer dans la conjecture, nombre d'éléments restant inconnus. Le médecin va émettre une hypothèse et nous verrons l'influence qu'exerce la culture sur le choix de cette hypothèse. La conclusion thérapeutique recevra une application immédiate sans attendre très souvent le nécessaire recul du temps. « Il faut répondre à certaines questions avant de considérer ce produit comme inoffensif, ce qui ne semble pas devoir empêcher sa prochaine commercialisation en Grande-Bretagne » [19]. Cette façon d'agir, qu'on ne peut scientifiquement considérer qu'avec réprobation, découle du pragmatisme inhérent à tout agir médical même au niveau scientifique. Les inconvénients sont évidents, il n'est que de se souvenir des enfants de la thalidomide, mais le médecin se voit souvent obligé de passer outre pour ne pas risquer de laisser périr un malade que le nouveau traitement pourra peut-être sauver. Agissant ainsi, il quitte le domaine de la science pour pénétrer dans celui de la technique ou de l'art qui est, selon Robert « l'ensemble de moyens, de procédés réglés qui tendent à une certaine fin ». L'application de la technique ou de l'art thérapeutique va réserver d'autres surprises. Chaque sujet ne réagira pas de la même façon au traitement qui va lui être prescrit, qu'il soit médical ou chirurgical (bornons-nous à citer dans ce domaine les cicatrices chéloïdiennes de prévision difficile). Face à chaque malade, le médecin élaborera un agir particulier, tenant compte de ce qu'il sait de lui, de ses antécédents personnels ou familiaux. Il lui faudra accepter à chaque instant un compromis entre ce qui est possible, ce qui est souhaitable, ce qui est scientifiquement nécessaire, etc. Le résultat n'aura parfois que de lointains rapports avec la science médicale à l'origine de son agir du moment. Adapter la science, élaborer une technique singulière, car elle est propre à chaque médecin et aussi à chaque malade, c'est faire de la médecine un art.

« Bien sûr il y a les bases (...) du métier, l'anatomie, l'histologie, la physiologie, la physique, la chimie, ça pour tout un chacun c'est la

18. G. Canguilhem *op., cit.*, p. 156.
19. *Le quotidien du médecin*, n° 230, 11-12 février 1972.

même chose : l'acide acétylsalicylique qu'on apprend en chimie que ce soit pour le Dr Dupont, Durand ou Dubois, c'est le même produit, la même matière chimique, ça a les mêmes effets, les mêmes indications, les mêmes inconvénients, c'est pour tout le monde pareil. Mais, à partir du moment où on a à le prescrire, deux médecins devant la même maladie prescriront la même thérapeutique quoi qu'il n'y ait pas deux médecins qui la prescriront de la même façon (...). A même pathologie, à même thérapeutique, deux médecins prescriront la même chose, dans un contexte avec des paroles tout à fait différentes » (Dr P.).

C'est à ce médecin-là, à ce savoir-là que le malade va avoir à faire. C'est ce savoir-là qui lui sera apporté sous la forme des soins qu'il attend du médecin. La médecine dans ce qu'elle a de scientifique n'est pas accessible au patient qui, d'ailleurs, ne s'y intéresse pas. Le docteur en médecine est actualisé par la confiance au thérapeute. Dans ce rôle il est médecin au seul niveau de la pratique. Le patient s'adresse plus à l'artiste qu'à la science dont il s'inspire.

Sans nous étendre davantage sur ce problème, nous avons voulu montrer que les sciences médicales existent mais qu'elles ne constituent pas la médecine. Elles lui fournissent les bases indispensables, définissent des modèles théoriques. Face au malade, le médecin essaiera de voir en quoi il leur ressemble. Ne perdant jamais de vue la finalité de son agir, il l'appuiera sur ces bases, en n'oubliant pas que celles-ci ne peuvent jamais lui donner un mode d'emploi directement applicable. « La recherche médicale est l'âme de la médecine de soins. Elle en assure la cohérence, elle en détermine la qualité. C'est d'elle que dépend le progrès dans l'art de soigner les malades. C'est vers elle que se tournent les regards de tous les médecins, du plus humble au plus titré, pour améliorer la qualité des soins qu'ils prodiguent » [20]. La notion de cohérence, que nous avons déjà rencontrée et sur laquelle nous aurons à revenir, constitue l'ordre scientifique indispensable pour que le médecin puisse exercer « l'art de soigner » chaque jour un peu mieux.

2. *Science et culture*

Nous insistions sur le caractère conjectural de la médecine car son objet d'étude reste malgré tout assez insaisissable. Nul n'entre naïf dans les études médicales. Tout bachelier, avant de franchir le seuil de la faculté, a été lui-même malade, a vécu la science médicale en action alors que nul physicien n'a eu à vivre les lois de Moseley. Le futur

20. Pr J.-L. Funck-Brentano, « La sauvegarde de l'hôpital public », *Le Monde*, 9 février 1972.

médecin a déjà une conception culturelle de la médecine et nous prétendons que c'est elle qui va orienter non seulement sa confiance dans la science médicale, mais encore la science elle-même s'il est un jour de ceux qui l'élaborent. Une science dont l'objet est l'homme ne peut faire abstraction de l'idée que chacun se fait de ce qu'il est. Imaginons au plan de la recherche qu'un Inca et un membre de l'Institut Pasteur aient, chacun dans son milieu, à rechercher les causes d'une fièvre. L'explication que chacun apportera dans son ordre scientifique propre tiendra compte de sa culture. Le Parisien pensera microbe, ce qui n'aura aucun sens pour l'Inca, qui pensera lui esprit malin et si d'aventure le Parisien montrait ledit microbe à l'Inca, celui-ci n'en serait peut-être pas autrement étonné se disant simplement qu'il ne pensait pas que l'esprit malin avait une telle morphologie. On nous rétorquera que l'Inca ne fait pas œuvre scientifique et que la comparaison est grossière et gratuite. Si nous revenons cependant au Parisien, nous devons admettre que sa démarche répond aussi à un choix culturel. C'est ainsi que depuis des décades la microbiologie puis la virologie ont dirigé et dirigent nombre de recherches sur le cancer, traquant dans l'objectif des microscopes optiques ou électroniques « l'agent causal » de cette maladie alors que l'immunologie, nouvelle vedette, laisse entendre qu'une telle recherche s'est peut-être engagée sur une voie sans issue. Il n'empêche que chaque jour des médecins doivent agir, traiter des cancers en faisant plus confiance à leur pratique qu'à une science dont ils peuvent déjà scientifiquement douter.

Nous avons insisté sur la nature sentimentale de la relation de soins, elle implique la possibilité d'un vécu contradictoire, celle qu'il a dans la science évite au médecin de rester inactif, armé d'un savoir seulement dubitatif. L'a priori de l'origine exogène du cancer se réfère à une culture scientifique issue des théories pastoriennes. Par contre d'autres directions de recherches se fondent sur des critères culturels non scientifiques et d'autant plus nocifs qu'ils ne sont pas dits : depuis plus de trente ans (Ogino et Knauss) d'innombrables recherches pour une contraception efficace se sont efforcées de mettre au point une action sur le gamète femelle. Peut-être qu'une recherche sur le gamète mâle aurait apporté des résultats équivalents sinon supérieurs et en tout cas pu laisser aux intéressés un choix actuellement impossible. Qu'a justifié une telle orientation ? On peut se demander si quelque *machismo* non dit mais culturellement possible n'est pas le mobile inconscient de ce choix qu'aucune raison scientifique ne justifie. Nous prétendons par là que le savoir, ce qu'on appelle la science médicale, tenant compte de la nature de l'objet de ses recherches, n'échappe pas à l'influence culturelle omniprésente et qui lui interdit d'être une science pure, absolue. De telles considérations sont applicables à toutes les sciences de l'homme et de la vie. On se souvient des erreurs qu'a commises la génétique soviétique quand l'orientation de ses recherches a obéi à des critères politiques. Nous citerons à l'appui de notre thèse un extrait d'un récent article de Koupernik : « [une] position qui a curieusement dominé la pensée médicale française jusqu'aux années quarante : la maladie mentale est d'origine syphilitique. Il faut avoir connu les incroyables excès des zélateurs de cette étrange théorie qui, en fait, admettaient d'un cœur léger la transmission héréditaire d'un caractère acquis, les abus de traitements antisyphilitiques inutiles ou nocifs, les drames humains que cette théorie absurde a engendrés, pour réaliser à quel point l'idée de faute, de péché a pu dévoyer la recherche et la pratique » [21].

3. *Le médecin et sa science*

Ce que nous venons de lire montre que la pensée médicale ne peut se départir de « l'ordre culturel ». Celui-ci évoluant, certaines hypothèses, hier interdites à la science, deviennent formulables. Comme nous le disions au début de ce chapitre, l'étudiant, le médecin, le chercheur sont imprégnés d'une micro-culture et, ce qui est vrai de la pensée médicale en général, le sera de chaque médecin en particulier. Les nombreuses options offertes : allopathie avec toutes ses variantes, homéopathie, acupuncture, naturisme, psychosomatique, etc. ont été élaborées par référence à un « ordre » particulier. Le choix que fera à son niveau le médecin s'inscrira, il ne faut pas que nous nous leurrions à ce sujet, par référence à un « ordre absolu » qui le transcende comme il transcende l'homme.

De telles divergences ne sont pas limitées aux seules options générales mais apparaissent au niveau élémentaire, tel que celui des pathogénies. Le choix que fera le médecin, la « confiance » qu'il accordera à telle façon de voir n'aura pas de valeur scientifique « absolue », chacune d'entre elles ayant à sa disposition des arguments scientifiques de même valeur. La lecture d'un traité de pathologie est à ce sujet fort instructive : « Les théories pathogéniques (de l'ulcère d'estomac) se divisent en plusieurs groupes : les théories inflammatoires, les théories nerveuses, les théories vasculaires ou anatomiques, les théories acido-peptiques, les théories de protection de la muqueuse, les théories métaboliques » [22]. Ecrivant qu'elles se divisent, l'auteur laisse entendre

21. Dr Cyrille Koupernik, « De la cause au coupable », *Le Monde*, 9 février 1972 (« Libres opinions »).

22. P. Hillemand, *Maladies de l'estomac, de l'œsophage et du duodénum*, Paris, 1954, p. 262.

qu'elles sont difficilement conciliables mais que chacune a des arguments pertinents sur lesquels s'appuyer. Un physicien ou un géologue devant une telle abondance de théories — le cas n'est pas exceptionnel — se gardera de conclure et pensera qu'il suffit d'attendre un progrès de la connaissance pour en tirer des conclusions plus précises.

Le malade vient trouver le médecin pour qu'il le soigne et non pour qu'il lui cite les théories pathogéniques d'actualité. Or, pour en rester à la pathologie gastrique « sans vouloir négliger l'importance des faits acquis, nous devons avoir le courage de reconnaître que nous ne connaissons pas encore la pathogénie vraie de l'ulcère d'estomac et nous ne pouvons qu'approuver la modestie de Levrat, Brette et Richard quand ils écrivaient à propos de ces théories que ' nos successeurs informés de la physio-pathologie exacte de l'ulcère souriront de certaines d'entre elles, comme nous sourions en lisant certaines études des siècles passés sur les miasmes et les cause de fièvre ' [23].

Mais, aujourd'hui comme au cours des siècles passés, le malade fait confiance au thérapeute qu'il va trouver et qui doit, lui, croire dans ce qu'il fait. Tel chirurgien qui croyait hier à la théorie prônant la gastrectomie systématique accorde aujourd'hui sa foi à celle qui conseille l'abstention opératoire. Sa certitude momentanée est totale bien qu'il sache que d'autres restent attachés à une autre façon de faire. Il lui faudra souvent trouver hors de la science dont il sait la faillibilité les raisons de son acte, même s'il n'en a pas conscience. Nous évoquions dans la section précédente le problème que pose au législateur la détection précoce de certaines malformations fœtales. Si celui-ci acceptait d'exaucer le vœu du Conseil de l'Ordre des médecins, c'est à la mère d'une part, au praticien d'autre part, que reviendrait la décision finale et « les gynécologues sont chaque jour confrontés à des problèmes concrets pour lesquels il faut bien trouver une solution pragmatique et non plus philosophique. Ils restent enfermés dans l'alternative insupportable qui les oblige à choisir entre l'avortement et la poursuite de la grossesse. Ni la suppression de l'œuf anormal, ni la naissance d'un enfant anormal, dans la mesure encore où il serait possible de définir ' l'anormal ' ne peuvent les satisfaire » [24]. Sa loi morale dictera au médecin la conduite à tenir, les faits scientifiques n'ayant plus qu'une importance relative.

A un niveau plus matériel, l'incertitude propre au savoir médical apparaît aussi dramatique : « Il semble qu'on puisse faire intervenir dans son déterminisme (d'une insuffisance respiratoire aiguë) certaines

23. *Ibid.*, p. 270.
24. E. Hervet, in *Nouvelle presse médicale*, I/6, 5 février 1972, p. 377.

mesures thérapeutiques telles qu'une perfusion trop abondante de solutés, l'administration de catécholamines, l'inhalation prolongée d'oxygène et la respiration artificielle en pression positive qui, s'opposant à la synthèse de surfactant, pérennise le collapsus alvéolaire contre lequel elle est censée lutter » [25].

Nous avons voulu montrer par ces quelques exemples que si le médecin croit en la science médicale, il n'en n'ignore pas la relative précarité. La nature même de la confiance, telle que nous l'avons définie, sa complexité permettent au médecin d'échapper à l'alternative vrai ou faux à laquelle risquerait de le réduire la seule attitude scientifique. Elle lui permet de considérer comme vraie une théorie pathogénique — pour en rester à l'exemple choisi — alors même qu'il sait qu'elle ne l'est pas « absolument ». La polarisation instantanée de la confiance qu'il a dans la science et dans la vertu de son art l'autorise à prendre avec les théories les accommodements qu'elle lui impose. La science représente pour lui un idéal auquel il tente de se conformer, tout en sachant que cet idéal ne peut être atteint dans un avenir prévisible, alors que le malade attend de lui une action immédiate.

B. *Le malade, la confiance et la science*

Nous avons vu que la science médicale ne peut prétendre à être telle que dans l'élaboration des théories médicales, la pratique médicale s'en écartant plus ou moins en fonction des circonstances. Dans cet agir, tout se passe comme si le médecin avait répondu à un pourquoi. Koupernik nous a donné un exemple. Le médecin se place et est placé par les malades dans un ordre symbolique. Le malade conserve souvent, à l'encontre de la science, un peu de méfiance et c'est sans aucun enthousiasme qu'il se voit considéré comme digne d'intérêt, scientifique.

« Quelquefois j'avais l'impression d'être un peu disséquée, il me faisait penser à ces petites bestioles que je mettais sous le microscope quand j'étais en classe ; ce n'est pas agréable » (Mme C.).

Il n'est sans doute pas agréable d'être réduit à un modèle mathématique ou cybernétique que biologistes et éthologistes ne manquent pas d'évoquer. Dans la pratique quotidienne, le spécialiste est, des médecins, celui qui a le plus haut statut scientifique, il est le plus proche de la « science » à laquelle la médecine voudrait s'identifier. Il est pour le malade l'homme de science par opposition au médecin de famille

25. Rapin *et al.*, in *ibid.*, p. 381-386.

« techniquement inférieur » (Dr G.). Ce n'est pas suffisant pour qu'il donne confiance au patient. « Je suis déconcerté, dans un état de suspicion quand je suis devant un spécialiste. Ce que me dit le spécialiste devrait être révisé par un médecin total, qui situerait le verdict du spécialiste dans un ' verdict total '. Tant qu'on n'aura pas fait cela, on n'aura pas retrouvé la véritable médecine. La véritable médecine c'est un concert, le spécialiste c'est un instrumentiste » [26]. La confiance dans la science médicale (qui n'est pas la véritable médecine pour nous comme pour J. Guitton) est médiatisée par le médecin « total ». Nous retrouverons là des demandes que nous avons entendu exprimer.

Face à cette méfiance à l'encontre de la science que fera le médecin ? Nous disions que l'étudiant n'était pas médicalement naïf mais entreprenant des études, il est disposé à accepter un savoir dont il ignore la teneur véritable : ses informations préalables étant le plus souvent inexactes et tendancieuses parce que répondant à un « pourquoi », la question que les sciences n'ont pas à se poser. Les connaissances nouvellement acquises seront disposées dans une structure préexistante ou, pour reprendre l'image de Guitton, sur une partition dont les lignes sont tracées à l'avance. Homme avant d'être étudiant, tenant d'un savoir qui comme celui du primitif « concevant l'univers à son image et attribuant à chaque objet ou être vivant une âme qui, avec la science, participeraient d'un même ensemble, l'homme peut établir des analogies et des rapports de force entre ces différentes parties d'un tout (...). Mais il est non moins certain que ce processus est en général intriqué avec des mécanismes de pensée plus élaborés. Nous avons déjà signalé l'utilisation du contexte scientifique actuel en particulier quand de telles idées nous furent confiées par des étudiants » [27]. Ayant intégré l'acquis scientifique à son propre univers culturel, à sa micro-culture, le futur médecin pourra peut-être répondre à Guitton s'il lit la même partition que lui. Il élaborera sa médecine qui, expliquée, commentée, vécue n'effraiera plus son patient revenu de la peur de la « cobayisation ». Pour le patient, la science reste une abstraction, il ne connaît que la médecine et le médecin.

« Et bien, c'est d'abord le médecin, la personne en qui on a confiance » (Mme D.).

Nous ne voudrions cependant pas laisser croire que la science médi-

26. J. Guitton, « Médecin total pour une médecine totale », *Tonus*, Paris, n° 468, 31 mai 1971.

27. J.-M. Léger, A. Péron, J.N. Vallat (C.H.U. Limoges), « Aspects actuels de la sorcellerie dans ses rapports avec la psychiatrie », in *Annales médico-psychologiques*, Paris, II/4, novembre 1971, p. 569.

cale est totalement étrangère au malade. Il en a une connaissance pratique par le médecin auquel il fait confiance mais dont nous savons qu'il n'en donne qu'une version culturellement accessible donc déformée. Elle parvient surtout au sujet par les conversations où chacun parle de sa maladie, de la façon dont il la vit et ce qu'il a compris des explications données par le médecin. La tension, l'urée, le cholestérol, le cancer, la tuberculose, l'infarctus sont devenus des mots d'usage courant mais l'expérience nous a appris qu'ils avaient une réalité vécue très différente de celle que leur accorde la science médicale. Ils sont placés par les sujets dans un ordre étranger à l'ordre scientifique. Nous nous bornerons, pour l'instant, à dire que la tension artérielle par exemple est vécue en termes de force, de puissance. Le malade fait confiance au savoir médical pour la mesurer, la traiter, tenter de prévenir les accidents qui lui sont imputables sans que pour autant cette confiance change en quoi que ce soit l'idée qu'il s'en fait. C'est toujours un sujet d'étonnement pour les pensionnaires d'une maison de retraite que la constatation d'un chiffre de tension élevé chez un vieillard rabougri et déshydraté. Alors que paraît tout naturel un tel chiffre chez un boucher obèse et pléthorique. Une véritable confiance dans une science passe par sa compréhension réelle, ce qui n'est pas le cas pour les patients ; nous essaierons de voir plus loin quelles peuvent être les raisons de cet état de fait.

III. MEDECINE ET CULTURE

A. *Le climat culturel de la relation : médecin et shaman*

Le malade demande au médecin qu'il le rassure. Nous savons que cette demande sera satisfaite si celui-ci peut élucider à l'usage de son patient la nature et l'origine de la maladie qui le frappe. Tout médecin appartient à au moins deux cultures à la fois : celle de son milieu d'origine et celle de son milieu professionnel, la culture médicale. Nous avons distingué la science de la pratique médicale et estimé que le malade connaît plus la seconde que la première qui reste pour lui une abstraction ou un souvenir scolaire. Quelles que soient ses connaissances théoriques en la matière, il vit *sa* maladie, *ses* causes. Il n'est pas d'autre moyen pour le médecin de faire accéder le patient à un minimum de vérité scientifique que d'utiliser le langage du malade. Il pourra alors le désaliéner en substituant au désordre qu'entraîne la maladie un ordre nouveau où le malade retrouvera une place marquée par lui.

Des examens complémentaires tels que radiographies, électrocardiogrammes, électrophorèses, bilans chimiques divers sont de nos jours des examens de routine et nul malade n'est surpris quand il doit les subir.

Il en a vu chez des amis, en a entendu parler. Les clichés, graphiques, tableaux d'analyses sont le plus souvent remis à l'intéressé par le médecin après qu'il en ait pris connaissance. Nous avons toujours été frappé par le fait que dans la majorité des cas les malades n'y prêtent qu'un médiocre intérêt, leur ignorance est totale et les laisse indifférents. Par contre, immanquablement la question surgit : « Qu'est-ce que cela veut dire ? Pourquoi est-ce comme ça ? » Une telle question n'ouvre pas sur le même inconnu que lorsqu'elle est posée par un professeur à l'étudiant : les changements de polarité, les atélectasies segmentaires, les hypergammaglobulinémies sont tout à fait en dehors des préoccupations du malade. Le signifié serait à entendre dans des termes voisins de « Qu'est-ce qui est troublé dans mon ordre vital et pourquoi ? » Le médecin sait ce qu'il en est dans l'ordre de la science médicale du moment, pour y répondre dans sa pratique, il faut qu'il sache quel est l'ordre du malade. Ses explications techniques n'auront que peu de poids. « Les médecins nourris de médecine expérimentale et gonflés de prétentions scientifiques veulent guérir selon leurs raisons. Ils oublient que la pensée scientifique est le lot d'un petit nombre et qu'elle est d'un faible secours quand l'angoisse submerge l'individu. Beaucoup dans les campagnes sont devenus des transplantés dans leur propre pays (...). La persécution et la croyance à la sorcellerie leur offrent un système d'explication simple et cohérent et ce système de pensée inclut aussi la confiance dans les médecins parallèles, les guérisseurs, les rebouteux et autres procédés magiques » [28].

Confiance dans le guérisseur, confiance dans le médecin, l'un et l'autre se rejoignent par là. Sans atteindre peut-être l'exubérance des manifestations médiévales, des croyances étranges ont encore cours dans notre pays, tant à la campagne que dans les grandes villes où extralucides, chiromanciens, tireuses de cartes seraient selon certains aussi nombreux que les médecins. Le praticien ne peut ignorer leur existence et par conséquent celle des croyances de leurs clients, s'il ne veut pas que son action et sa parole soient annulées par eux, plus capables que lui de se faire comprendre de ses propres malades. Nous donnerons un exemple de ces croyances à propos d'un incident survenu dans la région

28. M. Bourgeois, J. Boustra, B. Favarel, Garrigues, A. Hébert, « A propos des délires de sorcellerie », *Annales médico-psychologiques,* II/4, p. 584.

même où se situe notre enquête. « Le capitaine de gendarmerie D. devait découvrir dans une chambre funéraire le corps de Robert B. dont le décès remontait à plusieurs jours (une dizaine d'après des informations personnelles). Selon les premières constatations, il semblerait que ses ' fidèles ' attendaient sa résurrection annoncée vraisemblablement dans ses enseignements » [29]. Avant sa mort Robert B., entre autres activités, exerçait celle de guérisseur et de nombreuses personnes venaient le consulter dont beaucoup étaient étrangères à la région. Son succès comme ceux de ses collègues (et peut-être du médecin) s'expliquent par le fait que sa malade comme celle du shaman « y croit et qu'elle est membre d'une société qui y croit. Les esprits protecteurs et les esprits malfaisants, les monstres surnaturels et les animaux font partie d'un système *cohérent* qui fonde la conception indigène de l'univers. La malade les accepte ou, plus exactement, elle ne les a jamais mis en doute ». Ces remarques de Lévi-Strauss [30] restent applicables à nos micro-cultures comme le prouve l'article de Bourgeois *et al.* et que nous explique M. V. :

« Dans l'ensemble, même s'il n'est pas très développé intellectuellement, le malade a besoin que ce soit cohérent, de pouvoir s'expliquer ce qui ne va pas, c'est un peu ça que je mets sous sécurité, je crois qu'il a besoin de comprendre à son niveau » (M. V.).

On peut être surpris de la persistance de telles croyances dans un pays qui vient d'être honoré d'un prix Nobel de médecine. Plusieurs raisons pourraient être invoquées : individuelles qui amènent le malade, poussé par l'angoisse, à se poser la question de son destin, culturelles dans la mesure où la cohérence vécue se situe dans le seul ordre microculturel. La science ne peut répondre à la question *pourquoi* ? « En gros on peut dire que le fait d'une existence donnée et les conditions de l'existence — le comment — sont du domaine scientifique, tandis que les raisons de l'existence — le pourquoi — relèvent de la métaphysique » [31]. On nous reprochera peut-être d'introduire la métaphysique là où elle n'a que faire. Si l'on se réfère à ce que dit Koupernik des hypothèses étiologiques des maladies mentales dans les années quarante, de la réponse au pourquoi qui fut alors apportée, des relations de celle-ci avec la faute originelle et le péché, on ne saurait nier que la métaphysique était présente dans la pensée scientifique. Le malade qui souffre est souvent amené à

29. *Ouest-France*, 23 juin 1971.
30. Cl. Lévi-Strauss, *Anthropologie structurale*, *op. cit.*, p. 218.
31. L. Cuénot, *Invention et finalité en biologie*, Paris, 1943, p. 12.

« Chercher tout le sens de la souffrance, à quoi ça sert finalement. C'est en même temps tout le sens de la vie, de la vie et de la mort (...). Le médecin ne dit pas exactement tout, alors c'est lui qui a le savoir, il reste le personnage qui peut, qui peut guérir, qui peut sauver, enfin pour la majorité des gens c'est encore ça. Les gens qui ont démythifié le médecin, c'est différent » (Mme U.).

Il ressort de ce discours que pour cette personne, le médecin réduit à son seul statut scientifique, le médecin démythifié n'est plus le personnage qui peut guérir ou sauver ou donner un sens à la vie.

Frais émoulu de l'université, le médecin risque fort de se trouver aliéné par rapport à ses patients. Ils en ont conscience et désirent lui apprendre ce qu'ils vivent dans le climat affectif d'échange de la confiance.

« L'idéal serait une rencontre avec la volonté de part et d'autre d'essayer de connaître et de se faire connaître. On pourrait même lui apporter un enrichissement débordant la médecine, c'est-à-dire un vrai contact » (Mlle N.).

Est-il téméraire de penser que cet enrichissement est l'accès à la micro-culture ? Nous nous souvenons de l'incompréhension inquiète que nous éprouvâmes quand, pendant la guerre, nous eûmes à intervenir chirurgicalement sur les organes génitaux d'un soldat dahoméen. Nous réalisâmes a posteriori que de telles interventions dans sa culture avaient un sens rituel. Le malheureux ne parlait pas plus français que nous dahoméen. Quand nous eûmes trouvé un interprète nous ne pûmes savoir ce qui avait été transmis de nos préoccupations chirurgicales, mais nous nous vîmes suggérer une technique opératoire fort éloignée de celle que nous allions mettre en œuvre mais qui répondait à des exigences culturelles qui nous étaient tout à fait étrangères. Nous savons, aujourd'hui, que « les psychiatres européens (au moins de formation) travaillant en Afrique ont maintenant recours à l'aide des sorciers et guérisseurs indigènes traditionnels (...). Cette pratique est efficace comme elle le serait sans doute ici. On peut juger cela rétrograde, conservateur et même méprisant puisqu'aboutissant à consolider des convictions et des modes de pensée ' inférieur ' et ' archaïque ' » [32]. Si le médecin dans notre pays ne peut recourir à de tels moyens, il faut admettre que la confiance l'actualisant thérapeute le fait en même temps parent du shaman et du sorcier dont le malade « ayant compris ne fait pas que se résigner ; il guérit. Et rien de tel ne se produit chez

32. Bourgeois *et al., loc. cit.*, p. 584.

nos malades quand on leur a expliqué la cause de leurs désordres en invoquant des sécrétions, des microbes ou des virus. On nous accusera peut-être de paradoxe si nous répondons que la raison en est que les microbes existent et que les monstres n'existent pas. Et cependant, la relation entre microbes et maladie est extérieure à l'esprit du patient, c'est une relation de cause à effet, tandis que la relation entre monstre et maladie est inférieure à ce même esprit conscient ou inconscient, c'est une relation de symbole à chose symbolisée, pour employer un vocabulaire de linguiste, de signifiant à signifié » [33]. Nous ne partageons pas totalement l'opinion de cet auteur en ce qui concerne le rapport maladie-microbe. Il paraît oublier « que la pensée scientifique est le lot d'un petit nombre » [33] auquel il appartient alors que pour beaucoup de nos concitoyens le microbe reste vécu comme un animalcule plein de mauvaises intentions et dont on se protège par le rite vaccinatoire. Son omniprésence et sa petitesse ne le rendent que plus dangereux. L'iconographie moderne consacrée au cancer fait preuve d'un symbolisme équivalent à celui des cultures dites primitives. Il est vécu comme un monstre dont l'administration des P.T.T. vulgarisa l'image sous la forme d'un timbre émis dans les années quarante ; il empruntait ses traits à l'Hydre de Lerne, la médecine triomphante y était armée d'un glaive « heptatome ». Le crabe aux pinces menaçantes le représente aussi, lui rendant l'effigie correspondant à son nom. Hydre ou crabe, une relation est établie entre symbole et chose symbolisée, entre signifiant et signifié, pour reprendre les termes mêmes de Lévi-Strauss. Le symbolisme de l'Hydre est encore plus significatif par son pouvoir infini de régénération s'il n'est pas d'emblée éradiqué. Dans de telles données culturelles, le rapprochement du médecin et du shaman est classique et Valabrega y a consacré de nombreuses pages.

Si l'on veut bien admettre qu'en matière de maladies de l'esprit, surtout en milieu africain, le psychiatre tire avantage de sa collaboration avec le sorcier s'il ne peut être sorcier lui-même, s'agissant de médecine organique, l'affirmation paraît beaucoup plus sujette à caution. Le sujet sur lequel opère le shaman est un sujet en proie à la peur et à l'angoisse et qui ne comprend plus. Le shaman se livre souvent à des manifestations gestuelles qui peuvent nous paraître étranges (comme les crises de possession du shaman) et qui ne sont à tout prendre que des mises en condition. Pour son malade, elles ont un sens. Si nous imaginons un patient du shaman assistant au long brossage des mains du chirurgien moderne, à son déshabillage, puis à son rhabillage en tenue de salle d'opération, croit-on qu'il y verrait quelque chose de très diffé-

33. Cl. Lévi-Strauss, *Anthropologie structurale, op. cit.*, p. 218.

rent de ce que fait son shaman ? Nous parlions de mise en condition car l'un des agents principaux du shaman est la parole, inspirée quand elle a été précédée des crises précédentes. « Le shaman fournit à son malade un langage dans lequel peuvent s'exprimer immédiatement des états informulés et autrement informulables » [34]. Nous avons dit plus haut que les monstres microbiens ou cancéreux n'étaient pas morts. « Je voudrais attirer maintenant l'attention sur une chose (...). Nous autres modernes avec notre absence totale de scrupules, nous ne pouvons absolument pas comprendre pourquoi les Grecs de l'Antiquité observaient des rites si étranges quand ils abattaient un arbre ou chassaient un animal. Nous sourions devant cette crainte superstitieuse. Avec la crainte, malheureusement nous avons aussi perdu tout respect » [35]. Le malade moderne à l'égal du primitif est envahi par la crainte quand il se vit malade et retrouve alors au grand dam de Sournia « l'encéphale de l'homme des cavernes » [36]. Le rationalisme disparaît pour laisser place à la croyance, au mythe du médecin, celui qui peut tout. Or le médecin moderne ne peut pas tout s'il ne devient shaman. La cure du shaman, par le langage qu'elle fournit, s'adresse à la raison irrationnelle (qu'on nous pardonne la formule) et il la parle. Quand les conditions affectives sont superposables, nous pensons que les comportements, aux variantes culturelles près, le sont aussi. Que le chirurgien sache que le lavage des mains, le revêtement de blouses, masques, bottes stériles n'ont d'autre but que de garantir une parfaite asepsie, n'empêchera pas le futur opéré de vivre tous ces gestes à l'égal d'un rituel dont le sens lui échappe en grande partie.

Nous ne retiendrons dans la recherche des semblables que deux situations superposables : celle décrite par Lévi-Strauss [37] où l'on voit comment le shaman conduit un accouchement et ce que nos modernes obstétriciens font quand ils utilisent la méthode dite de l'accouchement dirigé après préparation psycho-prophylactique. Le shaman agit et parle l'accouchement. Il convient de préciser que l'intervention du shaman est exceptionnelle, le plus souvent les matrones se chargent de délivrer les parturientes. Il n'interviendrait qu'en cas de difficultés à la demande de la sage-femme. Le chant fait revivre dans ses paroles toutes les circonstances qui l'ont amené à intervenir : désarroi de la sage-femme, ses visites au shaman, intervention malencontreuse de Nuu, puissance responsable de la formation du fœtus, etc. Ensuite son inter-

34. Cl. Lévi-Strauss, *ibid.*, p. 218.
35. G. Groddeck, *La maladie, l'art et le symbole*, Paris, 1969, p. 247.
36. J.-C. Sournia, *op. cit.*
37. Cl. Lévi-Strauss, *Anthropologie structurale, op. cit.*, chap. X., p. 205 *sq.*, « L'efficacité symbolique ».

vention est commentée par des chants permanents qui, sous une forme imagée et accessible à la jeune femme, décrivent les événements et les luttes qui se déroulent en son sein et dont il viendra à bout heureusement. Que fait l'obstétricien moderne ? Ne présente-t-il pas à la parturiente et à son mari un tableau de la grossesse, de l'accouchement et de ses mécanismes dans l'ordre culturel actuel, ni plus ni moins authentique « en situation » que celui présenté par le shaman ? Nous ignorons comment sont vécus les séances, les cours d'initiation à la physiologie de la grossesse et de l'accouchement. Nous avons demandé à un accoucheur expérimenté et adepte depuis de longues années de cette méthode ce qu'il en pensait. Le facteur le plus important de succès selon lui serait la présence parlante de celui qui a fait les cours. Il a en particulier été frappé par le fait que des femmes appartenant au milieu enseignant (donc aptes à comprendre intellectuellement ce qu'est un accouchement), ayant déjà eu un ou des enfants avec cette méthode n'en tiraient aucun profit si, retenu loin d'elles au moment de la dilatation, il ne pouvait leur parler. Son arrivée à leur chevet, si elle n'était pas trop tardive, permettait souvent de rétablir une situation fortement compromise.

« Quand nous arrivons nous reprenons le problème en la remettant en confiance. C'est le climat que notre présence crée, la façon de présenter les choses qui valent mieux que ce que je présente. J'ai été sidéré par les résultats obtenus sous hypnose. A mon avis, ce qui caractérise cette situation c'est le langage permanent ; jamais l'accoucheur ne se tait. Mais, en pratique c'est irréalisable » (Dr B.).

Ce médecin nous confiait que les films présentés aux futures accouchées étaient parlés sans aucune interruption et que les mots choisis semblaient l'être avec grand soin : jamais le mot douleur n'est prononcé. L'accoucheur et son dire ont une réalité dans une culture ouverte à la patiente. Car les cours qui précèdent l'épreuve fournissent « à sa malade un langage dans lequel peuvent s'exprimer immédiatement des états informulés » [38]. « Ce qu'elle n'accepte pas ce sont des douleurs incohérentes et arbitraires qui, elles, constituent un élément étranger à son système mais que par l'appel au mythe le shaman va remplacer dans un ensemble où tout se tient » [38]. Le désarroi de certaines de ses patientes, le fait relevé que c'est la personne qui a fait les cours qui doit être présente à l'accouchement, prouve que le seul apprentissage de la réalité physiologique est totalement insuffisant. Nous ne parlerons que pour mémoire des psychothérapies de diverses

38. Cl. Lévi-Strauss, *ibid.*, p. 218.

obédiences ; la parole y tient le rôle que l'on sait mais les organicistes n'y attachent qu'une importance très relative. On ne peut, pensons-nous, qu'être frappé par les analogies entre les deux situations dont nous venons de donner un bref aperçu. Elles nous obligent à penser que le médecin moderne a bel et bien un côté shamanique. Il sera facile de nous objecter qu'une cholécystite aiguë nécessite une intervention d'urgence du chirurgien et qu'on est là bien loin d'une cure shamanique, assertion à laquelle nous pourrions rétorquer que le shaman lui-même utilise une thérapeutique matérielle quand il le juge nécessaire sans pour autant abandonner la présentation parlée. Au niveau de la réalité de nos thérapeutiques un détail a frappé notre attention : les produits dits toniques, reconstituants, sont presque tous de couleur rouge ou jaune, les emballages laissent une grande place à la couleur rouge. L'un d'eux a adopté la couleur or. Une telle convergence ne peut être le fait du seul hasard, elle se réfère peut-être aux travaux de Lumière étudiant l'influence des couleurs sur les employés de ses ateliers de Lyon-Montplaisir. L'interprétation de tels faits reste délicate, les variables différentes se mêlant étroitement. « Il est commode de se débarrasser de ces difficultés en déclarant qu'il s'agit de cures psychologiques » [39]. Le seul fait qu'elles soient possibles nous oblige à nous demander pourquoi elles le sont. Le désarroi des parturientes du Dr B. nous laisse penser que le mode de pensée scientifique laisse la place à un autre, celui toujours présent au fond de l'esprit humain : le mode de pensée magique que nous allons maintenant étudier.

B. *La pensée magique, la science et l'ordre symbolique*

Il ressort de ce qui précède que les explications du médecin ne pourront pas être totalement conformes à la vérité scientifique. Quels que soient ses efforts didactiques, le malade, les replaçant dans sa culture, en altérera le caractère. Ce phénomène de transmutation est à mettre en rapport avec le besoin de cohérence maintes fois souligné que la science, inaccessible à la plupart des patients ne peut par conséquent satisfaire. « Le système logique et rationnel de la pensée scientifique sur lequel est fondée notre société est généralement capable de leur fournir des explications satisfaisantes pour la majorité d'entre nous, mais, comme le fit Field, s'il explique le ' comment ' des choses, il est beaucoup moins explicite quant à leur ' pourquoi '. Le hiatus qui apparaît ainsi entre la réalité vécue et son explication scientifique, ne peut

39. Cl. Lévi-Strauss, *ibid.*, p. 218.

être alors comblé que par le recours aux mythes, domaine de la pensée irrationnelle. La pensée magique apparaît ainsi comme l'une des solutions possibles » [40].

Si la confiance est ce que nous disons, elle implique l'explication rassurante et elle ne peut l'être que dans une communauté culturelle. C'est-à-dire que le médecin, *nolens volens*, entrera par la confiance qui lui est faite dans l'ordre symbolique de son patient et ses explications s'y intégreront. Une telle assertion pourra paraître monstrueuse à de nombreux médecins qui pensent dans leur dire se cantonner au seul domaine scientifique. Dans leur pratique, ne leur arrive-t-il pas journellement comme à nous-même, après avoir donné une explication technique édulcorée, schématisée qui se veut aussi exacte que possible, d'entendre le malade la reformuler dans son langage, avec ses mots et ses références. Elle apparaît alors bien changée et l'exposé se termine le plus souvent par la demande d'approbation : « C'est bien cela docteur, n'est-ce pas ? » Il faut croire en effet que c'est ça que nous avons dit ou tout au moins que nous entendons. Le malade a replacé le dire médical dans son ordre à lui, pour remettre de l'ordre là où la maladie l'a troublé. Il est malade en tant que personne, ce qui est tout pour lui. Ce tout de la personne est abondamment commenté dans l'exorde que ne manque pas de prononcer chaque maître dans sa leçon inaugurale, mais les médecins savent que l'enseignement dispensé par spécialités débite l'homme en tranches que leur pratique aura à réassembler. Le patient, lui, ne se vit pas découpé sinon pathologiquement. La médecine active, la pratique n'aura finalement de loi que celle de chacun de ses sujets. « Entre magie et science, la différence première serait (...) que l'une postule un déterminisme global et intégral, tandis que l'autre opère en distinguant des niveaux dont certains, seulement, admettront des formes de déterminisme tenues pour inapplicables à d'autres niveaux » [41].

Des explications données par le médecin qui justement accepte un déterminisme partiel, le patient, les amalgamant, tirera un déterminisme global. Il vit sa maladie dans sa personne entière. Ses personnes, pour reprendre les distinctions artificielles que nous fîmes précédemment, sont globalement et consubstantiellement impliquées dans l'être malade.

Quelques explications ou interrelations relevées au hasard des consultations nous montreront que ce processus conserve toute son actualité dans notre culture :

40. J.M. Léger *et al.*, in *Annales médico-psychologiques*, p. 573.
41. Cl. Lévi-Strauss, *Anthropologie structurale*, *op. cit.*, p. 219.

« Il faut que je mange pour me caler les nerfs ».

La relation entre tube digestif et système nerveux « mal calé » n'a aucun sens apparent pour le scientifique mais si l'on se réfère au vécu d'abord, à la physiologie ensuite, il est clair que les malaises hypoglycémiques, l'angoisse qui les accompagne sont rapidement atténués par une ingestion alimentaire. Le sujet ignore tout de la glycémie et, si le mécanisme dépasse son entendement, il est par contre mieux placé que le physiologiste pour établir le rapport immédiatement vécu entre les deux phénomènes, « la faiblesse », nerveuse en l'occurrence, et l'alimentation qui la fait disparaître. Comme d'autre part chacun sait qu'en mangeant on se cale l'estomac, la relation est vite et logiquement établie.

Une autre constate :

« Les nerfs jouent avec moi. Ils se sont portés sur l'estomac puis, de là sur la langue. Il faut un abaisseur des nerfs de l'estomac : des gouttes pour que mes nerfs ne soient pas sur mes organes ».

De telles descriptions « loin d'être comme on l'a souvent prétendu l'œuvre d'une ' fonction fabulatrice ' tournant le dos à la réalité (...) offrent pour valeur principale de préserver jusqu'à notre époque sous une forme résiduelle, des modes d'observations et de réflexion qui furent (et demeurent sans doute) exactement adaptés à des découvertes d'un certain type : celles qu'autorise la nature à partir de l'organisation et de l'exploitation spéculative du monde sensible en termes sensibles » [42]. Les propos entendus ci-dessus traduisent effectivement une réflexion sur l'observation de phénomènes ressentis.

Tous les organes, toutes les fonctions n'ont pas même valeur. Nous avons vu celle qui est attachée à la tension artérielle, mais elle n'est qu'un substitut du fluide vital : le sang dont la circulation domine de très loin toute la physiologie vécue. Les collectes de sang faites chaque année dans toutes les agglomérations françaises, les repas qui les suivent ne sont pas pour modifier les croyances traditionnelles dont nous allons donner quelques exemples.

Chacun a pu observer qu'une émotion violente pouvait tarir le flux menstruel en cours, voire suspendre les menstruations pendant un temps plus ou moins long. La menstruation est directement en rapport avec le sang d'une part, les « organes » d'autre part. Ce phénomène itératif traduit la nécessité qu'a la femme de se purger de quelque « mauvais ». Que survienne un arrêt de règles sans rapport avec une grossesse, « le sang ne sait plus où se jeter », et toute la « circulation »

42. Cl. Lévi-Strauss, *ibid.*, p. 25.

va s'en trouver altérée. Les phénomènes vasomoteurs de la ménopause en seraient la preuve indiscutable ainsi que l'hypertension artérielle, les ecchymoses spontanées, les congestions cérébrales, toutes rapportées à ce surplus de sang en quête d'un mauvais coup. Les émotions altèrent par là la qualité du sang qui devient incapable de se purifier et de remplir convenablement son rôle vivifiant. Qu'une intervention chirurgicale devienne nécessaire, que des complications post-opératoires surviennent, il n'y a pas lieu d'en être surpris puisque

> « j'ai été opéré cinq mois après être devenue veuve. Je me suis dit que je n'avais pas été opérée sur du bon sang ».

Il ne suffit pas de sourire pour exorciser le mode de pensée magique. Quel scientifique hésite à dire « qu'il se fait du mauvais sang » sinon « un sang de vinaigre », lorsque sa femme de ménage néglige ses devoirs parce qu'« elle s'est tourné les sangs ». Epuisé par ces alarmes, le malheureux, pâle et sans réaction constate avec tristesse « qu'il n'a plus que du sang de navet dans les veines ». On pourrait multiplier de tels exemples où l'on voit le mode de pensée magique contaminer par le biais de la linguistique les plus solides esprits scientifiques et s'il est vrai comme le prétend Lévi-Strauss que « les croyances magiques apparaîtraient (...) comme autant d'expressions d'un acte de foi dans une science encore à naître » [43], on se prend à songer à la conception populaire du « sang qui se tourne en graisse » et à la fortune actuelle des hyperlipidémies.

Les exemples que nous venons de citer confirment que sont effectivement réunis de façon déterminante des niveaux hétérogènes par des modes de réflexion et d'observation des phénomènes naturels. Les données scientifiques entrées dans le domaine public y sont intégrées donnant une note moins anachronique à la construction. Quelles que soient les croyances d'un sujet, il peut s'adresser tantôt à un empirique, tantôt à un médecin, attitude apparemment contradictoire qu'un patient nous a aidé à comprendre, au moins en partie. M. B. est venu nous consulter pour une éruption mycosique nous disant :

> « Je suis d'abord allé voir les petites bonnes femmes, celles qui guérissent par secret. Ça n'a servi à rien et elles m'ont dit que ce n'était pas des dartres mais de l'eczéma. Alors j'ai pensé qu'il fallait que j'aille voir un docteur ».

Le vocable « dartre », d'origine gauloise, désigne diverses éruptions mais n'a plus de place dans la nosographie dermatologique. A éruption

43. Cl. Lévi-Strauss, *ibid.*, p. 19.

traditionnelle, traitement traditionnel. Le moment où une étiquette scientifique a été substituée à l'étiquette vernaculaire a marqué pour M. B. celui du changement de thérapeute. La thérapeutique secrète de la dartre laisse la place à la thérapeutique scientifique d'un non moins scientifique eczéma, le bien-fondé du choix étant confirmé secondairement quand nous pûmes dire à M. B. qu'il s'agissait d'un pityriasis. Les petites bonnes femmes et leurs secrets, habituées à dominer la dartre, sont impuissantes contre un pityriasis, dont elles ignorent qu'il existe sous un tel nom. On pourrait d'ailleurs se demander si, abandonnant ses thérapeutes, M. B. a quitté le mode de pensée magique ou s'il a simplement changé de magicien troquant le *pampamisayoc* contre *l'altomisayoc*. Nous nous posâmes la question quand nous eûmes découvert en l'examinant certaines anomalies dont il ne se plaignait pas. A la question posée, il répondit : « Oh, ça c'est le métier ». Explication suffisante au-delà de laquelle il n'avait pas l'intention d'aller, nos préoccupations « scientifiques » lui étant tout à fait étrangères et ne présentant aucun intérêt pour lui. L'affaire étant sans gravité, nous n'insistâmes pas.

Nous avons cru comprendre, à partir de cette anecdote, comment se concilient les deux modes de pensée. A des degrés divers, nos contemporains font crédit à la science médicale dont ils ont pu constater les résultats bénéfiques. Cela ne signifie pas qu'ils la comprennent. Par contre, elle leur fournit des repères sur lesquels sera bâti une explication qui ressortit partiellement à la pensée magique. Nous avons vu comment une malade se « cale les nerfs ». Les explications de son médecin se trouvent littéralement phagocytées et métabolisées par le système de pensée du sujet. Si l'affection dont il est atteint échappe totalement à son entendement, nous pensons ici à certaines maladies dont le diagnostic n'est possible que par la mise en œuvre de techniques d'examens complexes et à grand spectacle (gamma-encéphalographie par exemple), tous les repères sont perdus et le patient s'en remet entièrement à l'autorité du « Professeur » chef du service où il est hospitalisé. A son retour, il reste à son médecin traitant à essayer de savoir ce qu'il en a compris pour faire coïncider autant que cela sera possible la vérité scientifique et celle du sujet.

Dans notre société, le mode de pensée magique reste vivace, mais il ne s'abstrait cependant pas de la réalité et utilise à son bénéfice les connaissances scientifiques les plus communes. Les autres subissent les transformations nécessaires pour pouvoir être intégrées au système : c'est ainsi que l'électrocardiogramme est souvent traité de « radio du cœur », alors même que les intéressés ne confondent pas le graphique avec un cliché. Ceci croyons-nous, parce que la radiographie n'est jamais qu'une photographie particulière et que tout le monde sait ce qu'est une photographie alors que les enregistrements de courants électriques physiologiques n'ont aucune réalité vécue.

Le praticien sent ou sait cela. Il mesure le hiatus irréductible qui sépare les deux modes de pensée même quand ils sont entremêlés.

« Il faut faire un commentaire des anomalies trouvées en tâchant de se mettre le plus près possible de la personne » (Dr H.).

De la personne et de son vécu, la tâche est rude, la complexité du sentiment de confiance permet heureusement que cette difficile compréhension mutuelle ne soit un obstacle irréductible à une bonne relation, même si le médecin se trompe sur le contenu de la confiance qui lui est faite.

Nous disions que la science médicale n'était pas une science exacte et que les théories médicales étaient parfois contaminées par des modes de pensée autres que scientifiques citant à ce propos un récent article de Koupernik. La praxis médicale oblige à élaborer des théories qui vont permettre la mise en œuvre d'un traitement et souvent le médecin aura « (...) la tentation de jouer au prophète (...). Nous pensons ici au concept bleulérien de la ' pensée autistique ' qui joue en médecine un rôle de premier plan (...). De cela nous sommes redevables aux traditions de la médecine directement dues aux ' medecine-men ' c'est-à-dire aux prêtres » [44].

Quand le chercheur devra comprendre un phénomène nouvellement observé, il l'inscrira dans un contexte d'observations, d'hypothèses, de théories existantes et ayant au moins partiellement fait la preuve de leur efficacité. La vie obéit à des règles précises qui nous échappent en grande partie mais qui n'en existent pas moins puisqu'elle se maintient. Notre but n'est pas de présenter une épistémologie des sciences médicales, mais de retrouver, à travers quelques exemples, des modes de pensée inconscients mais que la science abhorre.

Desoile, utilisant dans un but thérapeutique la technique dite du rêve éveillé, amène le patient à ressentir des mouvements (qu'il n'exécute pas). « C'est suivant la verticale, soit en ascension, soit en descente, que l'idée de mouvement provoque les résultats à la fois les plus complets et les plus inattendus. Seule la notion de ' réflexe conditionné dans le deuxième système de signalisation ' permet en donnant une explication de cette réponse absolument générale, de montrer que l'on touche ainsi aux sources biologiques du sentiment » [45]. La justification

44. Otto Fenichel, *op. cit.*, p. 13.
45. R. Desoille, *Théorie et pratique du rêve éveillé dirigé*, Genève, p. 31.

pavlovienne échappe à un autre auteur parlant lui aussi de verticalité. « La maison est imaginée comme un être vertical. Elle s'étend, elle se différencie dans le sens de la verticalité. Elle est un des appels à notre conscience de verticalité » [46]. Celle-ci est très présente chez le malade qui pense que « Ça lui est monté au cerveau » ou que « Ça lui est tombé sur les poumons ». Ce disant, il use du même symbolisme spatial sans en dire le nom. Ces exemples pourraient paraître tendancieux, leur caractère scientifique douteux. Nous pensons que ce qui peut paraître ici caricature existe dans toute pensée médicale à des degrés divers car il y a dans cette convergence un trait commun à l'esprit humain.

Les influences culturelles apparaissent indéniables dans l'élaboration des théories médicales. Le médecin, homme comme son patient, n'échappe pas au besoin de cohérence, d'ordre : comment pourrait-il agir une science incohérente ? « Dans les expériences de ' vécu douloureux ' on est amené à envisager l'intégration de la douleur dans le ' Moi ' physique et psychique et sa participation directe dans le remodelage incessant du schéma corporel. On passe ainsi tout naturellement de l'aspect périphérique et parcellaire de la douleur au caractère unitaire de la souffrance, inhérent à la personnalité de l'homme douloureux » [47]. Le médecin doit comprendre puisqu'il lui faut agir. Si le fondamentaliste peut se contenter de formuler des hypothèses, le clinicien et a fortiori le praticien ne peut s'en tenir là et il doit donner un sens à ce qu'il va faire pour « la personnalité de l'homme douloureux ».

Les progrès incessants des sciences fondamentales remettent en question les données les plus solides et battent parfois en brèche les principes de base. « L'auto-immunité était autrefois une notion inconcevable, l'immunité ne pouvait être définie que comme une réponse de l'organisme à des antigènes étrangers, que comme une réponse de protection (...). La réaction immunitaire contre les propres antigènes de l'organisme ne pouvait être concevable car elle constituait un véritable suicide biologique » [48].

Que reste-t-il de la cohérence interne, du dogme de *natura medicatrix ?* De telles découvertes amènent à repenser le problème de l'homéostase « parce que l'homéostase sert d'exemple pour tous les phénomènes fonctionnant à rebours du courant général vers le désordre » [49] et constitue pourrait-on dire le principe d'ordre et de cohérence de l'organisme vivant. Il est évidemment possible que les désordres entraînés

46. G. Bachelard, *La poétique de l'espace*, Paris, 1967, p. 35.
47. A. Soulairac, *op. cit.*, p. 124.
48. M.A. Barrier, « L'auto-immunité », *Revue des sciences médicales*, n° 198, novembre 1971, p. 7.
49. F. Jacob, *op. cit.*, p. 271.

par l'auto-immunisation ne soient qu'une défense contre les désordres plus grands encore mais en formulant cette hypothèse (qui sort du domaine de notre compétence), ne sacrifions-nous pas à un besoin d'ordre et notre pensée n'est-elle pas guidée au rebours de l'expérience immédiate attestée par les immunologues ? Le seul fait que ce phénomène ait été inconcevable tendrait à prouver que le sens de la destinée de l'homme, peut-être ses préoccupations eschatologiques l'empêchent de pouvoir penser de façon totalement scientifique quand il s'agit de lui-même. Cette incursion dans le domaine technique, qu'on voudra bien nous pardonner, a pour but de montrer comment la pensée médicale est sous-tendue par le besoin de cohérence qui hante le chercheur lui-même et son souci, le plus souvent inconscient, d'un ordre supérieur et logique. La médecine reste néanmoins scientifique en acceptant (plus ou moins facilement il est vrai) que l'expérience puisse parfois, comme c'est le cas, s'inscrire en faux contre ses « croyances ». Elle manifeste par contre, une résistance beaucoup plus vive quand cette expérience paraît contredire non seulement les croyances mais encore les théories scientifiques du moment : par exemple Pasteur et le microbe, l'acupuncture qui petit à petit conquiert droit de cité, l'homéopathie rejetée presque a priori, etc.

Il est généralement très difficile de reconnaître dans les théories médicales modernes la part qui ressortit à des principes extra-scientifiques. Il est plus aisé de le faire en relisant aujourd'hui ce qui a été écrit jadis et qui passait à l'époque pour garant d'une pensée scientifique. « *The American X Ray Journal* fait remarquer avec raison combien est curieuse la démonstration donnée par le Dr Blaker (physiothérapeute du Roi d'Angleterre et qui mourut du mal des rayons) de la propriété nouvelle des rayons X de faire développer le cancer lorsqu'il n'existe pas et de le détruire lorsqu'il existe »[50]. Qu'une telle démonstration se soit appuyée sur des faits incontestables nous paraît aujourd'hui improbable. Nous savons que le cancer dû à l'action des rayons X, dont il est question ici, est une radionécrose qui fut prise pour un cancer. Blaker ne pouvait évidemment savoir quelle était la nature de son ignorance. Il ne lui vint pas à l'idée, apparemment du moins, que des informations ultérieures pourraient modifier radicalement l'ordre qu'il assignait au phénomène et qui devait plus au manichéisme qu'à la raison pure. Sa pensée permit de dégager une conduite favorable : se protéger des rayons X. Elle était donc médicalement utilisable mais scientifiquement critiquable. Si l'on

50. G. Sieffert, *Introduction générale à la thérapeutique positive*, Paris, 1910, p. 204.

se souvient de « l'acte de foi dans une science encore à naître »[51] on ne peut qu'être frappé par la prescience de Blaker auquel les irradiés d'Hiroshima ont donné raison.

Il serait vain d'épiloguer sur les limites du concept de « pensée magique » mais il nous faut admettre que le médecin, devant par destination restaurer un ordre perturbé, ne peut le faire sans se créer, à chaque instant, compte tenu des données dont il dispose, un certain ordre de référence.

Si un tel mode de pensée dominé par le souci et le besoin de cohérence caractérise (entre autres) la pensée médicale, il devrait être possible de retrouver dans des cultures différentes, à des époques différentes, des théories médicales superposables s'appuyant sur des observations analogues. Nous avons vu précédemment traiter de façons différentes le symbolisme de verticalité ; la physiologie et le psychisme humain étant univoques, des convergences du même ordre doivent être rencontrées. Le texte suivant illustrera peut-être notre propos. « Le phénomène multiforme de l'excitation sexuelle, enfin, fit reconnaître qu'à la fréquentation, fût-ce sans contact, de deux êtres, il s'ensuivait, pour les deux, une augmentation notable de leur énergie. Ce fait apparut comme tellement important, qu'une école fit admettre l'hypothèse d'une troisième forme d'énergie : l'énergie sexuelle ' Tsing ' qui serait la vraie puissance motrice des êtres et la forme vraie de l'énergie »[52]. L'ouvrage où cette hypothèse fut présentée a été écrit par Iang Ko Suenn et publié en Chine entre 1573 et 1620. Si l'on remplace Tsing par libido, il pourrait sans grand risque être attribué à Freud. Celui-ci, en créant le concept économique de libido, en avait-il eu connaissance ? L'édition originale est introuvable, la seconde fut publiée à Shanghaï en 1923 bien après que Freud eut longuement disserté sur la libido. Sauf emprunt dont nous n'aurions pas connaissance, nous devons bien admettre que ces deux élaborations théoriques suivent des voies curieusement convergentes à des époques et dans des cultures différentes, ce qui, d'ailleurs, serait un argument à opposer à ceux qui ne voient dans la théorie de la libido qu'un concept applicable à l'Autriche des années 1890-1910.

Si nos suppositions sont exactes, il nous est plus facile de comprendre comment le médecin, alors même qu'il se situe dans le domaine scientifique, peut arriver à ressentir sinon comprendre les exigences que traduisent les demandes de la confiance. Les théories médicales

51. Cl. Lévi-Strauss, *Anthropologie structurale, op. cit.*, p. 19.

52. G. Soulie de Morant, *Précis de la vraie acupuncture chinoise*, Paris, 1947, p. 26.

qu'il a apprises tendent à établir un « ordre » là où il est perturbé. Cet ordre scientifique auquel le médecin adhère lui donnera l'assurance nécessaire pour répondre à la demande d'ordre de son patient.

C. *La personnalité mythique du médecin*

« Le profil de personnalité » du médecin doit avoir quelques rapports avec celle du shaman et du magicien. Au début de ce travail, nous nous sommes posé la question des thérapeutes non-médecins. Pour ceux-ci, toute référence à une science officielle est exclue. La personnalité attribuée à Robert B. par ses fidèles, attendant qu'il ressuscite, tient plus du mythe que de la réalité. Dans le même ordre d'idées, le journal *Le Monde* du 11-12 juillet 1971 cite un article du journal allemand *Stern*. Il narre que des malades cancéreux habitant Hambourg se rendent aux Philippines pour s'y faire « opérer ». Le « chirurgien » Tony Agpaoa, âgé de trente-quatre ans, opère à mains nues sans anesthésie, ni instrument. Il introduit ses deux mains dans l'abdomen du patient, à travers la paroi et en extirpe les tumeurs qui y siègent. Enquête faite, il s'agit d'une habile manipulation, la « tumeur », fallacieusement enlevée, n'est qu'un tampon de fibres imbibé d'un produit qui se colore en rouge sang au contact de l'air ou d'un réactif que l'opérateur a sur les mains. Un tel procédé est absolument comparable à celui dont usait Quésalid et qui lui valut le succès que l'on sait. Il n'en reste pas moins que, de nos jours, des malades appartenant à une culture techno-scientifique, vivant dans une région hautement industrialisée, n'hésitent pas à faire en avion à réaction la moitié du tour du monde pour aller se confier à un mage dont les procédés n'ont aucun rapport avec les thérapeutiques modernes du cancer. Il n'est pas question ici de discuter des diagnostics portés à propos de ces malades ni des résultats obtenus dont nous n'avons aucune idée, mais seulement de constater le fait. Ils prouvent que magie et thérapeutique restent, même pour des sujets imprégnés de culture « scientifique », parfaitement compatibles.

Quand il opère, le magicien n'est pas dans son état normal : il a généralement observé des interdictions alimentaires, sexuelles auxquelles ne sont pas astreints les autres hommes et qui soulignent la singularité, sinon l'étrangeté de sa condition. « Tous les médecins (...) sont, au moins virtuellement des magiciens (...) parce que leur art peut paraître occulte et merveilleux (...) ; on peut poser en thèse générale que les individus, auxquels l'exercice de la magie est attribué, ont déjà, abstraction faite de leurs qualités magiques, une condition distincte à l'intérieur de la société qui les traite en magicien »[53]. Quelles que soient les modalités de premier choix, la ségrégation que subit le magicien sera réalisée après qu'il aura été initié par ses pairs déjà en place. L'initiation fait suite généralement à un assez long apprentissage. Nous remarquerons en passant que dans notre société l'apprentissage est réservé aux médecins officiels, ceux qui sont investis par la société. Les parallèles n'ont pas à recevoir l'aval de leurs pairs peut-être parce qu'ils sont clandestins. Pour eux tout se passe comme si un « don » suffisait ; le savoir qu'ils détiennent peut être autodidacte ou se réclamer de telle ou telle école ou croyance étrange ou étrangère. La croyance de tous en un don les change au point de les muer en thérapeutes. L'un d'entre eux nous disait que lors d'un voyage en Italie il avait reçu de saint Antoine de Padoue le pouvoir et le don d'arrêter le sang et de guérir les lumbagos. Dans les cultures dites primitives « l'initiation détermine un changement de personnalité qui se traduit au besoin par un changement de nom »[54]. En résumant et schématisant la pensée de Mauss, on peut considérer que la personnalité mythique du magicien se caractérise par les traits suivants :

— C'est un sujet qui exerce la magie et, de ce fait, jouit d'un statut distinct à l'intérieur de la société à laquelle il appartient.

— Il subit généralement une initiation qui amène un changement de personnalité sociale allant jusqu'au changement de nom.

— Dans l'exercice de son art, il est dans un état « anormal » : jeûne, abstinence sexuelle, état de transe, etc.

Nous devrions pouvoir retrouver des éléments comparables dans le statut mythique du médecin si celui-ci existe comme nous le prétendons.

Nous avons vu que, dans notre société, la médecine est vécue en partie comme magique. Nous avons étudié le statut officiel du médecin et remarqué qu'il se singularisait et se distinguait du statut des autres membres du groupe social. Statut distinct et qui est attaché au seul fait *d'exercer la médecine*. Les médecins qui n'exercent pas n'en jouissent qu'à titre potentiel. Leurs pouvoirs sociaux sont égaux à ceux des praticiens, mais, faute de patients à soigner, ils ne peuvent les actualiser. Les empiriques, à l'inverse, n'ont qu'un statut actuel et n'ont pas eu comme les médecins à faire la preuve d'un apprentissage. Leur *don* leur suffit : pragmatiquement ils sont à égalité de statut avec les médecins (quand ils sont en face de leur malade bien entendu). Nous pensons qu'ils sont vécus dans notre société comme le shaman l'est dans la

53. M. Mauss, *op. cit.*, p. 21.
54. *Ibid.*, p. 35.

sienne aux exigences culturelles près. Si les empiriques utilisent un don cela implique que quelqu'un le leur a remis et ce n'est pas l'université. Nous voyons apparaître, sous une forme dégradée, le métaphysique que nous retrouverons à propos du prêtre. Les médecins bénéficient également de « dons » et il est plus fréquent d'entendre dire que « le Dr Untel est doué pour soigner telle affection » que « compétent pour traiter cette affection ». Nous ne pensons pas que l'emploi d'un tel signifiant soit indifférent, il y a toujours une motivation pour ce qui parle en nous, même si ce n'est apparemment que la langue : « Le langage en effet n'est pas issu des choses mais une structure imposée à elles » [55]. Pour nous, le don du médecin est l'équivalent de celui du magicien ou de celui de notre patient qui le devait à saint Antoine de Padoue.

Le magicien, dit Mauss, a subi une initiation. L'étudiant subit, lui, des examens où il doit faire la preuve de son savoir devant ses maîtres et futurs pairs. Les études sont l'équivalent de l'apprentissage subi par les shamans et sorciers. Dans notre pays les études commencent par des manifestations qui rappellent un rite initiatique : les étudiants de première année subissent de la part de leurs aînés une série de brimades généralement vexatoires et sexualisées après lesquelles ils sont jugés dignes d'accéder au statut d'étudiant en médecine. Ce « bahutage » qui tend à disparaître n'est pas propre aux carabins pas plus que dans les sociétés le rite d'initiation n'est réservé aux seuls magiciens. A tout statut dans la société correspond un rite d'initiation spécifique. Toutes ou presque toutes les grandes écoles, les groupes structurés conservent de telles traditions. Dire qu'elles sont purement folkloriques évite de poser immédiatement des questions embarrassantes. Nous n'étudierons pas ici le caractère magique et mythologique du folklore, ce qui est du ressort des anthropo-sociologues, mais la perpétuation de telles manifestations, les efforts qui sont faits ici et là pour les ressusciter (confréries œnologiques, manifestations régionalistes, résurrection et enseignement des langues vernaculaires) seraient symptomatiques d'un désir non dit qui ne doit rien à Descartes. La permanence de ces rites signifie que le groupe des initiés s'oppose aux autres.

« Cette caste détient un pouvoir et se débat du mieux qu'elle peut, il suffit de lire les journaux et d'entendre les déclarations du Conseil de l'Ordre » (M. C.).

Les études médicales terminées, une thèse (qu'on pourrait souvent dire folklorique) est soutenue devant un jury revêtu d'habits d'apparat

55. O. Sabouraud, *Réflexion sur une recherche en neuro-psychologie*, polycopié, 1972, p. 8.

(inutilisables et inutilisés en d'autres circonstances que rituelles) ; l'étudiant est reconnu digne du titre de docteur en médecine et du statut correspondant. Avant de recevoir de ses maîtres les félicitations d'usage et l'appellation de « confrère », il va devoir prêter serment. C'est, selon Robert, « l'affirmation ou promesse solennelle faite en invoquant un être ou un objet sacré, une valeur morale reconnue comme gage de sa bonne foi ». C'est le serment d'Hippocrate qui débute ainsi :

« En présence des maîtres de cette école et de mes condisciples, je promets et je jure d'être fidèle aux lois de l'honneur et de la probité dans l'exercice de la médecine (...). Reconnaissant envers mes maîtres je tiendrai leurs enfants et ceux de mes confrères pour des frères, et, s'ils devaient apprendre la médecine ou recourir à mes soins, je les instruirais et les soignerais sans salaire ni engagement.

Si je remplis ce serment sans l'enfreindre, qu'il me soit donné de jouir heureusement de la vie et de ma profession, honoré à jamais parmi les hommes et, si je parjure, puissais-je avoir un sort contraire ».

C'est après la prestation de serment que se situe la poignée de main des membres du jury qui s'adresseront dorénavant à leur « cher confrère ». Sa formulation, on le voit, engage principalement le médecin à l'égard de ses pairs, une famille mythique se trouve constituée qu'authentifie l'appellation confrère, véritable famille totémique où le totem pourrait être figuré par le serpent d'Esculape. Si l'engagement est tenu, l'honneur parmi les hommes est assuré : les hommes, c'est-à-dire les autres, ceux qui n'appartiennent pas à la « caste ». Ostracisme qui ne va pas sans rancœur :

« Ils se prennent trop au sérieux, chacun estime qu'il a seul raison puisqu'il appartient au groupe des médecins plutôt que d'accepter de rester homme qui est médecin » (Mlle Z.).

La solennité du texte peut paraître désuète mais il reste que la ségrégation du groupe médical est amèrement ressentie par certains patients. Il résulte de ce rite d'initiation que le médecin est constitué en sujet différent des « hommes » et que tout l'apparat dont s'entoure la cérémonie confirme un attachement conscient ou inconscient à un ordre de valeurs différentes des valeurs scientifiques.

Nous arrivons maintenant au deuxième trait du statut mythique du magicien : le magicien subit « un changement de personnalité sociale allant jusqu'au changement de nom ».

« J'ai (...) gardé cette idée un peu ' magique ' du médecin. Il conserve ce privilège très bizarre, dans notre société, pourtant très sceptique d'être appelé Docteur, alors que, moi, je suis aussi docteur que le médecin, peut-être même plus, car j'ai passé un doctorat plus difficile. On ne m'appelle pas Docteur »[56]. Du jour au lendemain, après avoir été intronisé ou initié par ses pairs, une fois le serment prêté, M. X. devient le Dr X. Il y a véritablement changement d'identité sociale et, en France tout au moins, quand on parle d'un docteur, il ne vient à l'idée de personne qu'il puisse s'agir d'un docteur en droit ou ès-lettres. Le langage courant dira : M. Z. est docteur ès-lettres, M. Y. est docteur, ce qui équivaut à dire M. Y est médecin. La confusion entre les deux termes est totale. Mais confusion ne veut pas dire identité, nous avons en effet cru noter des nuances dans l'emploi par les personnes interrogées de l'un ou l'autre terme. Une d'entre elles fustige les « médecins » tout au long de son entretien. A la fin, elle narra une anecdote la concernant comme malade et parla alors du « docteur ». Nous lui fîmes, une fois l'entretien terminé, remarquer ce fait. De son propre aveu, elle avait, à ce moment, revécu dans son dire sa situation de malade et avait en même temps pensé à *son* médecin dans un ressenti affectif dont nous savons maintenant qu'il est celui de la confiance. Notons, au passage, que ces deux termes sont employés à l'inverse de ce que nous avons fait : médecin correspondrait au statut potentiel, docteur au statut actuel.

Le troisième trait que nous avons retenu (que Mauss place en première ligne) est que, dans l'exercice de son art, le magicien est dans un état anormal. Anormal dans le cas particulier signifiant que son comportement contraste tant avec son comportement habituel qu'avec celui de ses concitoyens. Il cite, entre autres, l'abstinence alimentaire et sexuelle. Si nous nous référons encore au serment d'Hippocrate, nous y trouvons le passage suivant :

« Admis dans l'intérieur des maisons, mes yeux ne verront pas ce qui s'y passe, ma langue taira les secrets qui me seront confiés, et mon état ne servira pas à corrompre les mœurs ni à favoriser le crime ».

Le texte ancien prévoyait des interdictions plus précises en rapport avec la culture régnante : interdiction de donner du poison, de séduire les femmes ou les garçons libres ou esclaves.

Un tel engagement fait mythiquement du médecin dans l'exercice de son art un individu « anormal » : un clairvoyant (qui est aveugle puisque ses yeux ne voient pas ce qu'ils regardent). Il est en même temps désexualisé puisque le commerce qu'il aura avec des sujets dénudés du même ou de l'autre sexe ne devra éveiller en lui aucun désir ni favoriser aucune action considérée comme normale sinon physiologique pour tout autre mis dans une situation semblable.

56. J. Guitton, in *Tonus, loc. cit.*

« D'ailleurs c'est le seul dans notre société qu'on appelle docteur (...). Mais c'est aussi en même temps le seul qui, par sa position et par sa déontologie même, s'écarte le plus du sexe parce qu'il ne faudrait surtout pas qu'il ait, enfin, des désirs même par rapport à ses patients » (M. C.).

C'est à cette personnalité mythique que serait attribué le statut et l'omniscience sinon l'omnipotence que nous connaissons. Il faut bien qu'il jouisse d'un tel statut mythique pour que les malades et leurs proches puissent accepter les sujétions et les contraintes que leur impose la science médicale par lesquelles sont enfreints les tabous socio-culturels. Quand M. B. disait « derrière le médecin, il y a le bonhomme qui vous regarde », il soulignait par ce dire le caractère purement mythique du statut et de la personnalité du médecin. Mais comme la confiance est vécue mythiquement, l'un comme l'autre y croient et si « le magicien simule parce qu'on lui demande de simuler, parce qu'on va le trouver et qu'on lui impose d'agir : il n'est pas libre, il est forcé de jouer, sur un rôle traditionnel, sur un rôle qui satisfasse l'attente de son public » [57]. Le médecin n'est pas en reste, revêtu ou non de sa blouse blanche.

« A ce moment-là il y a une question de théâtre, il faut jouer la comédie : moi, c'est ce que je faisais » (Dr N.).

Nous savons que quand il joue, il le fait avec sincérité et conviction, comme le magicien. Cette conviction permet au patient d'attribuer à ce personnage le statut mythique que nous connaissons car même dans ses aspects purement techniques, la pratique médicale conserve une certaine magie aux yeux de ceux qui en ignorent le sens et ont toujours tendance à « sacraliser » le geste du médecin.

IV. LE MEDECIN ET LE PRETRE

A. *Les rapports de la maladie et de la religion*

Dans la plupart des cultures une relation est établie entre la religion et la maladie. Il en résulte des conceptions de la maladie aussi différentes que les religions elles-mêmes. Les exemples que nous avons cités précédemment à propos de la magie, des shamans, des curanderos ont

57. M. Mauss, *op. cit.*, p.89.

montré l'intégration du thérapeute au système religieux de leur société, ce qui, en dernière analyse, donne à chaque chose une place dans un « tout ». Dans l'antiquité européenne, il en allait de même, les médecins grecs étaient en même temps prêtres. Dans notre société le médecin s'est séparé du prêtre au fur et à mesure que les progrès de la connaissance scientifique ont permis d'attribuer aux maladies des causes précises. Cependant, aussi précises que soient les explications données par la science des origines immédiates de la maladie, nombreux sont ceux qui se demandent quel en est le sens. Question qui, au cabinet de consultation, peut se présenter sous des aspects anodins : pourquoi cette éruption siège-t-elle ici et pas ailleurs ? Répondant que c'est justement cette localisation qui permet de porter le diagnostic, le médecin ne répond pas à la véritable interrogation de son patient. Madame U. posait clairement la question du sens de la maladie, de la souffrance sinon celui de la vie.

Dans un pays de culture chrétienne, comme celui où nous avons mené notre enquête, il nous est apparu intéressant de rechercher quelle place les textes sacrés assignent à la maladie :

« Que chacun donc s'éprouve soi-même et qu'il mange alors de ce pain et boive de cette coupe, car celui qui mange et boit indignement mange et boit sa propre condamnation, c'est pour cela qu'il y a parmi vous beaucoup de malades et d'infirmes et que bon nombre sont morts »[58].

La maladie devient ici la preuve de l'indignité de l'homme. De Dieu dépendent les épreuves. S'il peut rendre malade, il pourra aussi guérir quand les souffrances endurées auront été suffisantes pour laver le malade de ses péchés.

« Regarde Seigneur ton serviteur souffrant dans son corps malade. Réchauffe son âme que tu as créée pour que, purifié par tes châtiments, continuellement il se reconnaisse sauvé par *tua medicina* »[59].

Si la maladie aliène physiquement le malade par rapport à son groupe, dans une telle conception des causalités, le malade se trouve doublement aliéné. En sus de son aliénation physique il souffre d'une aliénation morale puisque la maladie est preuve de son indignité. Exclu de la communauté des fidèles par ses fautes, il la réintégrera guéri, la guérison étant la preuve que pénitence est faite et que Dieu a pardonné la faute puisqu'il a accordé la guérison : « Dieu, unique recours de la faiblesse humaine, démontre la puissance de ton œuvre sur ton serviteur malade pour que, secouru par la puissance de ta Miséricorde, il mérite d'être rendu guéri à ta Sainte Eglise »[60].

58. Saint Paul, 1re épître aux Corinthiens, XI, 28-30.
59. *Rituel romain*, Paris, 1857, p. 132.
60. *Ibid.*, p. 125.

La maladie devient ici purificatrice des péchés de l'homme. Elle est une punition pour des manquements qui contreviennent à la loi divine. Les théologiens modernes s'élèvent contre une interprétation aussi restrictive des écritures : « Le sens profond de l'unité du complexe humain qui imprègne l'anthropologie chrétienne s'exprime dans la liaison étroite qui a toujours existé entre la liturgie pénitentielle et la liturgie des malades (...). La liturgie des malades sera certes une liturgie de supplications et d'intercession pour que leur soit rendue la santé, un rappel de l'enseignement des écritures et de l'exemple du Christ et des Saints touchant le bon usage de la maladie et la soumission filiale à la volonté de Dieu, mais elle revêt en outre les caractères d'une liturgie pénitentielle tels que nous les avons marqués plus haut (...). On ne saurait trop regretter par contre qu'une interprétation insuffisante de sa signification et l'accent mis sur le caractère pénitentiel aient peu à peu conduit à en retarder l'administration jusqu'aux approches de la mort »[61]. Un tel texte essaie d'échapper à la relation par trop simpliste malade = pécheur puni. La rigueur d'un tel énoncé est dans la ligne de la mythologie et de la pensée magique, il provoque des manifestations votives plus proches de la superstition païenne que de la prière chrétienne. Les litanies débitées en latin par des malades analphabètes s'efforçant d'en dire le plus dans le minimum de temps sont plus proches de quelque abracadabri-abracadabra que de la prise de conscience que l'Eglise recommande à ses fidèles.

Une opinion aussi autorisée que celle de Dalmas rejoint celle de nombreux médecins.

« Maladie et médecine, pour moi ça a beaucoup d'implications religieuses. Mais pour moi ça détruit (...) une idée qu'on se fait de la maladie : je ne crois pas à la valeur de la prière pour guérir » (Dr T.).

Les perspectives religieuses actuelles déniant toute valeur à cette équation posent le problème dans une double dimension : la finitude de l'homme face à l'infinitude divine. Le médecin trouve sa place et joue son rôle dans la finitude de l'être humain. Les progrès réalisés par la médecine s'efforcent d'en augmenter la durée mais aussi grands soient-ils, la fin demeure. Cette évidence biologique ne peut être niée bien que le malade espère toujours du médecin qu'il pourra encore et toujours obtenir un délai supplémentaire, n'hésitant pas, dans son dire, à lui accorder un droit de vie et de mort. Un tel propos témoignerait d'un refus inconscient de la finitude humaine. L'homme sait aussi que la vie

61. I.H. Dalmais, « Initiation à la liturgie », *Cahiers de la pierre qui vire*, Paris, 1957, p. 149-150.

continue après sa mort. La sienne ne prend de sens que par rapport à l'infinitude du monde. L'expérience qu'il en a lui montre que ce qu'il vit obéit à des lois. Il ne peut que supposer que ce qu'il ne vit pas obéit également à une loi, mais l'infini lui échappant cette loi ne peut être loi humaine. Il en aura connaissance par la révélation. Dans notre culture, celle-ci fut faite à Moïse au mont Sinaï. Saint Paul a longuement développé ces conceptions dans l'épître aux Romains (chapitres V, VI, VII). Par rapport à la *loi* l'homme est coupable. C'est là que le médecin, limité qu'il est à ne connaître que de la finitude, laissera la place au prêtre. Le chrétien éclairé ne confondra pas finitude et culpabilité mais les autres auront tendance à interpréter les textes sacrés dans le sens étroit que nous leur avons vu donner au début de ce chapitre. Le prêtre va intervenir comme médiateur entre Dieu et les hommes et il jouira à ce niveau de la même confiance que le médecin au sien. « Le mot qui semble à la fois tout introduire et tout résumer est celui de confiance. La confiance est l'attitude première du laïc devant le prêtre. Avec lui le laïc se sent en sécurité, à l'aise (...). Le prêtre inspire donc davantage confiance qu'un autre et cela suffit à le caractériser. Nous soulignons ce point en ajoutant que le prêtre apparaît comme celui à qui on peut tout confier, en d'autres termes celui qui reçoit une confiance totale » [62].

Si nous avions considéré un moment que la confiance témoignée au médecin le rapprochait du prêtre, nous voyons ici que la nature de la confiance faite à celui-ci le rapprocherait singulièrement du médecin, chacun agissant dans son domaine. Au niveau du sentiment vécu, il n'y aurait pas de différence essentielle.

Les conceptions précédentes établissent un rapport de cause à effet entre péché et maladie. Le prêtre qui a à connaître de celui-là peut de ce fait trouver une place comme thérapeute.

B. *Le prêtre et le thérapeute*

Le prêtre, comme sujet, ne peut être considéré comme un thérapeute : il n'est que l'intermédiaire privilégié entre « le thérapeute » et les hommes. La doctrine chrétienne fait de l'homme un être responsable devant Dieu qui détient tout pouvoir. Le prêtre interprète sa parole et administre en son nom les sacrements. La prière adressée à Dieu véhiculera la demande de guérison et de pardon du malade. Les limites que

62. J.-C. Sagne, « Nature de la relation pastorale », supplément à *La vie spirituelle*, n° 88, février 1969, p. 78. Sagne rapporte ici les résultats d'une enquête faite sur le terrain à l'occasion d'une thèse de 3ᵉ cycle de psychologie.

nous fixons ici au rôle du prêtre sont loin d'être reconnues par tous, les Pères de l'Eglise eux-mêmes n'ont pas toujours levé l'ambiguïté.

« Si l'un de vous est malade, qu'il fasse venir les prêtres de l'Eglise, ils prieront sur lui et lui feront des onctions avec de l'huile sainte au nom du Seigneur. Cette prière faite avec foi sauvera le malade. Le Seigneur le soulagera et, s'il est en état de péché, il recevra le pardon » [63].

Si le pouvoir de guérir et de pardonner reste l'apanage de Dieu, le prêtre voit renforcer ici son rôle, dans la mesure où c'est lui qui adresse la prière à Dieu et administre en son nom les sacrements. Saint Jacques précise que, outre la guérison, le malade recevra le pardon s'il est en état de péché. C'est affirmer par là même qu'il peut être malade sans être en état de péché. Dieu peut ainsi guérir une maladie qu'il n'a pas lui-même infligée au malade pour prix de ses fautes. L'intervention du prêtre se situe alors aussi bien au niveau de la finitude de l'homme que de son infinitude. Le malade serait invité à se confier à lui « corps et âme », Dieu sachant ce qu'il faut en penser. Comme nombre de patients ne font pas une nette distinction entre les deux niveaux, si de surcroît Dieu intervient dans la seule finitude, il est tentant d'accorder au prêtre et à la prière un pouvoir curateur. Comme d'autre part il est notoire que les médecins soulagent les malades et parfois avec succès, la confusion apparaît inévitable, à des degrés et des niveaux divers suivant les sujets. Ambroise Paré ne disait-il pas déjà : « Je le soignai, Dieu le guérit » ?

Nous avons vu dans le premier chapitre à propos du savoir religieux le caractère imprécis des idées des patients comme des médecins en la matière. A tel point que certains déplacent la notion de faute de l'infinitude à la finitude.

« La santé est de plus en plus compromise par notre faute, soit directement (excès de toutes sortes), soit indirectement (civilisation actuelle, air pollué, nourriture malsaine, etc.) » (Mme T.).

La faute et non l'erreur implique une culpabilité. Cette personne ne fait pas explicitement référence à une loi divine et attend du médecin qu'il lui indique où est la faute pour pouvoir se corriger. Ajoutant un peu plus loin : « pour beaucoup la médecine a remplacé la religion », elle souligne la confusion établie entre les deux niveaux. L'usage répété du terme « confession du corps », rapproché des confidences, confessions (morales) accentuent encore l'incertitude quant à la façon dont est vécu ici le médecin. Sagne parlant de la confiance faite au prêtre

63. Nouveau Testament, saint Jacques, Epître V, 14.

montre sa similitude avec celle qui est faite au médecin. Une autre similitude apparaît quant aux risques que courent l'un et l'autre, quand ils se voient confier par le sujet le soin de son corps ou de son âme : « On excusera aussi le chirurgien qui, involontairement, aura eu une pollution, après qu'il aura touché par nécessité les parties malades d'une femme ou qu'il aura étudié les choses de la médecine. De même on excusera le confesseur qui, recevant des confessions, aura souffert de pollutions contre sa volonté » [64]. Pour tous deux apparaît la faute dans la finitude contre la loi de l'infinitude. La *faute* qui, depuis des siècles, hante les âmes. Le texte du serment d'Hippocrate et les prohibitions qu'il édicte à ce sujet prouve qu'on ne peut accuser le seul christianisme d'en être l'inventeur.

Dans le vécu immédiat de la maladie cette confusion des rôles et des pouvoirs persiste : un prêtre nous contait que, visitant des malades, on lui demandait souvent quel était son pronostic, après que le médecin eut donné son avis. Selon lui, les proches du malade en posant cette question semblaient estimer que l'heure du trépas dépendant beaucoup plus de Celui qui régit l'au-delà que du médecin, son ministre était par conséquent plus compétent pour en parler. Le sacrement qu'il allait donner au malade, *tua medicina* [65], étant à ce moment seul susceptible de modifier dans un sens favorable le cours des événements dont le contrôle échappait totalement aux hommes.

Un pouvoir mystérieux apparaît ainsi attribué tantôt au prêtre tantôt au médecin, toujours au thérapeute parallèle qui jouit d'un don. Penser que le médecin bénéficie d'un droit de vie et de mort est lui faire crédit d'un pouvoir qu'il ne détient en aucune façon. Un tel pouvoir n'a aucune référence humaine et serait l'indice par lequel l'infinitude se manifeste dans la finitude réservée au médecin. Traducteur d'une puissance inconnue capable de véritables miracles il se rapprocherait du mana qui « (...) est la force par excellence, l'efficacité véritable des choses, qui corrobore leur action mécanique sans l'annihiler (...), dans les médecins il est la vertu salutaire ou mortelle (...). M. Codrington a cru pouvoir dire qu'il était surnaturel, mais, ailleurs, il dit, plus justement, qu'il est à la fois surnaturel et naturel » [66]. Mystérieux mana que nous retrouvons au point même où médecin et prêtre se rencontrent, là où résiderait un pouvoir dont la confiance crédite celui auquel elle s'adresse.

64. Saint Alphonse-Marie de Liguori, *Le bon confesseur pour les gens de la campagne*, Clermont-Ferrand, 1833, p. 138.
65. *Rituel Romain, op. cit.*, p. 132.
66. Marcel Mauss, *op. cit.*, p. 104.

Quelle que soit la réalité ou la nature du mana, si nous avons essayé d'en suivre les tenants et aboutissants et essayé de rechercher par quelles voies il arrivait au médecin, il nous reste à savoir comment et pourquoi la confiance l'attribue à celui-ci plutôt qu'à celui-là car nous savons que la confiance s'adresse à une personne. La psychanalyse nous aidera peut-être à répondre à cette question : ce sera l'objet de notre troisième chapitre.

CHAPITRE III

Interprétation psychanalytique

I. DE LA CONFIANCE AU TRANSFERT

Nous avons jusqu'ici étudié successivement les définitions du sentiment de confiance, les implications de ces définitions, les statuts et les rôles qui en résultent pour le malade et pour le médecin. Nous avons ensuite cherché s'il n'existait pas, dans les différentes cultures, des éléments permanents de ces statuts et tenté d'interpréter à la faveur de ces rapprochements culturels les demandes fondamentales qui sont exprimées ou sous-entendues quand le sujet malade appelle le médecin. Celui-ci nous est apparu après nombre d'auteurs comme l'héritier, dans son « statut actuel », du shaman, du medecine-man, du magicien. Le pouvoir scientifique qu'il détient est codifié par la société qui en garantit l'authenticité en lui accordant le « statut potentiel ». Les thérapeutes non médecins seraient les successeurs directs du shaman à cette différence près que la culture à laquelle ils appartiennent détermine les modalités de leur agir.

Avons-nous ainsi épuisé le sujet et pouvons-nous dire que le sentiment de confiance témoigne simplement d'une identité culturelle, avec toutes les conséquences qu'implique une telle identité ? Ou bien devons-nous nous demander après Roheim si on peut encore « soutenir la thèse de l'anthropologie moderne, suivant laquelle une interprétation n'est valable qu'à l'intérieur de son contexte culturel ? Le verdict des psychanalystes et celui des anthropologues sont manifestement divergents (...). Il est clair que tous deux ne parlent pas de la même chose.

Pour le psychanalyste il s'agit de l'inconscient, et pour l'anthropologue du préconscient ou du conscient. Le psychanalyste traite du conflit entre le Sur-Moi et le Ça, le Moi se trouvant pris entre ces deux forces antagonistes, l'anthropologue, quant à lui, traite de l'Idéal du Moi ou plutôt de l'Idéal de Groupe » [1].

1. Geza Roheim, *Psychanalyse et anthropologie*, Paris, 1967, p. 509.

Nous avons souligné que le choix d'un médecin par le patient se fait à deux niveaux. Par référence à sa « microculture », le malade structure l'ensemble des médecins en deux groupes : ceux qui lui sont isoculturels et les autres. Nous avons essayé de découvrir les raisons qui l'amènent à s'adresser à un médecin qui appartient à la même culture que lui. Rappelons simplement le cas où il ne s'adressera (quand il peut) qu'à un médecin de même religion que lui. Il ne faut pas non plus oublier qu'un sujet déterminé appartient en même temps à plusieurs microcultures au sein de la culture dominante et qu'il lui sera souvent difficile sinon impossible de rencontrer un médecin qui lui soit totalement isoculturel. Un choix devra alors être fait entre les critères culturels qui, pour le patient sont dominants par rapport aux autres. En définitive il va s'adresser à un médecin appartenant à une culture aussi proche que possible de la sienne. Ainsi aura-t-il atteint ce que nous appelons le premier niveau de la confiance. A partir de cet instant il va établir avec celui qu'il a choisi une relation interpersonnelle. L'expérience prouve que, quelle que soit l'identité culturelle, la relation n'est pas forcément réussie et que parfois le patient préférera s'adresser à un médecin qui lui sera moins isoculturel mais avec lequel la relation sera de meilleure qualité. C'est dire que la confiance ne dépend pas uniquement de paramètres culturels. Ceux-ci, nous le croyons, répondent à ce que Roheim appelle l'Idéal du Groupe et sont, nous l'avons vu, nettement exprimés donc conscients ou peut-être préconscients quand ils nous paraissent sous-tendre directement le discours entendu.

La relation va se développer sur un deuxième niveau : le niveau intersubjectif. Nous croyons que la compréhension de ce qui se passe à ce deuxième niveau ne nous sera possible que par le truchement de la théorie psychanalytique. Nous ne dirons pas cependant comme Roheim qu'il s'agit d'autre chose, mais de deux niveaux différents d'une même chose.

L'importance de la confiance n'a pas paru considérable aux psychanalystes : « (...) en réalité, l'attitude du patient importe peu. Sa confiance ou sa méfiance sont presque négligeables quand on les compare aux résistances intérieures qui protègent sa névrose. Certes, la confiance dont témoigne le patient rend très agréables les premiers rapports avec lui. Au sceptique, l'on dira qu'en psychanalyse la confiance n'est pas indispensable à la réussite de la cure. Sa méfiance n'est qu'un symptôme pareil aux autres symptômes, et ne saurait nuire au traitement si le patient se conforme consciencieusement à la règle psychanalytique fondamentale » [2].

2. S. Freud, « Le début du traitement », in *Technique psychanalytique, op. cit.*, p. 83 et 84.

Freud pose que la confiance ne joue aucun rôle dans la réussite de la cure. Il ne nous dit pas pourquoi le patient accepte de suivre une cure dont il se méfie. En tout cas si nous nous référons à ce que nous savons de la médecine organique, l'opposition paraît totale. Il concède cependant que la confiance engendre en début de cure un climat « très agréable ». Nous croyons comprendre qu'il est pour le moins agréable au médecin. La méfiance doit être considérée comme un symptôme, semblable aux autres symptômes, sans plus. Freud ici ne semble pas envisager que la confiance puisse, au même titre, être considérée comme telle. Nous restons donc, pour le moment, tout à fait ignorant de ce qu'il pouvait penser en 1913 de la nature de la confiance par rapport à la théorie psychanalytique du moment.

Si nous reprenons les étapes de la vie professionnelle de Freud, nous nous rappelons qu'il n'a pas du jour au lendemain élaboré la théorie psychanalytique et qu'il a commencé sa carrière médicale en médecine organique et même au laboratoire. Ses premiers contacts avec les malades ont eu lieu dans le cadre de la relation qui nous intéresse ici ; ce n'est que peu à peu qu'il s'est consacré tout entier aux cures psychanalytiques. Nous pouvons supposer que la nature de sa relation avec les malades a subi une évolution progressive et qu'il serait intéressant de démêler dans ses écrits les éléments qui nous aideraient à comprendre la confiance.

La confiance est avant tout un sentiment.

« Un malade qui se confiait à moi et qui, par conséquent, d'emblée avait ma sympathie puisque j'avais la sienne aussi » (Dr N.).

La « sympathie » a très tôt retenu l'attention des psychanalystes et Ferenczi, compagnon de la première heure de Freud en disait que « tout porte à penser que tout sentiment de ' sympathie ' revient à une ' position sexuelle ' inconsciente, et lorsque deux personnes se rencontrent, qu'elles soient du même sexe ou du sexe opposé, l'inconscient tentera toujours un transfert »[3]. Le sentiment qu'est pour nous la confiance, la sympathie qu'elle implique trouverait une explication en terme de transfert.

Nous savons également que le sujet, aliéné par la maladie, est inquiet sinon anxieux. Il demande avant tout à être rassuré, ce qui implique écoute d'abord, compréhension ensuite de la part du médecin, Son diagnostic établi ou, tout au moins, quand il aura réussi à savoir qui est ce malade, il lui donnera les éclaircissements nécessaires et nous

3. S. Ferenczi, « Transfert et introjection », in *Psychanalyse*, Paris, 1968, p. 110.

avons vu que ceux-ci sont reçus en termes d'explications causales dans le contexte culturel du patient. Tout se passant comme si, pour lui, un certain nombre de causes étaient possibles (pour le Canaque, le microbe ne peut constituer une explication causale admissible pas plus que la Mamiwata pour un Européen). Il est prêt à accepter une explication qui va se situer dans ses repères propres utilisant ses propres causalités. « L'homme bien portant ne s'identifie ou ne transfère que sur la base ' d'explications causales ' beaucoup mieux fondées » [4], bien portant mentalement s'entend. Nous voyons réapparaître sur notre route le transfert analytique. Le caractère mieux fondé des explications causales exigé par l'homme bien portant (mentalement et psychiquement) fait soupçonner qu'une différence existe entre psychanalyse et médecine générale. Celle-ci, pragmatique, est contrainte par le réel, le matériel, le biologique qui ne sauraient se satisfaire d'explications négligeant les données immédiates de l'expérience et se situeraient dans le seul imaginaire.

Ainsi deux points importants du contenu de la relation telle que nous l'avons étudiée paraissent recevoir une explication à partir du transfert selon Ferenczi. Elle est considérée par beaucoup comme l'un des facteurs essentiels de la guérison.

« Quand on fait confiance à quelqu'un et que ce quelqu'un nous dit ' Bon, c'est pas grave, vous en faites pas, je vais vous sortir de là ', à partir de ce moment-là, il semble qu'on est à moitié guéri » (Mme D.).

Pour les psychanalystes le transfert occuperait une place équivalente. C'est « le plus efficace des facteurs de réussite » [5] et il doit « ailleurs être considéré comme l'agent même de l'action curative et de la réussite » [6]. Nous devons cependant observer que le transfert peut être également « le plus puissant agent de la résistance ».

Arrivé à ce point qu'avons-nous appris ? Les termes utilisés par Freud pour parler du transfert pourraient, dans la bouche d'un malade ou d'un médecin de médecine organique, être appliqués à la confiance - ou à la méfiance en ce qui concerne les résistances. Encore qu'ici peuvent entrer en conflit le désir d'être soigné et le désir de guérir dont nous savons qu'ils ne sont pas toujours compatibles : la relation dans ce cas se perpétue au détriment de la guérison. A ce niveau l'analogie est frappante. Est-ce une simple analogie ? Ferenczi, nous l'avons vu,

4. *Ibid.*, p. 103.
5. S. Freud, « Dynamique du transfert », in *Technique psychanalytique, op. cit.*, p. 52.
6. *Ibid.*, p. 53.

réduit au transfert des éléments dont nous savons qu'ils font partie de la confiance. Nous nous posons alors la question suivante : la confiance est-elle analogue ou réductible au transfert ?

II. LE TRANSFERT

A. *Généralités*

« Il nous semble qu'on préjuge trop profondément de ce qu'est le transfert en le traitant comme un phénomène dont il conviendrait de cerner les contours, la tâche du psychanalyste étant de s'en assurer la maîtrise et le maniement... Il nous paraît en fait que nos propos sur le transfert restent nécessairement très incomplets et risquent d'en donner une image trompeuse si nous ne prenons en considération l'évolution considérable qu'a subi ce concept depuis l'époque où Breuer et Freud rencontrèrent les manifestations de la passion des malades pour les médecins » [7].

Nous voici avertis des difficultés de la tâche qui consisterait à définir le transfert et ses limites avec simplicité. Aussi n'avons-nous pas l'outrecuidance de le tenter. Nous allons simplement essayer, remontant aux origines, de savoir comment la notion de transfert est née, dans quelles circonstances elle apparut en tant que telle et comment, à partir d'une médecine organique, Freud, venu à la psychanalyse, a peu à peu isolé le transfert de ce qui existait avant et de ce qu'était cet avant.

Freud avait été frappé, on s'en souvient, par les manifestations affectives des hystériques qu'il traitait à l'époque, manifestations dont il donne une description très imagée : « Quand on voit ce tendre attachement du malade pour le médecin se reproduire régulièrement dans chaque cas nouveau, lorsqu'on le voit se manifester dans les conditions même les plus défavorables et dans des cas où la disproportion entre le malade et le médecin touche au grotesque, de la part d'une femme âgée à l'égard d'un médecin à barbe blanche, c'est-à-dire dans des cas où, d'après notre jugement il ne peut être question d'attrait ou de force de séduction, alors on est bien obligé d'abandonner l'idée d'un hasard perturbateur et de reconnaître qu'il s'agit d'un phénomène qui présente des rapports les plus étroits avec la nature même de l'état morbide. Ce fait nouveau que nous reconnaissons ainsi comme à contre-cœur n'est

7. J. Clavreul, « Considérations actuelles sur le transfert », *L'Inconscient*, Paris, n° 3, juillet-septembre 1967, p. 3 et 4.

autre que ce que nous appelons le transfert »[8]. « Le transfert au médecin se réalise par une fausse association » et il s'efforce de réaliser « un désir éprouvé longtemps auparavant, mais aussitôt rejeté dans l'inconscient »[9]. Ces manifestations spectaculaires chez les hystériques trouveront toujours quelque justification car « là où la véritable raison échappe aux perceptions du Conscient, le malade n'hésite pas à en chercher une autre à laquelle il croit lui-même, bien qu'elle soit fausse »[10].

Quand Madame O. nous a dit :

« Tout médecin devrait déshabiller son client, le voir nu de la tête aux pieds, après examen de sang, urine, gynécologie chez la femme (...). C'est l'homme qu'on aime sans le connaître ».

Ne fait-elle pas que reporter sur le médecin des représentations inconscientes et le « contenu du désir [qui] avait surgi dans le Conscient de la malade, mais sans être accompagné du souvenir des circonstances accessoires capables de situer ce désir dans le passé » ?[11].

Jusqu'ici nous avons vu que Freud et Ferenczi considèrent le transfert comme transfert d'affects d'origine sexuelle. Affects qui peuvent apparaître à l'observateur sous la forme de ce « tendre attachement » sans référence sexuelle explicite.

« La première chose c'est d'avoir confiance en son médecin, il faut qu'une amitié soit établie (...). Il faut toujours ce climat d'amitié » (Mme P.).

Ce qui pour Freud serait une manifestation du transfert serait pour Mme P. une manifestation de confiance.

Autour des années 1900, la suggestion occupait encore une place de choix dans les techniques utilisées par les futurs psychanalystes.

« Je pense que le malade vient à son médecin avec une certaine inquiétude (...). Pour moi, déjà le malade qui sort du cabinet du médecin est en partie guéri » (M. A.).

Le médecin n'a certainement pas dit à M. A. : « Allez, vous êtes guéri ». Il se sera sans doute borné à l'assurer de la bénignité de son affection. La différence essentielle avec la suggestion qu'utilisaient les médecins de la fin du siècle étant qu'ici le médecin n'a ni l'intention

8. S. Freud, *Introduction à la psychanalyse*, Paris, 1969, p. 419.
9. *Id.*, *Etudes sur l'hystérie*, Paris, 1967, p. 245.
10. *Ibid.*, p. 52, note.
11. *Ibid.*, p. 245.

consciente, ni l'impression qu'il pourrait guérir par la parole. On nous accordera que les deux phénomènes présentent entre eux une grande analogie. Nous savons de plus par le reste de l'entretien que l'effet suggestif de la parole du médecin dépend étroitement de la confiance que lui fait M. A. et que, en conséquence toutes les paroles médicales n'ont pas et de loin la même valeur « suggestive ». M. A. parle de *son* médecin, l'usage du possessif n'est pas fortuit et doit à notre avis être mis en corrélation avec ce qu'il appelle « une attitude confiante ». Ferenczi, repris par Freud, s'est préoccupé de la suggestibilité des malades et pense que « la possibilité d'être hypnotisé ou suggestionné dépend de la capacité de transfert » [12], précisant par une note que, pour lui, hypnose et suggestion sont une seule et même chose. Nous croyons comprendre que, à partir du moment où M. A. fait confiance à *son* médecin, à l'intérieur du sentiment ainsi vécu, la parole prend une valeur curative. La situation de consultation est telle qu'il ne peut s'agir que de suggestion. Que celle-ci soit ou non le fait volontaire et conscient du médecin ne change pas les données du problème. Nous savons cependant que les médecins n'ignorant pas que leurs malades ont besoin d'être rassurés, agissent et parlent en conséquence. La différence essentielle entre les médecins qui opéraient comme Freud et Ferenczi et le médecin de M. A. est que les uns savaient et voulaient suggestionner leurs malades, le médecin de M. A. ne le sait pas ou se refuse à le savoir. Freud et Ferenczi font dépendre la suggestibilité d'une aptitude particulière des patients au transfert. Or, M. A. comme beaucoup d'autres personnes font dépendre le pouvoir de la parole de la confiance qu'ils ont dans le médecin. Nous émettrons l'hypothèse suivant laquelle transfert et confiance, s'ils ne sont pas identiques, se situent au moins dans un champ psychique commun.

La psychanalyse prenant de l'âge, les psychanalystes de l'expérience, la cure va s'adresser à d'autres psychonévroses - pour reprendre les termes de Freud - que la psychonévrose hystérique. Le concept de transfert va subir une évolution. Au début il a été confondu avec le déplacement... « Je suis pleinement conscient d'avoir employé indifféremment les expressions : déplacement et transfert. Mais le transfert n'est qu'un cas particulier de la tendance générale au déplacement des névrosés » [13]. Freud parle aussi « des » transferts et non « du » transfert et il semble bien, comme le font remarquer Laplanche et Pontalis [14],

12. S. Ferenczi, *Transfert et introjection, loc. cit.*, p. 112.
13. *Ibid.*, p. 95.
14. Laplanche et Pontalis, *Vocabulaire de la psychanalyse*, Paris, 1967, p. 492.

qu'à cette époque il ne donnait pas au transfert l'importance que, dans une conception plus restrictive, il lui donnera par la suite.

Il commence à prendre conscience de son rôle dans la cure et dans sa durée quand il écrit à Fliess : « Je commence à comprendre que l'apparente durée indéfinie de son traitement est quelque chose de normal qui tient au transfert » [15]. On peut d'ailleurs se demander s'il s'agit là du transfert ou du contre-transfert sur lequel nous aurons l'occasion de revenir ultérieurement. C'est à partir de la découverte du complexe d'Œdipe et de ses implications que va apparaître vraiment le rôle central du transfert, phénomène unique, qui va se substituer « aux » transferts. Son rôle s'expliquant par ses rapports avec les figures parentales : « Compte tenu de l'importance cruciale du 'Complexe d'Œdipe' refoulé (amour et haine pour les parents) dans toutes les névroses, on ne s'étonnera guère que le comportement tout naturellement bienveillant, compréhensif, pour ainsi dire 'paternel' du psychanalyste puisse engendrer des sympathies conscientes et des fantasmes érotiques inconscients dont les objets premiers étaient les parents » [16].

Freud précisera que le médecin sera investi libidinalement au cours du transfert dans la mesure où il représente une image parentale qui, dit-il, peut ne pas être celle du père. « Cet investissement va s'attacher à des prototypes, conformément à l'un des clichés déjà présents chez le sujet en question. Tout concorde avec les relations réelles entre le patient et son médecin quand, suivant l'heureuse expression de Jung, c'est l'imago paternelle qui donne la mesure de cette intégration. Mais le transfert n'est pas lié à ce prototype et peut se réaliser aussi suivant les images maternelles, fraternelles, etc. » [17].

Le comportement « bienveillant, paternel, compréhensif » du psychanalyste répond aux expectations de rôles que nous avons rencontrées dans la confiance. Freud souligne l'intégration de la situation « réelle » malade-médecin à une relation primitive avec une des figures parentales. Intégration qui permet peut-être une reviviscence du refoulé. C'est ainsi qu'un patient vit la consultation :

« C'est un rendez-vous avec un confesseur, toujours des rapports troubles et fondamentaux : le toubib, c'est la mère, l'amant, la maîtresse, tout » (M. L.).

Ce propos nous paraît résumer dans sa concision les différentes

15. S. Freud, « Lettre à Fliess », *Naissance de la psychanalyse*, Paris, 1969, p. 282.
16. S. Ferenczi, *Transfert et introjection*, *loc. cit.*, p. 95.
17. S. Freud, « Dynamique du transfert », *loc. cit.*, p. 51.

étapes de l'élaboration du concept de transfert telles que nous avons essayé de les retrouver. Les « rapports troubles et fondamentaux » permettraient que s'accomplissent fantasmatiquement les désirs refoulés. Le qualificatif « trouble » évoque vraisemblablement des « éléments obscurs, équivoques plus ou moins inavouables ou menaçants » [18]. Au médecin « confesseur » on pourra avouer ce qui à quelqu'un d'autre serait inavouable. Dans le même temps il semble vécu non seulement comme celui auquel sont avoués les désirs mais aussi comme celui par lequel ils peuvent être satisfaits : mère, amant, maîtresse. M. L. manifeste au niveau du dire une ambivalence dont le caractère sexuel ne paraît pas contestable. La formulation dans sa totalité vient apporter, s'il en était besoin, une confirmation à ce qu'ont dit les auteurs que nous avons si largement mis à contribution. Cette ambivalence sexuelle s'accompagne et détermine une égale ambivalence affective, amour et haine qui, au niveau du transfert donnera naissance à une bipolarité : le transfert négatif et le transfert positif. Ils vont se développer à l'intérieur de la relation thérapeutique. « Nous savons tous aujourd'hui que le transfert ne reproduit pas uniquement les remous affectifs que le malade a vécus dans sa lointaine enfance mais qu'il constitue *aussi* une réponse *immédiate* à la situation dans laquelle l'analyse le place vis-à-vis de l'analyste » [19]. C'est « l'effet qui s'instaure et se développe de par la disposition propre à la cure psychanalytique » [20].

B. *Transfert positif - transfert négatif*

« Il faut en effet distinguer deux sortes de transferts : l'un ' positif ', l'autre ' négatif ', un transfert de sentiments tendres et un transfert de sentiments hostiles » [21]. Jusqu'ici nous avons vu que le concept naissant de transfert avait des points communs avec la confiance telle que nous l'avions comprise. En ce qui concerne le transfert négatif, le transfert de sentiments hostiles, on voit mal, a priori comment il peut être compatible avec la confiance.

« Il y a des gens que je vois vingt minutes, un quart d'heure dans mon cabinet. Je me dis : ' Oh ! je ne peux pas les voir ces gens-là ' ; c'est physique je ne peux pas les voir, ils foutent le camp, ils ne reviennent plus, vraisemblablement la réciproque est vraie » (Dr P.).

18. P. Robert, *op. cit.*.
19. S. Nacht, *Guérir avec Freud*, Paris, 1971, p. 57.
20. S. Freud, « Dynamique du transfert », *loc. cit.*, p. 57.
21. S. Leclaire, *Psychanalyser*, Paris, 1968, p. 175.

Il est probable que dans ce cas le patient n'aura pas le loisir de goûter les charmes du climat de confiance. L'attitude instinctive du Dr P. est pour nous l'indice d'un transfert négatif massif qui va pratiquement interdire toute relation ultérieure. Tous les cas ne sont pas aussi schématiques.

« La consultation dans un hôpital, je trouve ça dégueulasse, le médecin passe : ' Bon, ça va, c'est bien, vous ferez tel truc, telle piqûre '. Il y en a pour trois minutes, la consultation est terminée. J'ai la dent contre les médecins en ce moment... C'est quelqu'un que j'évite de voir, j'aime bien avoir la paix, enfin, moi, j'attends qu'il y ait un contact mais que ça reste sous-jacent et que ce soit pas éclairé, ce n'est pas la peine, c'est comme ça, j'aime avoir l'impression que je peux compter sur la personne en question et que c'est pas la peine d'en faire un plat. Bon, c'est comme ça, ça existe, c'est bien, ça suffit » (Mlle F.).

Dans le discours de cette jeune fille s'expriment successivement des sentiments hostiles et des sentiments tendres (malgré la censure qui en interdit l'expression). Ils coexistent et ne sont pas incompatibles avec la confiance qui ne s'adresse pas « aux » médecins, mais à « un » médecin avec lequel est recherché un « contact » dont la nature reste imprécise et dont elle attend un soutien.

Nous ne pensons pas que le transfert négatif change fondamentalement les analogies relevées entre le transfert et la confiance. Nous savons que des sentiments hostiles à l'égard du médecin restent compatibles avec la confiance qui lui est faite, ceux-ci se manifestant de préférence hors de la situation de consultation ou tout au moins après que le rassurement ait été obtenu.

A partir de la découverte du transfert, de nouveaux concepts, de nouvelles notions vont voir le jour, affinant peu à peu la théorie psychanalytique : notion de résistance, de répétition, de régression, d'introjection, etc. et également la très importante notion de névrose de transfert qui marque une étape capitale dans l'évolution de la théorie et de la pratique psychanalytique et dont nous nous sommes demandé un moment si elle ne présentait pas des analogies avec le phénomène de confiance dans la relation de médecine générale.

Si, chez Freud la différence entre transfert et contre-transfert n'apparaît pas nettement, il n'en reste pas moins que c'est à partir de la notion de névrose de transfert que certains échecs thérapeutiques ont reçu un commencement d'explication : « C'est là qu'il faut voir la cause de nombre d'échecs thérapeutiques, échec évident et immédiat lorsque les symptômes réapparaissent après arrêt du traitement, échec à plus longue échéance quand la névrose de transfert s'avère impossible à liquider, échec relatif enfin mais non moins regrettable lorsque le traitement traîne indéfiniment en longueur et qu'une adaptation à la vie un peu meilleure ne s'obtient qu'au prix d'un assujettissement déplorable au médecin »[22].

Nous avons vu jusqu'ici que le psychanalyste, « personnage parental », était le support des transferts d'affects du patient. Au cours des années suivantes le thérapeute tendra à adopter une attitude « qui se fonde sur la notion tout à fait justifiée d'ailleurs, que l'analyste doit s'effacer au maximum pendant toute la durée de la cure »[23] et est dominée par le souci « d'éviter l'interférence des conflits non résolus de l'analyste, voire de ce qu'on a pu appeler son ' équation personnelle ' »[23]. Cette attitude va situer le transfert et la névrose de transfert dans un climat bien différent de celui de la situation de consultation et elle contraste totalement avec celle du médecin généraliste qui, lui, estime qu'à partir du moment où le patient lui fait confiance, il doit s'engager totalement :

« Je suis capable de m'engager personnellement si j'en vois la nécessité » (Dr K.).

« Si on se trouve en présence de quelqu'un de confiant et qui fait confiance au médecin, je pense qu'on y met tout son cœur et toute sa science » (Dr B.).

Nous nous bornerons à rappeler les nombreuses demandes de conseils et de directives qui peuvent être sans rapport avec la maladie ainsi que la revendication d'autorité des médecins.

A partir de ce point il semble bien que transfert et confiance suivent des voies divergentes. L'évolution historique de la notion de transfert accentue cette différence. Entre les psychanalystes eux-mêmes apparaissent des contradictions, des oppositions de concept qui ne contribuent pas à éclaircir les données du problème. Nous ne prendrons pas, et pour cause, parti entre les tendances qui s'affrontent et nous nous bornerons à citer des idées de Lacan tenu par beaucoup pour représenter une des positions extrêmes. Il commence par rappeler, parlant de la psychanalyse, que « ses moyens sont ceux de la parole en tant qu'elle confère aux fonctions de l'individu un sens ; son domaine est celui du discours concret en tant que champ de la réalité transindividuelle du sujet, ses opérations sont celles de l'histoire en tant qu'elle constitue l'émergence de la vérité dans le réel »[24].

22. S. Nacht, « Réflexion sur le transfert et le contre-transfert », in *De la pratique à la théorie psychanalytique*, Paris, 1966, p. 155.

23. J. Clavreul, *loc. cit.*, p. 7.

24. J. Lacan, « Fonction et champ de la parole et du langage » in *Ecrits, op. cit.*, p. 257.

Nous nous souvenons que Freud parlait de la situation « réelle » vécue pendant la consultation, réalité à laquelle semble faire référence Nacht quand il parle de la réponse « immédiate » à la situation analytique. Le malade y transférait des affects anciens, le médecin en étant le support vivant. Pour Lacan il ne saurait être question de réalité à ce niveau : « Car enfin cette régression n'est pas réelle, elle ne se manifeste même dans le langage que par des inflexions, des tournures, des ' trébuchements si légers ' qu'ils ne sauraient à l'extrême dépasser l'artifice du parler ' babyisch ' chez l'adulte. Lui imputer la réalité d'une relation actuelle à l'objet revient à projeter le sujet dans une illusion aliénante qui ne fait que répercuter un alibi du psychanalyste » [25]. « Le transfert n'est rien de réel dans le sujet, sinon l'apparition, dans un moment de stagnation de la dialectique analytique, des modes permanents selon lesquels il constitue ses objets (...). Ainsi le transfert ne ressortit à aucune propriété mystérieuse de l'affectivité et même quand il se trahit sous un aspect d'émoi, celui-ci ne prend son sens qu'en fonction du moment dialectique où il se produit » [26].

Le transfert reçoit ici un sens beaucoup plus restrictif et ne pourrait exister en dehors de la cure psychanalytique et par rapport à la fonction de la parole et dans son champ. Une extension du concept hors de la situation psychanalytique risque d'en transformer le contenu et d'en travestir le sens : « Il y a un véritable galvaudage du concept qui le fait utiliser en dehors des références théoriques qui le justifient » [27].

Nous n'entamerons pas une étude du concept actuel de transfert qui est hors de notre propos et de notre compétence mais nous tenons à souligner le dire de Clavreul en ce qu'il limite aujourd'hui le transfert par les références théoriques de la psychanalyse, ce sur quoi nous aurons l'occasion de revenir. Nous avons voulu simplement essayer de saisir l'évolution du concept par rapport à la relation médecin-malade et ce, à partir du moment où Freud avait avec ses patients une relation comparable à celle qui nous intéresse et à partir de laquelle s'est peu à peu élaboré le concept sous la forme que nous lui connaissons aujourd'hui. Nous avons dit qu'un tournant avait été pris, la notion de névrose de transfert étant pour nous la borne qui marque le point à partir duquel confiance et transfert se différencieraient. C'est ici en effet que l'implication de l'analyste dans la relation a commencé à obscurcir son entendement, que le discours du patient a risqué de se voir détourné de sa signification et cependant « il ne nous paraît pas que l'on puisse purement et simplement désimpliquer l'analyste des

25. *Ibid.*, p. 252.
26. *Ibid.*, p. 225.
27. J. Clavreul, *loc. cit.*, p. 4.

interprétations qu'il dispense, même si cela tend à promouvoir une sorte d'idéal d'interprétation juste, vraie, profonde qu'il ne serait possible de donner, au milieu du tourment des passions, que grâce à l'ascèse de la psychanalyse personnelle et de la constante analyse du contre-transfert » [28].

La notion de contre-transfert est une conséquence de l'élucidation de ce qui se passe dans la névrose de transfert et même, si on en croit Lacan, de la notion même de transfert. « Ne peut-on le considérer comme une entité toute relative du contre-transfert défini comme la somme des préjugés, des passions, des embarras, voire de l'insuffisante information de l'analyste à tel moment du procès dialectique ? » [29]. Nous allons maintenant essayer de savoir ce qu'est le contre-transfert et le rôle qu'il peut éventuellement jouer dans la confiance.

III. LE CONTRE-TRANSFERT

Nous avons dit dans la section précédente que transfert et confiance se séparaient après la naissance de la névrose de transfert. C'est qu'en effet sa reconnaissance et sa nature ne sont exprimables que grâce à l'introduction d'une notion nouvelle : celle de contre-transfert. Si, de nos jours, il est relativement facile aux critiques et aux exégètes de Freud de reconnaître les effets fâcheux de son contre-transfert dans le cas Dora par exemple, il n'en fut pas de même pour lui. On ne peut en effet être à la fois juge et partie. Il se rendit cependant compte que le problème posé par l'échec de cette cure devrait être posé en termes de transfert mais ne put aller beaucoup plus loin. « C'est la première fois que Freud donne le concept de l'obstacle sur lequel est venue se briser l'analyse, sous le terme de transfert (...). Mais que sa défaillance ait été fatale au traitement, il l'attribue à l'action du transfert (...). Freud en raison de son contre-transfert revient constamment sur l'amour que M. K. inspirait à Dora et il est singulier de voir comment il interprète toujours dans le sens de l'aveu les réponses pourtant très variées que lui oppose Dora » [30]. Comme nous le disions précédemment, les manifestations transférentielles, ici du contre-transfert, obscurcissent l'entendement de l'analyste qui persévère dans l'erreur.

Le cas Dora a été publié en 1905 et le terme de contre-transfert n'a guère été utilisé par Freud avant 1910. Là où les psychanalystes actuels s'accordent à voir les effets du contre-transfert, il ne voyait lui que des

28. *Ibid.*, p. 8.
29. J. Lacan, « Intervention sur le transfert », *loc. cit.*, p. 225.
30. *Ibid.*, p. 218, 222, 224.

manifestations du transfert. Tout se passant comme s'il ne se mettait pas en cause directement comme partie prenante « dans la relation thérapeutique », bien qu'il sût pour l'avoir écrit que l'analyste était limité « par ses propres complexes ». Que la chose existât avant qu'un nom lui fût donné est une évidence et nous voyons que sa méconnaissance induisit Freud à donner des interprétations erronées.

Une fois nommé, il permettait de découper la relation psychanalytique d'une toute autre façon. Pour reprendre une idée chère à Gagnepain, nous dirons que la différenciation de la grammaire psychanalytique structurait la réalité de la relation psychanalytique en termes nouveaux, la rhétorique propre à chaque tendance se définissant par des situations différentes qui fixent au concept des limites variées. C'est ainsi que pour Laplanche et Pontalis le concept de contre-transfert comprend « l'ensemble des réactions inconscientes de l'analyste à la personne de l'analysé et plus particulièrement au transfert de celui-ci » [31].

Freud ne paraît pas s'être particulièrement intéressé à ce problème en ce qui le concerne. Il avait certes reconnu que le transfert du malade sur le médecin exerçait une indéniable influence sur les sentiments du thérapeute. Les remous sentimentaux dont il était la victime ne pouvaient qu'être préjudiciables à la bonne marche de l'analyse et, pour pouvoir y remédier il était nécessaire qu'il subît une psychanalyse personnelle. Ainsi il pourrait éviter d'être le jouet et la victime de ses réactions contre-transférentielles. Cette analyse deviendra l'analyse didactique réservée aux futurs thérapeutes.

Ce n'est que plus tard que le contre-transfert a vraiment retenu l'attention des psychanalystes. Ils purent, grâce à la meilleure connaissance qu'ils en acquirent, mieux comprendre la dynamique de la cure et la raison de certains de leurs échecs. On sait que le transfert est le moteur principal de la cure mais qu'il constitue en même temps un obstacle à sa terminaison. Aussi sa liquidation est la condition *sine qua non* d'une issue favorable de la cure. « Cependant la liquidation du transfert étant la clef même de la guérison, une intervention directe, même limitée à ce seul domaine, peut à juste titre sembler périlleuse, parce qu'elle pose, dans toute son acuité le problème du contre-transfert » [32].

A cause de lui, le psychanalyste se trouve engagé dans une relation dont la neutralité n'est pas le principal caractère. Si le transfert fait naître des résistances chez le malade, le contre-transfert en provoque

31. Laplanche et Pontalis, *op. cit.*, p. 103.
32. S. Nacht, *loc. cit.*, p. 156.

d'aussi intenses chez le thérapeute quand celui-ci ne peut le contrôler. On devine que le concept de contre-transfert sera aussi difficile à appréhender que celui de transfert. Certains auteurs y voient l'intervention dans la cure de la personnalité totale de l'analyste, d'autres, tel Lagache, le limitent aux processus inconscients de l'analyste en rapport avec le transfert du patient, donc en situation thérapeutique. Quand Clavreul parle de « l'équation personnelle » de l'analyste on voit mal quelles sont ses limites et quels sont ses rapports avec le contre-transfert. Tous s'accordent sur la nécessité absolue de l'analyser, ses effets incontrôlés étant particulièrement fâcheux, et, pour Nacht « il est même probable que la ligne de conduite rigide, prescrite par la technique classique, n'a été maintenue au-delà de ce qui est nécessaire, que par une défense inconsciente et afin de parer aux réactions de contre-transfert » [33].

Rigidité du comportement, angoisse de l'analyste peuvent faire que « par crainte de ce dernier (le contre-transfert), l'analyste peut être incité à supprimer dans ses réactions à l'égard du patient tout laisser-aller humain » [34]. Nous n'ignorons pas que certaines des positions de Fenichel sont l'objet de vives critiques, mais il en appert que le problème de l'humanité de l'analyste est posé. De nombreux autres analystes pensent au contraire que son rôle se réduit à renvoyer au patient sa propre parole, eux-mêmes ne jouant que le rôle de miroir à parole, dans lequel l'analysé parviendra un jour à se reconnaître. De telles différences provoquent la perplexité du non-analyste. Chacune des écoles (comme dans d'autres domaines de la pratique médicale) revendique non seulement de grands succès, ce qui est naturel, mais encore la possession de la technique la plus authentiquement psychanalytique, « il est important d'ajouter que les analystes de toutes les écoles sans exception ont leurs succès, leurs cas difficiles et leur part d'échecs (...) il est non moins probable que le mode de réussite - ou d'échec - varie avec les différentes techniques utilisées » [35].

On peut alors se demander pourquoi un analyste choisira une école plutôt qu'une autre et pourquoi il choisira pour sa didactique tel analyste plutôt que tel autre. « Nous savons que les techniques thérapeutiques varient dans une certaine mesure, assez large même, avec la personnalité du thérapeute. On a accordé de plus en plus d'attention à ce facteur au cours des dernières années, sous le nom de ' contre-transfert ' ou ' utilisation du contre-transfert en psychothérapie ' » [36].

33. *Ibid.*, p. 156.
34. O. Fenichel, *op. cit.*, p. 87.
35. M. Balint, *Le défaut fondamental*, Paris, 1971, p. 14.
36. M. et E. Balint, *Techniques psychothérapeutiques en médecine*, Paris, 1966, p. 23.

L'humanité du psychanalyste de Fenichel, la personnalité du thérapeute de Balint, l'équation personnelle de Clavreul, toutes ces formulations traduisent, pensons-nous, la persistance d'une dimension « personnelle » qui correspondrait peut-être à la définition entendue : « la médecine, c'est d'abord celui qui la pratique ». Si le psychanalyste est à la psychanalyse ce que le médecin est à la médecine nous serions porté à croire que chacun doit avoir une qualité très personnelle de contre-transfert en rapport avec son caractère. Quand le psychanalyste choisit un certain mode d'exercice il fait incontestablement confiance à une théorie, rejetant les autres (freudiens, jungiens, adleriens, culturalistes, etc.). Il rationalisera secondairement « recherchant les causalités » comme le dit Ferenczi. Tous ces faits pourraient selon Balint être portés au crédit du contre-transfert qui reste en définitive « ce que nous espérons éliminer par la sélection, l'analyse et la formation des analystes » [37].

Nous avons vu jusqu'ici que transfert et contre-transfert se définissaient par rapport à la théorie ou la situation psychanalytique et ce, quelle que soit « l'école » des auteurs cités.

Avant d'aller plus loin dans l'étude des rapports entre phénomènes transférentiels et confiance il nous paraît maintenant nécessaire de savoir en quoi se ressemblent et en quoi diffèrent les deux situations : situation psychanalytique, situation de consultation.

IV. SITUATION PSYCHANALYTIQUE ET SITUATION DE CONSULTATION

Nous savons que, pour la majorité des psychanalystes, le phénomène de transfert est lié à la situation psychanalytique et ne peut, sans abus être considéré « en dehors des références théoriques qui le justifient » [38]. De telles restrictions peuvent sans doute être étendues au contre-transfert dont nous venons de voir qu'il n'avait été séparé du transfert que tardivement.

Aux remarques que nous avons faites, aux analogies que nous avons cru remarquer, aux rapprochements que nous avons tentés à propos de la confiance, du transfert et du contre-transfert fait défaut, dans le cas du médecin généraliste, la référence à la situation psychanalytique. Nous allons maintenant essayer de distinguer ce qui fait le caractère de chacune des situations considérées.

37. Winnicot, « Le contre-transfert », in *De la pédiatrie à la psychanalyse*, Paris, 1969, p. 236.
38. J. Clavreul, *loc. cit.*, p. 4.

A. *La situation psychanalytique*

Nous n'entreprendrons pas une étude exhaustive de tous les caractères propres à la situation psychanalytique avec les références théoriques dont ils découlent. Nous avons bien conscience qu'ainsi nous risquons d'en donner une vue partielle et peut-être partiale. Nous essaierons de pointer ceux de ses caractères qui nous paraissent utiles pour la suite de notre propos. « Le premier principe de cette cure, celui qu'on épelle d'abord (au psychanalyste), qu'il retrouve partout dans sa formation au point qu'il s'en imprègne, c'est qu'il ne doit point diriger le patient » [39].

Ce refus de direction traduit la crainte de voir le patient s'aliéner dans la relation avec le thérapeute. Elle a conduit à des attitudes que certains jugent outrancières, bien que s'appuyant sur des considérations théoriques dont nul ne songe à contester la validité. « Toutes ces considérations ont évidemment pour but d'éviter une sorte de main-mise autoritaire de la part de l'analyste qui, en imposant sa manière de voir, ses propres conflits personnels, ne pourrait aboutir qu'à une sorte d'aliénation du sujet en analyse » [40].

Et pourtant, quelquefois l'analyste sera porté à intervenir, entraîné par un mouvement spontané auquel l'analyse didactique qu'il a subie lui permettra de résister en y faisant reconnaître une manifestation de son contre-transfert. L'analysant, il en percevra les causes et pourra en réduire les effets fâcheux. Il pourra ainsi résister au plaisir de donner une interprétation brillante car, à chaque instant « cette interprétation, s'il la donne, va être reçue comme venant de la personne que le transfert lui impute d'être » [41]. L'inconscient du sujet ne parle jamais qu'à l'objet dont l'analyste est le support momentané. Le thérapeute perd son être de personne pour prendre celui de *persona* des acteurs antiques. « Il est vrai que l'analyste est toujours en position tierce par rapport à ce jeu, et c'est de se savoir dans cette position, c'est aussi de le figurer dans l'ordonnance de la séance en refusant le face à face qui permet à ce rôle de n'être pas insupportable » [42].

Tous les psychanalystes n'agissent pas ainsi mais il semble que la majorité d'entre eux se rallient à ce point de vue. Nous n'en discuterons pas et choisirons de prendre celle-ci pour référence comme nous paraissant la plus nette. Quand un malade aura décidé d'entreprendre une

39. J. Lacan, « La direction de la cure », in *Ecrits, op. cit.*, p. 586.
40. J. Clavreul, *loc. cit.*, p. 7.
41. J. Lacan, *loc. cit.*, p. 591.
42. J. Clavreul, *loc. cit.*, p. 27.

psychanalyse il devra se conformer aux règles que lui communiquera son analyste qui, lui, les tient pour bonnes.

En premier lieu il sait qu'il n'en recevra aucun soin matériel, même pas la plus banale ordonnance, la cure se déroulera uniquement au niveau de la parole, des mimiques ou des gestes inconscients. Le corps, pour tout le reste est banni comme objet d'échanges. L'élimination du corps revêt par rapport à la situation de consultation une importance considérable. Elle entraîne en particulier la prohibition de tout contact, de tout passage à l'acte. Les pulsions et les impulsions les plus violentes ne seront jamais agies : toute possibilité de catharsis par le geste est prohibée.

Il sera ensuite informé de règles qui toutes découlent de la règle fondamentale ; dire tout ce qui se présente à l'esprit, sans rien omettre quelque désagréable que puisse en être la communication. Certains « rites » seront observés : le patient est allongé sur un divan, l'analyste le plus souvent silencieux, nous avons vu pourquoi, se tiendra hors de la vue du patient ce qui lui permet, nous a dit Clavreul, de pouvoir supporter cette situation : « Ce visage qui se dérobe aux regards de notre patient, et dont le manque est ressenti toujours avec angoisse, parce qu'il n'offre rien d'autre à l'imaginaire que la voie par où le désir devra trouver à s'avouer » [43].

Ce manque de l'être de l'analyste est la première frustration imposée au patient. Frustré il va essayer les unes après les autres les satisfactions substitutives que lui propose son transfert objectal. Le médecin, analysé, ne se laisse pas prendre au leurre que lui propose son propre contre-transfert et frustre son patient des satisfactions qu'il se proposait. « En ce qui concerne ses relations avec le médecin, le malade doit conserver suffisamment de désirs irréalisés. Il est indiqué de lui refuser justement celles des satisfactions auxquelles il aspire le plus ardemment et qu'il exige le plus impérieusement » [44].

En aucun cas le psychanalyste ne doit se laisser aller aux encouragements, aux gratifications que pourrait lui conseiller sa bonté naturelle car ce ne serait encore que manifestation contre-transférentielle d'autant plus pernicieuse qu'elle n'aura pas été reconnue. « C'est dans le traitement même, dans le transfert sur la personne du médecin, que le malade cherche avant tout une satisfaction substitutive » [45]. « Quelque cruel que cela puisse sembler, nous devons veiller à ce que les souffrances du malade ne s'atténuent pas prématurément de façon

43. *Ibid.*, p. 29.
44. S. Freud, *La technique psychanalytique, op. cit.*, p. 137.
45. *Ibid.*, p. 137.

marquée »[46]. On conçoit que les « cruelles » frustrations imposées au malade seront source d'angoisse qui a « pour caractères inhérents l'indétermination et l'absence d'objets »[47]. L'analyste en effet, contrôlant son contre-transfert, se refusera à se confondre avec l'objet que lui intime d'être le transfert. Comme celui-ci varie au cours d'une seule séance, indétermination et absence d'objet s'en trouveront augmentées et avec elles l'angoisse. Le thérapeute entend ainsi obliger son malade à faire face à ses fantasmes et comptera sur l'angoisse pour faire progresser la cure beaucoup plus qu'il ne cherchera à la calmer. « Le ressort de la cure a son origine dans l'existence d'une souffrance par frustration. Celle-ci tend à s'atténuer à mesure que les symptômes font place à des comportements substitutifs plus satisfaisants »[48].

Ces comportements seront partiellement évités par l'application de la règle d'abstinence. Grâce à elle, le thérapeute pense obvier à certains passages à l'acte toujours désastreux, même s'ils ont lieu en dehors de la cure. Si le psychanalyste en vient à informer son patient de telles interdictions il tend à devenir répressif et directif : position contradictoire de celle de non-intervention et de neutralité. Aussi de nombreux psychanalystes font preuve d'une certaine réserve à l'égard de ce mode d'application de la règle d'abstinence.

Quelle que soit la façon dont opère chaque analyste le principe fondamental reste le même : frustrer le patient pour qu'il soit amené au cours de la cure à se rechercher lui-même, à retrouver son désir et à s'y reconnaître. A ce niveau la cure devient dialectique dans la seule parole du patient, l'analyste se bornant à y repérer les signifiants fondamentaux.

B. *La situation de consultation*

Il y a loin de la situation que nous venons de décrire schématiquement à la situation vécue dans le cabinet de consultation de médecine générale. Tout d'abord, le médecin de médecine générale n'est qu'exceptionnellement analysé et, quand il l'est, il se consacre le plus souvent à la psychanalyse. Aucun des médecins que nous avons interrogés ne l'était. De plus il ignore généralement la théorie psychanalytique qui ne fait pas l'objet d'un enseignement dans les facultés françaises. Les problèmes que peut poser à l'analyste un transfert ou un contre-transfert n'existent pas pour lui - ce qui ne veut pas dire qu'ils n'exis-

46. *Ibid.*, p. 136.
47. *Id.*, *Inhibition, symptôme, angoisse*, Paris, 1968, p. 94.
48. Laplanche et Pontalis, *op. cit.*, p. 3.

tent pas eux. Par conséquent son engagement affectif ne lui cause aucun embarras sinon a contrario :

« Si on n'aime pas les gens on fait un mauvais médecin (...) ; j'ai l'impression de donner quelque chose de moi-même. C'est une profession valorisée sur le plan affectif émotionnel, c'est vraiment la vie, il n'y a pas de doute. Il y a des cas où j'ai le fluide » (Dr M.).

On voit que, pour ce médecin, l'engagement est total, il vit intensément la relation qu'il établit avec son patient : « C'est vraiment la vie ». Le contraste est remarquable avec l'absence voulue du psychanalyste et son refus d'engagement gratifiant : le Dr M., lui, « aime les gens ». Le Dr N. nous parlait, rappelons-le, de l'échange des sympathies. Nous voyons dans la relation à laquelle fait référence ce type de vécu, une interaction « dans la situation » des transferts et contre-transferts respectifs. Quoi qu'il en soit le médecin organiciste ne cherche pas à analyser la dynamique libidinale de sa relation sentimentale avec le malade.

Son agir médical se déroulera tout entier (il le croit du moins) sur le plan conscient. Le malade vient à lui, formulant une demande que le médecin *doit* satisfaire. Nous avons vu jusqu'où vont les implications d'une telle demande. Nous devons rappeler les distinctions faites à propos des catégories de malades pour éviter d'être accusé de psychologisme médical. Il y a ceux dont la symptomatologie objective est un « conflit psychique » au sens large du terme : les malades de croyance et les malades fonctionnels (pour reprendre un terme classique en médecine organique, les premiers étant souvent confondus avec les seconds). Il y a ensuite ceux qui souffrent d'une maladie organique typique et caractérisée (même si elle est psychogène, une fois la lésion constituée on se situe au moins en partie dans l'organique) ; la lésion va faire apparaître un problème psychique secondaire (chronologiquement), c'est par exemple le cas des malades chirurgicaux. Un chirurgien comme Coldefy tient grand compte de ces facteurs et se fait toujours aider d'un psychothérapeute.

Quelle que soit la catégorie dans laquelle entre le patient, à un moment ou à un autre du processus morbide la demande sera exprimée et le médecin devra la satisfaire sous peine de perdre son statut. Il y est prêt.

« Je pense que le malade attend une décision et que bien souvent elle soit conforme à celle qu'il a prise dans sa petite tête » (Dr D.).

Il n'est pas question ici de frustrer le malade mais bien au contraire de prendre la décision (techniquement justifiée) qui soit la plus proche possible de son désir. Bien entendu, tout ceci concerne des demandes conscientes ou préconscientes, des autres il n'est pas question. De sorte que, dans la consultation tout se passe - ou paraît se passer - entre deux personnes face à face, l'une, le malade, venant avec une demande qu'il exprime, l'autre, le médecin, tout disposé à l'entendre, à la comprendre et à la satisfaire dans la mesure du possible. Pourtant il est tout à fait exclu ici de jouer de l'angoisse du malade pour le guérir. De plus elle est généralement médiatisée par un symptôme et nous devons dire que cet aspect du symptôme est généralement ignoré de bien des médecins.

Le médecin dans sa visée pragmatique ne pourra, cela va de soi, ignorer l'organique et quoi qu'il pense de la valeur dudit symptôme il y prêtera toute son attention : pour lui le symptôme a une existence et il serait inadmissible de méconnaître une cardiopathie que quelques gouttes de digitaline vont améliorer en la prenant, hors de tout examen sérieux, pour une boule hystérique.

Le dire du malade se réfère à ce qu'il ressent. Aussi devra-t-il d'abord être écouté du médecin qui agira là comme le psychanalyste, mais dans une autre optique, il va poser des questions précises s'écartant de la manière de faire de celui-ci.

« [La consultation] c'est en principe sous forme de questions et de réponses, de questions de la part du docteur et de réponses à ces questions de la part du malade » (M. G.).

« Interrogatoire pour sérier les problèmes, examen clinique et paraclinique » (Dr T.).

Aucun doute à ce sujet, le médecin organiciste doit intervenir dans le discours du patient pour l'orienter à sa guise.

Puis très vite il va passer à l'examen clinique : il va entrer en contact avec le corps du malade qu'il voit et qui le voit. Il fera alors son diagnostic, prescrira une thérapeutique, le tout accompagné de paroles toujours rassurantes et se voudra gratifiant. Il fera preuve d'autorité, sera directif sans que cela lui pose les mêmes problèmes qu'au psychanalyste. Si celui-ci frustre son malade, le médecin a en face de lui un sujet qui est assez souvent frustré par sa maladie et qui vient vers lui pour que cesse cette frustration. La praxie même de la médecine oblige le médecin à agir ainsi : si, ce faisant il remplit le rôle du père ou de la mère, il l'ignore ou feint de l'ignorer car avant tout il lui faut agir « pour le bien du malade » et surtout pour son bien immédiat. « Lorsque le médecin, par commandement, intimidation ou séduction influence le malade, lorsqu'il suggère ou hypnotise, il fait en réalité appel aux sentiments infantiles présents à l'état refoulé dans chacun de nous et remplit le rôle du père ou de la mère » [49]. Remplir un tel rôle c'est avant tout accepter de le remplir et s'identifier, inconsciemment pour un non-analysé, aux images du malade, et cela, le psychanalyste le refuse. « C'est lorsque l'analyste croit que c'est vraiment à sa personne maternelle que s'adresse le patient que peut naître la névrose de transfert » [50].

Ainsi nous retrouvons la névrose de transfert sur notre route et dans le temps où l'analyste est en défaut. Rappelons que nous la vîmes apparaître pour la première fois sous la plume de Freud et que nous avons cru discerner à ce moment un changement important dans le concept de transfert. Mais, avant d'essayer de savoir si la confiance est réductible à une névrose de transfert nous allons étudier les points communs et les oppositions entre les deux situations que nous venons d'étudier.

C. *Les points communs aux deux situations*

1. *La parole*

Dans les deux situations la demande du patient est transmise par un dire. Nous négligerons le cas des comateux temporairement réduits à l'organique. Dans un premier temps le psychanalyste prêtera au discours du patient une attention pragmatique. « Certaines conditions règlent le choix des personnes susceptibles de tirer grand profit de la psychanalyse. En premier lieu, le sujet doit être capable de redevenir psychiquement normal (...). En outre une certaine dose d'intelligence naturelle, un certain développement moral sont exigibles. S'il avait affaire à des personnes non intéressantes, le médecin ne tarderait pas à se détacher du patient » [51].

Le choix des personnes à analyser repose sur des critères dont certains, dans cet écrit, paraissent sujets à caution. Ne tenons pas compte du premier d'entre eux ; il ne viendra à l'esprit d'aucun analyste d'entreprendre le traitement d'une démence artériopathique ou d'une paralysie générale. Pour le reste nous savons qu'ils restent divisés sur la curabilité des psychoses. Il est clair cependant que des psychanalystes réussiront mieux avec certains malades qu'avec d'autres, ce qui selon Balint nous ramène au problème du contre-transfert. Le

49. S. Ferenczi, « Psychanalyse et pédagogie », in *Psychanalyse, op. cit.*, t. I, p. 69.

50. Irène Roublef, « Introduction à une discussion sur la névrose de transfert », *L'Inconscient*, n° 3, p. 54.

51. S. Freud, *La technique psychanalytique, op. cit.*, p. 7.

deuxième critère est « la dose d'intelligence » : comment l'apprécier et en fonction de quoi ? Il est hors de question d'utiliser des tests psychométriques, alors, le jugement, l'intuition ? On voit tous les problèmes que va poser une telle évaluation, toute l'affectivité qui la sous-tend, ses rapports avec les transferts et contre-transferts (première époque). Le troisième critère est celui du développement moral avec son corollaire des personnes peu intéressantes : il amène le médecin à porter un jugement de valeur en fonction de la culture régnante. Ne peut-on penser que le patient se sera posé la même question avant de choisir justement ce psychanalyste-là ? Nous retrouverions alors des éléments que nous avons rencontrés lors de l'étude socio-anthropologique de la confiance : la notion d'isoculture hors de laquelle la confiance éprouvait les plus grandes difficultés à se manifester. D'ailleurs ajoute l'auteur, s'il n'en était pas ainsi le médecin ne tarderait pas à se détacher du malade. Qu'est-ce à dire ? Une telle formulation aurait trouvé sa place dans l'entretien du Dr N. ou du Dr P. On nous rétorquera que cet écrit date de 1904 et qu'à cette date Freud n'avait pas encore élaboré la théorie psychanalytique dans son ensemble, que la notion de transfert elle-même n'était pas encore très claire. Nous accepterons de bonne grâce cette objection mais si on n'est pas à ce stade entré dans la situation psychanalytique, cela n'empêche que des choses se disent ici comme dans la consultation de médecine générale et la cure risque de s'en trouver obérée : « De longs entretiens précédant le début du traitement analytique (...) ainsi que des relations amicales déjà établies entre l'analyste et son futur patient, peuvent avoir certaines fâcheuses conséquences auxquelles il faut être préparé. Au moment où l'analyse commence, le transfert est déjà établi et le médecin se voit contraint de le démasquer lentement au lieu d'être en mesure de le voir naître et croître sous ses yeux à partir du début du traitement » [52].

Nous croyons comprendre que, lors de la prise de contact, avant que les règles n'aient été dites puis appliquées, le psychanalyste va affronter une situation où le transfert s'établira à son insu et sans contrôle suffisant. Freud signifierait donc par là qu'il existe un certain transfert en dehors de la situation psychanalytique, la relation qu'il définit ainsi ressemblerait assez à notre avis à celle créée par la confiance. En effet il n'y a pas de différence essentielle entre les « pré »-entretiens qu'a le psychanalyste avec le futur analysé et ceux qu'a le médecin avec son malade : évaluation consciente d'un diagnostic, d'un pronostic, d'un traitement possible, indication thérapeutique positive et enfin refus ou acceptation de la prise en charge. La mise en train du traitement sera

52. *Ibid.*, p. 82 et 83.

secondaire mais une situation où il a été parlé aura existé avant la parole proprement psychanalytique. La suite des événements : mise en route de la cure, échecs ou succès de celle-ci, dépendra-t-elle de ce qui s'est passé dans cette première rencontre où l'attention du psychanalyste n'était pas flottante et où il agit comme le médecin classique ? Ce serait poser la question du rôle et de la place de la confiance en psychanalyse mais nous savons que Freud a écrit qu'elle n'avait aucune importance. Il est, par contre, beaucoup plus loquace, quant à la méfiance considérée nous l'avons entendue comme un symptôme, mais qu'il dit ressentir à l'égard de certains patients sans en faire pour autant ici un symptôme : « méfions-nous de tous les malades qui retardent le début de leur traitement. L'expérience montre, qu'après expiration du délai qu'ils ont fixé ils ne se présentent pas, même si ledit délai (ou plutôt la rationalisation de son motif) apparaît tout à fait justifié aux yeux de l'analyste débutant » [53].

Qui se méfie de qui ? Il serait intéressant de savoir si, dans de tels cas, les malades vont ou non voir un autre analyste et, cette fois pour mener à bien une cure. Nous ne disposons d'aucun élément clinique pour répondre à cette question. Certains analystes semblent marquer une différence entre les premiers contacts où ils craignent d'être entraînés dans un processus incontrôlé, et la période psychanalytique proprement dite qui commence quand, « après des semaines ou des mois de cette *vigilance* réciproque qui marque le *premier temps du dialogue* [54] pour l'information et le repérage des interlocuteurs, surgit, en un silence, un rêve, un acte manqué ou un mouvement associatif, ce quelque chose qui amène l'analyste à conclure que le transfert est noué » [55]. Là où Freud dit méfiance, Perrier écrit vigilance réciproque. Nous pensons que la vigilance est suscitée par la crainte plus que par la sérénité et celle-ci s'applique au dialogue du premier temps. Il y aurait donc bien deux temps différents dans la parole du psychanalyste ; dans le premier, il s'agit d'un dialogue selon Perrier, qui permet le repérage, dans le second nous avons vu longuement le rôle et la place qu'y tient la parole, le passage de l'un à l'autre temps coïncidant avec le repérage du transfert, nous disons bien repérage car s'il peut ne naître qu'à ce moment-là, on peut aussi concevoir que né depuis un certain temps il soit ou trop faible ou trop secret pour pouvoir être repéré par l'analyste.

En médecine organique la parole a une double fonction : la pre-

53. *Ibid.*, p. 83.
54. Souligné par nous.
55. F. Perrier, « Sur la clinique, le transfert et le temps », *L'Inconscient*, avril-juin 1968, n° 6, p. 24.

mière, et certains médecins feignent de croire que ce soit la seule, est de transmettre l'information technique.

« C'est le médecin qui prend les choses en main. De deux choses l'une : ou il oriente le diagnostic, ou il laisse le malade déballer son affaire et après il reprend... Il fait marche arrière et il reprend les points un à un. Ou bien, au contraire, il est très pressé, il pose des petites questions lapidaires » (Dr R.).

Ce dire nous paraît lourd de sens implicite. Le malade face au médecin détient la vérité sur ce qui le tient, mais, il en ignore la nature. Le médecin lui détient incontestablement le savoir technique nécessaire pour recevoir utilement les informations et procéder au « repérage des interlocuteurs », l'interlocuteur étant double comme l'écrit Perrier : l'organe malade qui parle d'abord dans le malade - si on nous permet cette figure - et le malade qui, lui, parle au médecin. Celui-ci est amené à reprendre le dire du malade pour essayer de préciser ce qui est dire de l'anatomique ou non. Au bout d'un temps plus ou moins long, dans un mot, dans un signe, par une association un temps est marqué, le diagnostic est établi, plus ou moins précis, plus ou moins certain, mais l'interlocuteur est repéré. Il n'y a pas dialogue véritable, la parole du malade étant à chaque instant transposée par le médecin dans le registre technique où elle prend pour lui une signification qui échappe au patient. Les questions elles-mêmes, lapidaires ou pas, n'ont de sens que pour lui, dans son savoir médical. Cette quête de renseignements pendant laquelle la personne du malade est totalement aliénée dans l'ordre scientifique du médecin, nul ne saurait s'en dispenser sans risque de catastrophes.

Reste l'autre parole qui, pour le patient a fonction d'information également, mais d'information au niveau physiologique : il veut qu'elle soit « écoutée » par la personne du médecin dans le statut que lui confère la confiance et non plus dans son statut technique. Par elle il informe le médecin de son état affectif. Le médecin va recevoir ici la même parole que le psychanalyste - au moins dans le premier temps de la rencontre psychanalytique. Mais il n'essaiera pas de la renvoyer au patient pour le désaliéner, et s'aliénant lui-même dans la relation, il ne saura généralement pas que ce qu'il écoute et même entend, tient sa valeur de l'implicite, du latent plus que de l'explicite ou du manifeste. Son implication sera totale, désirée, gratifiante et non plus crainte.

« Quand ils sont lancés avec un médecin, ils sont invraisemblables. J'ai beaucoup aimé cet aspect du problème, aspect d'amitié qui se crée entre le médecin et le malade. Ils m'envoient leurs vœux, me tiennent au courant des naissances des enfants » (Dr F.).

Après la prise de contact, après le nécessaire temps technique, la parole sera le secteur d'un échange sentimental souhaité par le médecin et par le malade alors que le psychanalyste lui « aura à lutter contre des difficultés particulières lorsque des liens d'amitié ou simplement des rapports mondains l'unissent au patient ou à la famille de celui-ci. Tout psychanalyste obligé de traiter la femme ou l'enfant d'un ami doit s'attendre à ce que le traitement, quelle qu'en soit l'issue, lui coûte cette amitié » [56]. Il y a ici plus d'une différence, il y a opposition irréductible. Le médecin cherche, nous venons de le voir, l'amitié de son patient, elle durera autant que la confiance. Ce n'est pas contradictoire avec l'agressivité que le malade peut manifester à l'égard de son médecin mais en dehors de son statut de malade et quand il n'est pas gratifié. En psychanalyse, si l'amitié préexistait à la cure elle ne lui survivra pas et le thérapeute sera secondairement frustré d'une relation jusque-là satisfaisante et gratifiante avec l'ami malheureusement devenu patient.

Si nous résumons ce que nous venons de dire à propos de la place occupée par la parole dans les deux situations il semble qu'elle y remplisse une double fonction : d'échange et technique. Tout se passe comme si chacune de ces fonctions occupait dans la relation thérapeutique une place chronologiquement inverse. Quand le psychanalyste débute par l'échange (qu'il craint et refuse) le médecin se situe, lui, au niveau technique d'information. Quand le psychanalyste « agit » (avec la discrétion que l'on sait), il n'est plus là en tant que personne, la parole quitte l'ordre affectif pour entrer dans l'ordre technique. L'analyse permanente des transferts et contre-transferts à laquelle se livre le thérapeute a pour effet premier de le désimpliquer et de lui faire connaître et explorer la fonction et le champ de la parole qui est dite à côté de lui. Une telle position a quelque analogie avec celle du médecin qui écoute et explore à travers la parole première de son malade les fonctions et le champ d'action de ses sécrétions pancréatiques par exemple. Il ne s'implique pas ou le moins possible dans l'anatomique où se situe sa praxie, le psychanalyste lui ne veut rien avoir de commun avec l'affectif. Une telle inversion chronologique est à mettre en rapport avec le moteur de la cure : gratifier pour l'un, frustrer pour l'autre. L'inhumanité et la désimplication de l'un comme de l'autre rendant possible la frustration. Chacun commence par où l'autre finit. Il est vrai que le psychanalyste gratifie largement son

56. S. Freud, *Technique psychanalytique, op. cit.*, p. 83.

patient au moment même ou après les entretiens préliminaires il accepte de le prendre en charge. Le médecin le frustre quand, s'en tenant au niveau anatomique et technique il lui faut conserver l'œil clair et l'âme sereine pour imposer et mettre en œuvre des techniques pénibles et quelquefois redoutables. Souvenons-nous du chirurgien déclarant : « Voilà une vésicule qui entre ». Après et après seulement il sera et se voudra gratifiant, en particulier par le don qu'il fera au malade et dont le psychanalyste ne peut disposer : l'ordonnance, que nous retrouverons un peu plus tard. Malade ou névrosé, l'un comme l'autre va consulter le médecin ou le psychanalyste parce qu'il se plaint de symptômes qui le gênent.

2. *Le symptôme*

« Le rôle du psychanalyste c'est d'observer, d'écouter, de comprendre, de savoir attendre et se taire, et, le moment venu, donner l'interprétation qui convient » [57]. Le symptôme ne sera alors en psychanalyse que motif à interprétation. Il n'y est jamais considéré que comme un moment à peine différent des autres et qui, de toute façon, ne présente d'intérêt que dans la mesure où il signifie d'une façon particulière un refoulé occulté et travesti en cette émergence. Le thérapeute ne s'y attache pas, recherchant le signifié au-delà du signifiant.

En médecine organique au contraire le symptôme tient la première place, trop souvent au détriment de la structure sous-jacente. Objet de tous les enseignements, de tous les soins, c'est sur lui que s'articule la demande du malade et que se concentre l'attention et l'intention gratificatrices du médecin. Instruit par l'expérience, le praticien sait le peu de valeur intrinsèque de nombre d'entre eux. Il n'en est cependant pas pour autant disposé à les négliger car il n'ignore pas que le symptôme le plus banal, même s'il n'engage pas affectivement le malade, peut être l'indice d'une grave affection organique. Il sera souvent difficile d'accorder en même temps au symptôme, et l'attention technique et l'attention affective pour entendre la demande sous-jacente. C'est pourquoi celui-ci trouve sa place dans le premier temps de la consultation, celui où la parole n'est qu'informatrice.

D'autre part un symptôme organique intense a un retentissement considérable sur l'affectivité du malade et le médecin généraliste évoluera sans cesse entre les phénomènes somatopsychiques et psychosomatiques. Ceci expliquant peut-être une certaine incertitude thérapeutique qui se traduit par des prescriptions qui, à première vue, paraissent incohérentes.

57. D. Lagache, *La psychanalyse*, Paris, 1967, p. 88.

C'est dire que dans la consultation médicale le symptôme occupe une place première qu'il est loin d'avoir dans la situation psychanalytique. Là en effet on ne traite que des névrosés, le symptôme n'y est qu'un leurre. Jamais le psychanalyste n'aura à diagnostiquer un cancer du sein, pour lui le sein est seulement générateur de fantasmes plus ou moins kleiniens. Le médecin peut à l'inverse se refuser à voir dans le symptôme autre chose qu'un dire organique et rester « convaincu que la bonne méthode était de pratiquer des examens jusqu'à ce qu'une cause proprement organique soit découverte, puis de traiter cette cause organique ; et que les symptômes névrotiques disparaîtraient alors d'eux-mêmes » [58].

Nous pourrions presque dire que face au psychanalyste le symptôme protège le malade et que face à ces malades, le symptôme protège le médecin contre des mises en cause douloureuses.

D. *Les différences essentielles entre les deux situations*

1. *L'ordonnance*

Nous avons vu que la consultation se termine par la remise au malade d'une ordonnance, témoin matériel de ce que le malade vient de vivre. En psychanalyse le patient repart les mains vides. L'ordonnance est généralement indiscutable, même si elle n'est pas observée. Son nom indique son caractère contraignant. Son acceptation par le malade, la confiance qu'il fait « aveuglément », nous a-t-on dit, pour la suivre témoignent d'une dépendance acceptée. Elle signifie souvent pour le médecin la fin rituelle, presque obsessionnelle de la consultation à tel point que des caisses de Sécurité sociale font parfois des difficultés pour rembourser des consultations ne comportant pas la délivrance d'une ordonnance : le rituel a été violé. Elle est lue et relue par le pharmacien qui « l'exécute », l'explique au malade, perpétue, au-delà du cabinet, l'acte médical. Elle complète le dire du médecin lui donnant en plus le poids de la chose écrite mais ne contribue pas à la libération du sujet malade par rapport au médecin.

« J'appelle le docteur, que ce soit grave ou pas grave, je ne suis pas capable de juger. C'est lui qui va me dire, et bêtement, je me montrerai discipliné du moins pour les enfants, pour moi jusqu'à ce que ça aille mieux, je me montrerai discipliné » (M. X.).

Nous trouvons là tous les thèmes de dépendance absolue à l'égard du médecin.

58. M. Balint, *Le médecin, son malade et la maladie, op. cit.*, p. 41.

L'ordonnance et les remèdes ont également une signification symbolique, support de nombreux fantasmes que nous n'étudierons pas ici. On ne saurait cependant passer sous silence l'effet placebo qui témoigne d'un curieux transfert de vertus curatives sur un produit neutre : il n'acquiert de valeur que par la confiance que le malade a en lui ou en celui qui le donne. Il reste un support matériel donné par le médecin et dont le psychanalyste se prive obligatoirement. La matérialité de l'ordonnance, les remèdes dont elle prescrit et fixe l'usage sont en rapport avec la matérialité à laquelle le médecin consacre son agir, à la dimension finie du sujet : son corps.

2. *Le corps*

La première phase de la consultation : celle de la parole, limitée par le médecin à la transmission des informations techniques, est immédiatement suivie de l'examen clinique. Médecin et malade sont face à face, en contact, chacun regardant l'autre, mais les regards sont différents. Le médecin ne regarde pas la personne, il regarde des « boyaux qui font des nœuds (...), on a l'impression d'être transparent pour le docteur » (M. B.) et très vite la parole et le regard laissent la place au geste.

Les plus simples comportent inspection, palpation, auscultation. Pour obtenir les renseignements indispensables le médecin va avoir recours à l'usage d'instruments : tensiomètre, marteau à réflexes, abaisse-langue, pour ne citer que les plus simples. Si nécessaire il recourra à ceux qui vont lui permettre une endoscopie simple, ceux qui lui permettent de voir à l'intérieur du corps « l'inconnu de notre corps ». Le sujet devient alors véritablement transparent pour le médecin qui verra ce que lui n'a jamais vu et ne verra jamais de lui, ni des autres : auriscope, spéculum, laryngoscope utilisés journellement. Si le psychanalyste aide le patient à jeter un regard sur son inconnu psychique, le médecin, lui, jette son regard sur l'inconnu physique et ne dira au malade que ce qu'il veut bien dire. Il sera même souvent réticent, sa parole reste avare et, de la technique il ne livre que des bribes, des interprétations. Il fera, toutes proportions gardées, preuve de la même discrétion que le psychanalyste. Mais par contre, sa décision est exécutoire, l'ordonnance dont nous venons de parler en attestant la rigueur.

Le contact que le médecin a obligatoirement avec le corps est interdit au psychanalyste qui n'y est pas tenu par la nécessité de sa praxie. Il sait que le contact des corps est très érotisé. Le médecin est dégagé des tabous sexuels dans l'exercice de sa profession. Les précautions prises, le serment d'Hippocrate l'atteste, tendent à le désexualiser pour bien marquer la différence qu'il faut voir entre son agir d'homme et son agir de médecin. Nul ne se trompe pourtant sur le transfert sexuel que fait naître la relation avec le médecin.

« C'est le type qui a le droit de peloter votre femme devant vous sans qu'on puisse rien dire » (M. D.).

On ne saurait contester qu'une telle remarque évoque singulièrement le jeu du docteur auquel se livrent les enfants, satisfaisant par là, dans une quiétude relative leurs désirs sexuels : « (...) l'érotisation (...) dans le jeu du docteur apparaît déjà dans les rapports de ce jeu avec celui du ' papa et de la maman '. Ces jeux sont fortement sexualisés et peuvent être l'occasion d'expériences érotiques ou sexuelles. Ils se transforment souvent assez vite en jeux sexuels proprement dits » [59].

Outre le transfert sexuel génital, le jeu du docteur permet l'obtention de satisfactions sadiques, par exemple. « Que le médecin ait examiné la gorge de l'enfant ou ait fait subir à celui-ci une petite opération : ce sont là des souvenirs pénibles que l'enfant ne manquera cependant pas d'évoquer dans son prochain jeu, mais on voit fort bien quel plaisir peut se mêler à cette reproduction et de quelle source il peut provenir : en substituant l'activité du jeu à la passivité avec laquelle il avait subi l'événement pénible, il inflige à un camarade de jeu les souffrances dont il avait été la victime lui-même et exerce ainsi sur la personne de celui-ci la vengeance qu'il ne peut exercer sur la personne du médecin » [60].

A un degré ou à un autre les examens pénibles seront vécus comme des agressions et pourront servir de support à des transferts d'émotions anciennes, reliées en particulier aux images parentales. Le médecin est l'homme qui donne à l'adulte les soins que lui donnait sa mère et auquel il doit obéir comme à son père, qui, comme lui peut lui infliger des souffrances physiques sans qu'il puisse protester. De surcroît, si on se réfère aux théories sexuelles infantiles il ne faut pas oublier que « d'autres fois le sens du mariage réside en ceci : on se montre mutuellement son derrière (sans avoir honte) » [61]. Et nul ne doit ressentir de honte à montrer son derrière au médecin.

Si le contact du corps s'inscrit dans un tel contexte, comme tout porte à le croire, on conçoit que le psychanalyste s'en défie et ne puisse s'y prêter. Le médecin qui ne peut en tenir compte, l'ignore et veut l'ignorer. C'est avec ces références bien particulières que la relation

59. J.P. Valabrega, *op. cit.*, p. 65.
60. S. Freud, « Au-delà du principe de plaisir », in *Essais de Psychanalyse*, Paris, 1967, p. 19.
61. *Id.*, « Théories sexuelles infantiles », in *La vie sexuelle*, Paris, 1969, p. 24.

se développera, que les transferts seront vécus. Nous allons maintenant voir ce qu'est le vécu du transfert et du contre-transfert.

V. LA NEVROSE DE TRANSFERT

Sous le nom de névrose de transfert, deux « névroses » différentes ont été successivement décrites par Freud. Il nomma d'abord ainsi les névroses, maladies dans lesquelles le contenu du refoulé est déplacé sur le symptôme, rassemblant sous cette étiquette : l'hystérie de conversion, l'hystérie d'angoisse, la névrose obsessionnelle. C'est ainsi que, dans l'*Introduction à la psychanalyse,* il qualifie « de transfert » les névroses précitées en même temps qu'il décrit une « nouvelle névrose artificielle ». Elle sera ultérieurement appelée névrose de transfert, nom qu'elle conserve aujourd'hui et que nous étudierons comme telle. Quand Freud en découvre l'existence, il en fait une « névrose artificielle », c'est-à-dire une névrose qui se crée au cours de la cure psychanalytique et avec laquelle des changements se produisent dans l'économie et la dynamique libidinales du sujet. Sous l'effet du transfert ses investissements se trouvent modifiés. « C'est fragment par fragment que cet état morbide (la névrose) est apporté dans le champ d'action du traitement et, tandis que le malade le ressent comme quelque chose de réel et d'actuel, notre tâche consiste principalement à rapporter ce que nous voyons au passé » [62].

Avant la cure, le malade était arrivé à un certain état d'équilibre libidinal plus ou moins pathologique. Quand nous disons plus ou moins nous entendons par là que la cure psychanalytique ne se consacre pas uniquement au traitement des névroses « graves » ne serait-ce que dans le cas de l'analyse didactique, ce qui ne change rien aux avatars de la libido. Sous l'influence du traitement donc, les investissements vont changer et le thérapeute devenir l'objet libidinal. Le malade ressentira à son égard des affects, des sentiments (transfert positif ou négatif) qui auront pour lui tous les attributs de la réalité et il les vivra comme tels. Le psychanalyste va, analysant le transfert cause de ce bouleversement, s'efforcer de remettre les choses à leur juste place, c'est-à-dire aider le malade à ressentir ces phénomènes comme témoins d'un passé révolu mais toujours vivace dans l'inconscient. Peu à peu, l'analyse progressant, tous les symptômes signifiants du refoulé subiront la même mutation sous l'effet du transfert. « Même dans le cas où le patient se borne

62. S. Freud, « Remémoration, répétition et élaboration », in *Technique psychanalytique, op. cit.*, p. 110.

simplement à respecter les règles nécessaires à l'analyse, nous réussissons sûrement à conférer à tous les symptômes morbides une signification de transfert dont le travail thérapeutique va le guérir. Le transfert crée de la sorte un domaine intermédiaire entre la maladie et la vie réelle, domaine à travers lequel s'effectue le passage de l'une à l'autre... en même temps il est une tranche de vie réelle que des conditions particulièrement favorables rendent possible et qui a un caractère provisoire » [63].

Freud emploie ici le terme de névrose de transfert dans le sens qu'il a conservé de nos jours. Elle est, nous le voyons, constituée par un *vécu* affectif à *caractère provisoire* entre le malade et le thérapeute. Mais ce nouveau vécu n'est constitué que du matériau de la névrose qui affecte le sujet et n'a *aucune réalité.* Tous les efforts de l'analyste tendront à obtenir du sujet qu'il se remémore les affects pathogènes au lieu de les revivre par thérapeute interposé. C'est-à-dire qu'il se refusera à entrer dans la relation et en fera sortir le patient par l'analyse du transfert. « La névrose de transfert si elle traduit l'échec de la remémoration pousse le conflit inconscient vers la réalité actuelle de la situation psychanalytique » [64].

Le passage de la névrose-maladie à la « guérison » se fait donc par l'intermédiaire de la névrose de transfert, à cette restriction près que celle-ci ne doit jamais se développer sans que l'analyste puisse à chaque instant analyser le transfert et le contre-transfert qui en sont constitutifs. Si ceux-ci échappent à son contrôle l'analyse n'avance plus. « Quand elle (la névrose de transfert) procède du contre-transfert ou quand le contre-transfert la soutient, l'analyse est interminable » [65].

En résumé on peut considérer que la névrose de transfert permet au patient de résoudre ses conflits. L'analyse à laquelle il se soumet tend à lui interdire les solutions qu'il avait adoptées jusque-là. Il est d'autre part impossible d'aller d'emblée au fond des problèmes en procédant à une analyse « sauvage ». Toute analyse remplit en effet deux conditions : « 1) Grâce à un travail préparatoire, les matériaux refoulés doivent se trouver très rapprochés des pensées du patient. 2) L'attachement du patient au médecin (transfert) doit être assez fort pour que ce lien sentimental lui interdise une nouvelle fuite » [66]. Les conflits générateurs de la névrose sont toujours affectifs, c'est par le truchement du transfert qu'ils vont être progressivement rapprochés des pensées du

63. *Ibid.*, p. 113 et 114.
64. D. Lagache, *op. cit.*, p. 91.
65. I. Roublef, *loc. cit.*, p. 54.
66. S. Freud, « La psychanalyse dite 'sauvage' », in *Technique psychanalytique, op. cit.*, p. 40.

patient et revécus avec le thérapeute dont l'analyse aidera à la remémoration. A chaque instant les résistances, les défenses du patient, le contraindront à répéter inlassablement une solution névrotique aux aspects changeants comme le transfert dont l'analyste est le support. « C'est lorsque l'analyste croit que c'est vraiment à sa personne maternelle que s'adresse le patient que peut naître la névrose de transfert » [67].

En effet, ce n'est pas à lui que le discours s'adresse mais à l'image transférentielle dont il devient le support. Seule l'analyse du contre-transfert lui permettra d'y reconnaître la névrose de transfert et tous ses efforts tendront à la déjouer et à ne pas y être impliqué quand le patient, lui, tend à la rendre plus tentante : « Il n'est que plus frappant de voir les efforts faits par chaque patient pour trouver quelque chose en nous... qui permettrait de donner à la faveur d'éléments dits de réalité, une justification aux émois éprouvés » [68].

On voit que la névrose de transfert n'a d'existence que fugitive puisque l'analyste ne peut la laisser se développer car, si tel était le cas, ce serait à son insu et signifierait par là même l'échec de l'analyse.

VI. CONFIANCE ET NEVROSE DE TRANSFERT

Nous avons vu que la névrose de transfert reproduit en situation psychanalytique, sur le mode transférentiel et contre-transférentiel, la névrose même dont souffre le sujet. Si la confiance a un rapport avec la névrose de transfert, il faut que la maladie organique soit également névrose puisqu'il ne saurait y avoir de névrose de transfert sans névrose préalable. Pourquoi un sujet devient-il névrosé ?

« Le motif de la maladie n'est autre chose que le dessein de réaliser un certain bénéfice (...). Mais l'existence d'un profit primaire de la maladie doit être reconnue dans toute névrose. Le fait de devenir malade épargne tout d'abord un effort ; il est donc, au point de vue économique, la solution la plus commode dans le cas d'un conflit psychologique (fuite dans la maladie) quoique l'impropriété d'une telle issue se révèle ultérieurement sans équivoque dans la plupart des cas. Cette partie du profit primaire de la maladie peut être appelée profit intérieur psychologique : il est, pour ainsi dire, constant. En outre, ce sont des facteurs extérieurs (...) qui peuvent fournir des motifs à la maladie et représenter par là la partie extérieure du profit primaire de la maladie » [69].

67. I. Roublef, *loc. cit.*, p. 54.
68. J. Clavreul, *loc. cit.*, p. 27 et 28.
69. S. Freud, « Dora », in *Cinq psychanalyses*, Paris, 1967, p. 30, note 1.

Ainsi, la névrose serait pour le malade une source de bénéfice et la solution névrotique adoptée apparaîtrait comme la moins pénible possible. Peut-on dire que le sujet, malade, qui vient consulter un médecin tire un bénéfice de sa maladie ? Quelle satisfaction peut procurer une néphrite chronique avec comme perspective lointaine une transplantation rénale : apparemment aucune. Par contre il espère, et fait pour cela confiance au médecin, tirer un bénéfice des soins qu'il va en recevoir. Nous retrouvons l'inversion chronologique déjà rencontrée : en psychanalyse la maladie est bénéfice, la cure frustration, en médecine organique la maladie est frustration, la cure bénéfice. Un tel schéma correspond tout au moins à l'idée générale que l'on se fait de la maladie et qui ne correspond peut-être pas à toute la réalité du malade dont le statut, nous l'avons vu, est fort complexe.

Pour reprendre ce que dit Freud de la névrose, on peut considérer que le médecin apporte au malade un bénéfice secondaire en le soignant : il n'aurait pu bénéficier de soins s'il n'avait été malade. Peut-on dire pour autant que la maladie apporte également un bénéfice primaire, un bénéfice psychologique ? Il ne nous paraît pas possible de donner une réponse univoque à une telle question. En effet, si le psychanalyste n'a en face de lui qu'une catégorie de malades : des névrosés (éventuellement quelques psychotiques), il n'en va pas de même pour le médecin généraliste. Il soigne lui aussi des névrosés, petits ou grands, mais ceux-ci se présentent à la consultation en même temps que des sujets atteints de maladies infectieuses, d'accidents du travail, de troubles divers, au total une population sans homogénéité nosographique. Nous savons également que les patients eux-mêmes distinguent les maladies en petites et grandes et qu'ils estiment que la confiance, objet de notre intérêt, n'est pas indispensable quand l'affection dont ils souffrent se réduit à une atteinte anatomique discrète. C'est-à-dire que d'un sujet à l'autre et chez le même sujet d'une maladie à l'autre la qualité de la relation changera. En reprenant la conception schématique que nous avons proposée, certains des sous-ensembles constitutifs seront excités par l'angoisse née de la maladie.

Nous avons dit, dans une section précédente, comment nous concevions, avec bien d'autres, l'ensemble psychosomatique. Pour la commodité de l'exposé nous distinguerons, sans nous leurrer sur ce que peut avoir d'artificiel un tel découpage, les affections somatiques ou organiques, les affections psychiques et les affections psychosomatiques.

S'il est possible de reconnaître des affections psychiques pures, une psychose paranoïaque par exemple, il est moins facile de dissocier l'organique du psychique. On peut cependant admettre que les « petites maladies » vécues presque comme si elles étaient extérieures au sujet, celles dont on nous a dit que « n'importe quel médecin pouvait les soigner », représenteraient l'organique pur. A partir du moment où l'inquiétude, voire l'angoisse, se développent chez un sujet dont le corps est atteint, le psychique est mobilisé et un besoin de confiance apparaît, d'une essence bien différente du précédent. Qu'on le prenne dans le sens psyché-soma ou soma-psyché ne change pas son existence.

Pour commencer, nous étudierons les problèmes que nous posent par rapport à la confiance celles des maladies où l'élément psychique est associé sinon générateur du trouble organique.

L'hystérie, la première des psychonévroses étudiée par Freud, le fut justement à partir des symptômes organiques que les hystériques présentaient à l'attention des médecins et qui les déroutaient. La psychanalyse est née de l'organique (ou tout au moins de ce qui était considéré comme tel). Il s'avéra alors que certains symptômes organiques n'avaient aucune cause anatomiquement décelable et, par une évolution prévisible, une telle constatation amena les médecins à penser que diverses affections, difficiles à classer nosographiquement, à l'évolution capricieuse, au traitement souvent décevant pouvaient avoir elles aussi une origine psychogène. On les appela maladies fonctionnelles et, plus récemment, psychosomatiques. Elles ont été comparées à l'hystérie de conversion sans qu'il soit toujours aisé de différencier les unes de l'autre. « Dans le symptôme de conversion (...), le saut du psychique au somatique n'est pas différent du saut qui se produit dans toute innervation motrice habituelle (...). Il est bien établi que les influences des émotions peuvent stimuler ou inhiber le fonctionnement de tout organe (...), toutefois, si ces stimulations ou ces inhibitions des fonctions végétatives deviennent chroniques et excessives, on les considère comme des ‘ névroses d'organe ’. Ce terme embrasse ce qu'on appelle des troubles fonctionnels des organes végétatifs » [70].

La psychonévrose se différencierait donc de la « névrose d'organe » par le fait que l'une se manifeste par une excitation du « système nerveux » volontaire, l'autre par celle du système neuro-végétatif. On sait, d'autre part, qu'on accorde généralement au symptôme hystérique une signification symbolique alors que « les symptômes organo-névrotiques ne seraient jamais la description symbolique de fantaisies refoulées » [71]. Fenichel fait cependant remarquer que des hystériques vomissent (système neuro-végétatif) et peuvent, éventuellement, signifier par là un désir de grossesse.

Nous voyons qu'il n'est pas facile de limiter avec précision le domaine de la névrose et qu'on ne peut a priori dire que le médecin

70. F. Alexander, *La médecine psychosomatique*, Paris, 1967, p. 30 et 31.
71. M. Boss, *Introduction à la médecine psychosomatique*, Paris, 1959, p. 60.

généraliste ne traite pas de névrosés, alors même qu'il paraît consacrer son agir au seul organique. Nul aujourd'hui ne nie les heureux résultats que permet d'obtenir une psychothérapie dans une affection telle que la colite. Il ne suffit pourtant pas qu'une affection organique soit psychogène et qu'on la baptise névrose d'organe pour que nous puissions l'assimiler à une psychonévrose comme la définit Freud, encore faudrait-il au moins que cette affection entraîne, comme dans l'hystérie de conversion, un bénéfice primaire : « Il faut comprendre que ' *la maladie fonctionnelle' du patient n'est pas le problème et a fortiori encore moins un problème psychologique.* Une maladie ' fonctionnelle ' signifie que le patient a eu un problème qu'il a essayé de résoudre avec une maladie. La maladie lui permet de se plaindre alors qu'il ne pouvait se plaindre du problème originel, notre premier souci est celui de la maladie (...). L'omnipraticien est celui qui le recueille toujours en dernier ; le patient est son patient et il est bien obligé de le prendre en charge » [72].

Nous serions tenté de considérer que la maladie apporterait un bénéfice primaire dans la mesure où elle évite au malade de résoudre le conflit psychologique. Elle apparaîtrait alors comme « la solution la plus commode (...) quoique l'impropriété d'une telle issue se révèle ultérieurement sans équivoque » [73]. Les traitements organiques proposés se solderont par des échecs, « (...) échec évident et immédiat lorsque les symptômes réapparaissent après arrêt du traitement (...) échec relatif enfin mais non moins regrettable lorsque le traitement traîne indéfiniment en longueur et qu'une adaptation à la vie un peu meilleure ne s'obtient qu'au prix d'un assujettissement déplorable au médecin » [74]. Ce texte de Nash se réfère à la névrose de transfert et non à la maladie fonctionnelle comme on pourrait le croire.

Le malade « fonctionnel » fait confiance à son médecin pour qu'il le soigne, lui prescrive un traitement, entretienne en somme l'illusion de la maladie, solution des problèmes sous-jacents. « Le patient apprend l'étendue et la nature de l'aide qu'il peut attendre de son médecin. Bien entendu, il est extrêmement important que l'actif de ce double capital, résultat d'un travail laborieux et permanent des deux côtés pour acquérir la confiance mutuelle et convertir l'autre à ses propres convictions, ne soit pas gaspillé, autrement dit qu'il soit utilisé de manière que patient et médecin aient tous deux un bénéfice en retour » [75]. Tout malade se fait, nous le savons, une idée de sa maladie,

72. M. Balint, *Le médecin, son malade et la maladie, op. cit.*, p. 292.
73. S. Freud, déjà cité.
74. S. Nacht, *op. cit.*, p. 155.
75. M. Balint, *Le médecin, son malade et la maladie, op. cit.*, p. 266.

dans son ordre à lui. Il espère que le médecin auquel il fait confiance aura les mêmes références. Il manifeste en devenant un « fonctionnel » son refus de connaître le problème psychologique qui l'affecte. Nous connaissons de nombreux malades qui s'accrochent à leur « maladie » refusant vigoureusement toute évocation d'un abord psychothérapique des troubles qui les « accablent ». Tout se passerait comme s'ils se refusaient à analyser le « déplacement » (pour ne pas dire transfert) du psychique au somatique. Les soins qu'ils attendent sont doublement gratifiants : d'une part en apportant un soulagement à leurs maux, au moins momentané, d'autre part en confirmant la réalité de la maladie organique : puisqu'on le soigne c'est qu'il est malade. La persistance à quémander de tels soins laisse également supposer que la persistance du symptôme, sous une forme ou sous une autre, doit être en quelque façon rassurante.

Face à un tel malade, le médecin, non analyste, peut ne prendre en considération que le niveau organique, il évitera ainsi de poser des questions sur le problème sous-jacent dans lequel « il ne peut s'empêcher d'être personnellement impliqué, parce que nous avons tous des problèmes de nature analogue que nous réussissons ou non à résoudre » [76]. La confiance pourra être maintenue aussi longtemps que patient et médecin y trouveront leur compte. Il paraît évident que si l'un des partenaires refusant le rôle qu'elle lui impartit entreprend une « analyse » de la situation, elle sera immédiatement perdue. « Les patients se sélectionnent eux-mêmes selon les croyances apostoliques du médecin. Si patient et médecin n'accrochent pas et que le médecin n'arrive pas à convertir le patient à ses propres croyances apostoliques, la seule issue ouverte au patient est de trouver un autre médecin. L'autosélection et la fonction apostolique sont les contre-parties l'une de l'autre, ce sont elles qui établissent l'atmosphère particulière et nettement individualisée de chaque pratique médicale, dont le résultat est pour finir la ' compagnie mutuelle d'investissement ' » [77].

Nous ferons ici une remarque au sujet des malades dits fonctionnels. Contrairement à ce que l'on pourrait croire ce n'est pas toujours le médecin qui est le premier amené à reconnaître la réalité psychologique à travers le leurre organique qui lui est présenté. Il arrive que des malades sentent que leurs troubles sont comme ils le disent « d'origine nerveuse » et on peut voir des médecins s'accrocher au symptôme organique, multipliant les examens comme si la seule évocation du psychologique les remplissait d'angoisse.

Quoi qu'il en soit, la sélection se fait et, pour nous elle se base sur

76. *Ibid.*, p. 237.
77. *Ibid.*, p. 283.

la confiance, garante des satisfactions à venir ou souvenir de gratifications passées. Quand une telle relation se maintient puisqu'elle n'est pas bâtie sur une réalité matérielle, seul le refus, la résistance de l'un et de l'autre font qu'elle dure. On ne peut nier qu'un tel vécu hors de la réalité pathologique organique ait de nombreux points communs avec la névrose de transfert à cette différence près qu'il n'y a pas un transfert de la névrose (si l'on considère bien entendu que la névrose d'organe est une forme de la névrose) mais que c'est le vécu de la névrose d'organe qui est entretenu sous sa forme même.

Si, au contraire, le médecin et le malade tombent d'accord pour explorer les causes profondes du trouble organique, on se rend compte qu'il faut avoir recours au psychanalyste ou au moins au psychothérapeute, ne serait-ce que par l'intermédiaire d'un groupe Balint, donc passer par l'analyse du transfert et du contre-transfert. Si c'est là le seul moyen de sortir de la relation précédente au risque de perdre l'un sa confiance en lui, l'autre la confiance qu'il lui fait, on ne peut qu'être frappé par la ressemblance d'un tel processus avec celui qui permet de liquider la névrose de transfert.

La situation de consultation est pour nous analogue à la situation préanalytique (le contact du corps n'en était pas banni puisque Freud posait sa main sur la tête de ses patients). Tout a changé le jour où transfert, contre-transfert, névrose de transfert ont fait apparaître la singularité de la relation psychanalytique. Nous sommes amené à établir - provisoirement - comme suit les rapports entre confiance et névrose de transfert (en ce qui concerne les maladies dites fonctionnelles). Dans la psychonévrose et en psychanalyse tout se passe au niveau du fantasme, le corps est exclu en particulier pour éviter un point de fixation à une pseudo-réalité transférentielle. Le psychanalyste en tant que corps et personne est hors de la relation. Le médecin, lui, y est totalement impliqué, « corps et âme » pourrait-on dire. Les soins donnés vont dans le sens souhaité par le malade, sont gratifiants et dans la mesure où le médecin évite d'aborder le problème de fond, on constate une analogie dynamique avec ce qui se passe quand une névrose de transfert n'est pas liquidée.

Si notre argumentation pouvait être retenue en ce qui concerne le cas particulier des affections « fonctionnelles », il serait peut-être hasardeux de l'appliquer telle quelle aux affections organiques dans lesquelles aucune cause psychogène (avec la notion de bénéfice que nous y avons associée) ne peut être retenue : une fièvre typhoïde par exemple. L'objection est sérieuse et pose en fait le problème du sujet normal et du névrosé. Nous rappellerons toutefois que les sujets en bonne santé considèrent que le « malade » n'est plus un individu « normal », ne serait-ce que par le besoin qu'il ressent d'appeler le médecin, au-delà de sa seule compétence technique. Nous avons insisté sur le vécu bien différent de son être qui caractérise le malade. Y aurait-il une similitude entre l'être amoindri, au statut inférieur qu'est le malade et le malade fonctionnel ? Autrement dit, la maladie, quand elle retentit sur le comportement général du sujet, ne provoque-t-elle pas un trouble psychologique secondaire qui, promoteur du sentiment de confiance, rapprocherait le malade organique du fonctionnel ? Répétons que dans le cas de l'organique pur (s'il existe) la confiance est technique, elle se situe plutôt dans le champ de la conscience et est le plus souvent culturellement déterminée. Avant de conclure à une identité ou à une diversité des affects il nous est indispensable de savoir ce qu'est en réalité l'« être malade ».

VII. L'ETRE MALADE

Nous venons de voir que, dans le cas des maladies fonctionnelles, la relation avec ses transferts et contre-transferts s'inscrivait dans la ligne de la « névrose d'organe ». Elle a une structure dynamique analogue à celle de la névrose de transfert sans qu'on puisse cependant la confondre avec celle-ci. Nous nous proposons maintenant de rechercher dans le cas des maladies organiques nosographiquement définies ce qui, chez le malade, provoque la confiance ou son contraire.

A. *Les raisons de la méfiance : la blessure narcissique*

Nous remarquerons, au préalable, que tous les êtres humains ne se vivent pas malades de la même façon. Il y a d'abord une différence en fonction du sexe. La population d'un cabinet de consultation comprend une majorité de femmes (nous n'avons aucune statistique précise à fournir à ce sujet, mais rapportons l'impression de tous les médecins). Dans une clinique chirurgicale générale dans laquelle ne sont pratiqués ni accouchements ni césariennes, entre le 1er janvier et le 1er juillet 1971, 499 interventions chirurgicales ont été pratiquées sur des femmes, 201 sur des hommes (les enfants n'étant ici pas comptés) et la différence enregistrée ne s'explique pas du seul fait de la chirurgie gynécologique. Une maison de retraite dont nous assurons le service médical est peuplée (en ce qui concerne les personnes ayant été mariées) de 42 veuves et de 3 veufs, la proportion est la même pour les célibataires. Ces chiffres et nos impressions semblent traduire le fait que la femme serait plus souvent « être malade » que l'homme sans que ceci soit l'indice d'une plus grande fragilité vitale puisque la femme a une durée de vie moyenne supérieure à celle de l'homme. Disons qu'il pourrait en résulter une attitude de la femme à l'égard de la maladie et du médecin différente de celle de l'homme.

La femme aurait plus souvent que l'homme besoin de faire appel au médecin, bien que nous n'ayons pas noté de différence significative dans les constituants de la confiance telle qu'elle est vécue par les deux sexes. Il a paru par contre plus facile de la remarquer quand est exprimé un sentiment de méfiance. Les craintes qui ont été exprimées de part et d'autre ne l'ont pas été en cours de maladie mais sur le plan général « dans le cas où on serait malade ». On nous dit alors :

« On est moins prise au sérieux » (Mme E.).

« Il faut que le médecin s'intéresse au malade » (Mme P.).

« Le facteur temps qui subconsciemment paralyse ou gêne et le malade et le médecin lorsqu'il y a plusieurs personnes dans la salle d'attente » (Mme L.).

Ces femmes semblent avant tout redouter que le médecin ne s'intéresse pas assez à elles. Or, dans la région où nous avons mené notre enquête, le médecin est à de rares exceptions près du sexe masculin et nous savons qu'il est également « l'homme qu'on aime avant de le connaître » (Mme O.). Sans nous préoccuper, pour le moment, de savoir de quelle imago masculine le transfert affectif en fait le support, nous ne pouvons ignorer que les demandes d'intérêt exprimées s'inscrivent dans un contexte culturel : la France de l'Ouest en 1970. Il est incontestable que la prédominance masculine est une des lois de cette culture. Parlant du mari, on dit toujours « le patron ». Nous émettons l'hypothèse selon laquelle la malade attend de son médecin (« qu'elle aime avant de le connaître »), qu'il l'aime en retour dans une relation hétéro-sexuelle conforme au modèle culturel où la femme est courtisée, admirée, recherchée, aimée pour elle-même (en principe). Une telle façon de voir confirmerait le caractère nettement sexualisé du transfert affectif sur le médecin.

On sait, d'autre part, que le malade type est une femme : « Le patient se trouve désigné - et dessiné - assez généralement et sans restriction comme une femme. Ce n'est pas, avons-nous déjà noté, une femme dont on a atténué les signes extérieurs de la féminité et de la séduction, bien au contraire »[78]. La publicité pharmaceutique utilise

78. J.P. Valabrega, *op. cit.*, p. 151.

souvent cette image de la femme séduisante comme support publicitaire alors même que le produit dont on vante les mérites n'est pas à usage uniquement féminin.

Le médecin, de son côté, est généralement vécu comme un homme. On peut supposer que la relation femme-médecin sera vécue sur le mode féminin-masculin ou, pour reprendre une idée de Freud, sur le mode passif-actif. Par ailleurs le malade se vit généralement comme passif quel que soit son sexe.

Si la femme comme le dit Mme O. aime son médecin, nous pouvons supposer que cet « amour » se manifestera - au moins partiellement - selon le type de l'amour féminin dont Freud dit que « le plus fréquent et le plus authentique (...) fait que (...) de telles femmes n'aiment, à strictement parler, qu'elles-mêmes, à peu près aussi intensément que l'homme les aime. Leur besoin ne les fait pas tendre à aimer, mais à être aimées, et leur plaît l'homme qui remplit ces conditions » [79]. Si nous retenons une telle hypothèse, on voit que les raisons de méfiance exprimées plus haut par les femmes que nous avons citées pourraient être motivées par une conception très narcissique du comportement que devrait avoir le médecin.

La méfiance des hommes se manifeste sur un mode différent, beaucoup plus agressif :

« De donner de l'argent ça a une importance parce que déjà on se livre entièrement, c'est exagéré » (M. Y).

« Je n'aime pas venir chez le médecin, j'ai l'impression... je n'aime pas être malade, être malade c'est une faiblesse, on ne devrait pas être malade... même le gars le plus orgueilleux, il colle son orgueil à la porte quand il va voir son docteur » (M. B.).

« Vous êtes pris dans son système à lui, ce n'est pas vous qui l'amenez à votre système, c'est lui qui vous amène à son schéma habituel... On n'a pas hélas, les éléments pour juger » (M. R.).

En reprenant la distinction féminin-passif, masculin-actif, la méfiance des hommes serait suscitée par la passivité à laquelle les contraint la maladie, le médecin étant vécu comme l'instrument de celle-ci. Nous pensons qu'elle est vécue comme une castration. On sait d'ailleurs que l'argent est considéré comme un symbole phallique. Or se vivre castré est narcissiquement insupportable. « L'une des tendances les plus primitives et les plus puissantes de l'esprit humain est ce qu'on appelle en termes techniques le narcissisme. Ce qui signifie pour nous que nous nous sentons un tout inviolable, impérissable,

79. S. Freud, « Pour introduire le narcissisme », in *La vie sexuelle, op. cit.*, p. 94.

important, capable et surtout digne d'être aimé (...). C'est un choc sérieux que de s'apercevoir, soit brusquement, soit progressivement qu'à cause de la maladie, notre corps (ou notre esprit) est pour le moment incapable et peut-être ne sera jamais pleinement capable de nous assurer que nos espoirs pourront encore se réaliser dans un quelconque avenir » [80].

Tout se passe donc comme si le sujet masculin se trouvait narcissiquement frustré par la maladie. Les exemples que nous avons choisis sont évidemment des exemples extrêmes. Il serait facile de retrouver dans tous les entretiens des déclarations semblables mais atténuées. De plus, certains hommes ont tenu des propos analogues à ceux que tiennent les femmes et inversement. Ceci n'est pas pour nous surprendre car les types ici décrits sont des types presque théoriques. Un sujet normal, dans ses manifestations amoureuses, emprunte à l'un et à l'autre, c'est-à-dire qu'en ce qui nous concerne la femme pourra être frustrée sur le type masculin quand elle est malade. Ensuite l'ambisexualité est la règle et chez chacun d'entre nous des tendances contraires réussissent à coexister, donnant à chacun sa façon d'être et aussi sa façon d'être malade. Quel que soit le type de frustration que provoque la maladie il faut qu'un sujet atteint de fièvre typhoïde se vive malade et s'adapte à cet état. Comment va-t-il y arriver ?

B. *Maladie et narcissisme : la régression*

« Une affection organique, une irritation douloureuse, une inflammation d'un organe créent un état qui a nettement pour conséquence un détachement de la libido des objets. La libido retirée des objets rentre dans le Moi pour s'attacher avec force à la partie du corps malade » [81]. Un tel changement dans l'économie libidinale consécutif à la maladie par lequel un sujet malade investit sur lui-même sa libido correspond au narcissisme dont Freud dit qu'« on s'est ainsi peu à peu familiarisé avec l'idée que la libido que nous trouvons fixée aux objets, la libido qui est l'expression d'une tendance à obtenir une satisfaction par le moyen de ces objets peut aussi se détourner de ceux-ci et les remplacer par le Moi » [82]. La maladie élève un obstacle infranchissable entre le sujet malade et ses objets de satisfaction. Si nous prenons par exemple le cas d'un ingénieur occupé à une recherche qui le passionne, sur laquelle il a par conséquent investi une grande quantité de libido, être

80. M. Balint, *Le médecin, son malade et la maladie, op. cit.*, p. 275.
81. S. Freud, *Introduction à la psychanalyse, op. cit.*, p. 396.
82. *Ibid.*, p. 392.

fiévreux, au lit, lui interdit la poursuite de ses recherches, il va se trouver envahi par une libido non employée qui sera réinvestie sur le corps devenu malade. Nous dirons que ses investissements vont subir une « régression ». Celle-ci « a lieu lorsque, dans sa forme la plus avancée, une tendance se heurte dans l'exercice de sa fonction, c'est-à-dire dans la réalisation de sa satisfaction, à de grands obstacles extérieurs »[83].

Un tel processus représente en fait une adaptation du sujet à la réalité qu'il est obligé de vivre en tant que malade. Il lui donne les moyens de l'affronter. Il va sans dire que nous ne traçons ici qu'un schéma général et que d'un sujet à l'autre il subit des modifications, mais tout médecin sait que le malade régresse et qu'il fait souvent preuve d'un comportement infantile, la régression dépassant alors ce qui serait strictement nécessaire. Tout se passe alors comme si le sujet tirait de sa nouvelle économie libidinale des satisfactions (narcissiques) qui lui sont normalement interdites. C'est à partir de cette position régressive qu'il vivra sa relation au médecin. « Etant resté infantile sous bien des rapports ou l'étant redevenu par régression, le malade cherche auprès de son médecin la compréhension, l'appui et la direction qui lui avaient manqué »[84]. Une telle constatation est désormais classique, mais il est curieux de voir qu'une des personnes interrogées a fait explicitement référence à son enfance pour justifier la confiance qu'elle fait à son médecin.

« Je suis venue là, parce que je suis venue là quand j'étais toute petite. Mon père m'y a amenée. Mon père est venu pour telle raison. Ensuite moi, je ne me suis jamais posée la question j'avoue. Il m'a amenée là et puis, quand j'ai été malade, je suis venue ici. Ma sœur aussi d'ailleurs. Je ne sais pas, il ne nous est jamais venu à l'idée d'aller en chercher un autre » (Mme C.).

Aussi narcissique et régressif qu'il soit, le malade est avant tout un sujet qui a peur et est anxieux.

C. *Angoisse, narcissisme et confiance*

Freud distingue deux sortes d'angoisse : l'angoisse réelle et l'angoisse névrotique. Dans le cas de la maladie, l'angoisse peut être soit en rapport avec une douleur ressentie, dans l'angine de poitrine par

83. *Ibid.*, p. 320.
84. A. Maeder, *op. cit.*, p. 96.

exemple, soit sans rapport avec celle-ci. Dans le premier cas, « nous dirons qu'elle est une réaction à la perception d'un danger extérieur, c'est-à-dire une lésion attendue, prévue » [85]. Cette réaction est ressentie par le sujet comme un affect : « Ainsi donc l'angoisse est tout d'abord quelque chose de ressenti. Nous l'appelons état d'affect bien que nous ne sachions pas non plus ce qu'est un affect. Cette sensation a un caractère de déplaisir évident mais cela ne suffit pas à rendre compte de sa qualité propre : nous ne pouvons appeler angoisse n'importe quel déplaisir » [86].

Tout médecin, tout malade sait que certaines affections fort déplaisantes ne s'accompagnent pas forcément d'angoisse : les douleurs dentaires par exemple, alors que bien des personnes sont angoissées avant d'aller chez le dentiste. Les sujets que nous avons interrogés font d'ailleurs la distinction entre la simple incertitude née de l'ignorance et l'angoisse :

« J'attends d'être rassurée ou de savoir à quoi m'en tenir » (Mme T.).

Nous ne discuterons pas du cas où cette demande, pure litote, tente de donner le change à une angoisse sous-jacente, le seul fait du détour confirmerait le tour. La différence des deux demandes réside, pensons-nous, dans l'implication du sujet vis-à-vis de la maladie ou, pour reprendre la distinction déjà faite, s'il se vit ou non malade. Nous pensons que l'angoisse apparaît et avec elle la demande de rassurement quand le sujet se vit malade, c'est-à-dire quand il procède à un retrait de ses investissements objectaux. Nous disons bien « quand il se vit malade » car nous savons que « gravité vécue » et « gravité réelle » ne sont pas synonymes.

L'angoisse qui apparaît chez un sujet malade n'est pas un phénomène nouveau, elle s'inscrit dans son histoire : « En d'autres termes l'état d'angoisse serait la reproduction d'une expérience vécue » [87] et pourrait, quand on ne peut la rapporter à une douleur ressentie, être considérée comme angoisse névrotique d'origine infantile. « L'angoisse infantile, qui n'a presque rien de commun avec l'angoisse réelle, s'approche au contraire beaucoup de l'angoisse névrotique des adultes. Elle naît, comme celle-ci, d'une libido inemployée et, n'ayant pas d'objet sur lequel elle puisse concentrer son amour, elle le remplace par un objet extérieur ou par une situation » [88].

85. S. Freud, *Introduction à la psychanalyse, op. cit.*, p. 371.
86. *Id., Inhibition, symptôme, angoisse, op. cit.*, p. 55.
87. *Ibid.*, p. 57.
88. S. Freud, *Introduction à la psychanalyse, op. cit.*, p. 386.

Par le biais de l'angoisse névrotique nous revenons au narcissisme et trouverions ainsi une réponse au pourquoi de l'angoisse des malades. S'il procède à un retrait massif de sa libido objectale, son Moi se verra submergé de libido et ce trop plein provoquerait l'angoisse avec la nécessité, pour que la tension soit diminuée, de la reporter sur un objet extérieur qui, étant donné sa cause morbide, sera le médecin.

On nous reprochera peut-être de nous en tenir à une explication que Freud lui-même a modifiée. Dans *Inhibition, symptôme, angoisse* il a élaboré une nouvelle théorie de l'angoisse où l'économique le cède au topique. Cependant il n'a pas pour autant contredit ses assertions antérieures : « J'ai jadis accordé une certaine valeur à l'idée que c'est l'investissement retiré lors du refoulement qui se voit utilisé comme décharge d'angoisse. Aujourd'hui cela me semble de peu d'intérêt... Il n'y a, naturellement, rien à redire à l'hypothèse selon laquelle c'est précisément l'énergie libérée, lors du refoulement, par retrait d'investissement, qui est utilisée par le Moi pour provoquer l'affect »[89]. Pour notre étude il suffit que la théorie économique reste valable. Nos malades, du moins ceux dont nous nous occupons ici, les organiques ne sont pas des névrosés. La venue brutale du phénomène pathologique entraîne des perturbations économiques évidentes dans les investissements objectaux de la libido. En ce qui concerne ceux dont nous avons parlé précédemment, les fonctionnels, nous avons vu que le processus qui se déroulait chez eux avait de nombreuses analogies avec un processus névrotique et c'est surtout à eux que la théorie topique serait applicable, mais une telle étude sort de notre sujet.

Quoi qu'il en soit l'angoisse ressentie par le malade organique est généralement une angoisse de castration dont le prototype reste l'angoisse primitive. Il est peu fréquent comme nous venons de le suggérer qu'en médecine organique l'angoisse soit en rapport direct avec des conflits topiques entre Moi et Sur-Moi, Ça et Moi, etc. Le malade, qu'il soit organique ou fonctionnel, se présente au médecin avec et pour son symptôme, lui demandant de le prendre en charge et de le délivrer de son angoisse. Dans le cas où le médecin se trouve confronté avec « la belle indifférence de l'hystérique » il est généralement désemparé et, s'agissant d'une hystérique, son narcissisme est tel que la relation est généralement de courte durée. Si elle se poursuit nous quittons, croyons-nous, le domaine de la médecine générale pour entrer dans celui de la psychiatrie, sinon de la psychonévrose partagée. Le malade « normal » est anxieux, il cherche à investir sa libido pour faire cesser le déplaisir que lui cause le trop plein de celle-ci. L'objet pragmati-

89. *Id., Inhibition, symptôme, angoisse, op. cit.*, p. 65.

quement désigné est le médecin. C'est à ce niveau que nous trouverions le moteur de la confiance. L'investissement sur le médecin est en rapport avec le principe de plaisir : d'une part, amenant une décharge de la libido il fera cesser la tension douloureuse, d'autre part, culturellement il est techniquement qualifié pour supprimer la cause initiale du bouleversement libidinal : la maladie.

La confiance étant un sentiment, elle a une dimension affective. Or l'angoisse est elle aussi vécue comme un état affectif : « le plus souvent on entend par angoisse l'état subjectif provoqué par la perception du ' développement de l'angoisse ' et on appelle cet état subjectif ' état affectif '. Dans certains états affectifs, on croit pouvoir remonter au-delà de ces éléments et reconnaître que le noyau autour duquel se cristallise tout l'ensemble est constitué par la répétition d'un certain événement important et significatif vécu par le sujet » [90]. Si l'on veut bien admettre avec nous que la régression propre au sujet malade le ramène libidinalement à un état infantile, si on admet que l'angoisse fait revivre un état affectif ancien oublié, on concevra que le transfert sur le médecin de la libido narcissique inemployée pourra se faire selon un modèle : celui du choix objectal primitif. La confiance permettrait que puisse être supportée une situation difficile. Le passé, lui, qui a donné à l'angoisse son modèle n'a pu être totalement supporté puisque l'angoisse en est le souvenir alors que la confiance permettra de lutter efficacement contre l'angoisse présente. L'atteinte du corps chez le malade en atteste la réalité alors qu'en psychanalyse l'angoisse née du transfert n'est jamais qu'hallucinatoire. La confiance est ce « quelque chose qui oppose le présent d'une part et d'autre part un passé insupportable et traumatogène... contraste indispensable pour permettre au passé d'être revécu, non pas en tant que reproduction hallucinatoire mais en tant que souvenir objectif » [91].

Nous allons maintenant voir comment le médecin devient l'objet privilégié.

VIII. LE CHOIX D'OBJET SES RAPPORTS AVEC LA CONFIANCE

A. *Généralités*

Dans la section précédente nous avons essayé de montrer que la relation tirait sa solidité de l'angoisse, elle-même due au trop-plein

90. *Id., Introduction à la psychanalyse, op. cit.*, p. 373.
91. S. Ferenczi, in *La psychanalyse*, n° 6, p. 245.

de libido narcissique. Cette libido cherchant à s'écouler à l'extérieur doit trouver un objet sur lequel se fixer. L'angoisse est ici consécutive à une maladie et tout naturellement c'est le médecin, habilité qu'il est à en connaître, qui va devenir l'objet transférentiel privilégié. Plutôt que médecin il vaudrait mieux dire thérapeute car des non-médecins sont, nous le savons, dignes de confiance aux yeux de leurs patients. Ce raisonnement s'applique aux maladies organiques mais à notre avis pourrait sans risque être étendu aux maladies fonctionnelles. Quelle que soit en effet leur origine psychologique - problème que nous n'avons pas à discuter ici - elles témoignent d'un retrait de libido sur le Moi du patient et le mécanisme de l'angoisse peut, au moins en partie, être assimilé à celui que nous avons évoqué à propos des maladies organiques.

La culture du sujet lui impose pratiquement le choix d'un type de médecin. Il restera parmi tous les thérapeutes possibles à en choisir un en particulier qui deviendra objet libidinal transférentiel. Or, à l'origine « (...) l'être humain a deux objets sexuels originaux : lui-même et la femme qui lui donne ses soins ; en cela nous présupposons le narcissisme primaire de tout être humain, narcissisme qui peut éventuellement venir s'exprimer de façon dominante dans son choix d'objet » [92]. A ces deux objets originaux correspondent deux types de choix d'objet : choix par étayage et choix narcissique.

Dans le premier type, Freud montre que les premières satisfactions auto-érotiques « étaient reçues en conjonction avec l'exercice des fonctions vitales qui servent à la conservation de l'individu » [93] ; par exemple la satisfaction orale qui permet d'assouvir le besoin biologique de faim et, en même temps, satisfait la pulsion sexuelle orale à laquelle la voie est frayée par le nourrissage. A cette satisfaction concourent les personnes qui ont l'enfant en charge : la mère ou son substitut. Ces personnes (objet total ou objet partiel) deviendront les premiers objets sexuels de l'enfant. Si, ultérieurement, le choix d'objet se fait selon cette modalité, il s'étayera sur un besoin biologique dont la satisfaction assurera la conservation de la vie. Remarquons au passage que la maladie pourrait être biologiquement ressentie comme un besoin. Chez l'adulte un tel type de choix d'objet serait plus fréquent chez l'homme. « Le plein amour d'objet selon le type par étayage est particulièrement caractéristique de l'homme. Il présente la surestimation sexuelle frappante qui a bien sûr son origine dans le narcissisme originaire de l'enfant et répond donc à un transfert de ce narcissisme sur l'objet sexuel » [94].

92. S. Freud, « Pour introduire le narcissisme », *loc. cit.*, p. 92.
93. *Ibid.*, p. 93.
94. *Ibid.*, p. 94.

Faut-il entendre par là que le choix d'objet par étayage est aussi un choix d'objet narcissique ? C'est poser l'existence du narcissisme primaire dont Laplanche dit : « Narcissisme originaire, narcissisme primaire, c'est là une des notions les plus trompeuses, une de celles qui, dans son apparente évidence exige le plus impérativement une interprétation » [95].

La question n'est pas vaine : elle subsume la déréliction du sujet comme étant à l'origine de l'angoisse et promeut la quête par celui-ci de ce qui le gratifie hors du principe de réalité. La confiance serait dans un tel cas le leurre auquel chacun se prend à vouloir se déprendre d'une réalité biologique insupportable par sa finitude même.

Le deuxième type de choix d'objet, nommé narcissique celui-là, aussi bien par Laplanche que par Freud, serait plus spécifiquement féminin, il est le propre de ceux « qui ne choisissent pas leur objet d'amour ultérieur sur le modèle de la mère mais bien sur celui de leur propre personne » [96]. La référence au narcissisme est ici parfaitement nette quoique se pose à ce propos la question de l'existence du sujet par rapport à l'objet. Si l'objet n'existe pas par rapport et par référence au Moi, d'où celui-ci tient-il son existence si ce n'est par opposition à un autre ? L'objet n'a d'existence possible que par opposition au Moi, et même en cas d'identification on ne peut s'identifier au néant. Il faut que l'objet puisse être investi en tant qu'être. Comme nous l'avons déjà dit ce type de choix caractériserait l'amour féminin.

« Ces deux choix d'objet ne nous sont donnés que comme deux types idéaux et, en ce sens, abstraits. Même si l'un est supposé être plus caractéristique de la vie amoureuse de l'homme et l'autre de la femme, ils représentent en fait deux possibilités ouvertes à tout être humain, même si dans tel cas particulier ou à tel moment telle voie est préférée, voie narcissique ou voie anacyclique (par étayage) ou si les deux types de choix se trouvent selon des modalités variables mêlés l'un à l'autre » [97].

B. *Le médecin, objet libidinal*

Ce commentaire de Laplanche ouvre la voie à tous les transferts et à tous les fantasmes. Il nous aide à comprendre ce que pourrait avoir d'étrange le dire de M. L. :

95. J. Laplanche, « Le Moi et le narcissisme », in *Vie et Mort en psychanalyse,* Paris, 1970, p. 120.
96. S. Freud, « Pour introduire le narcissisme », *loc. cit.,* p. 93.
97. J. Laplanche, « Le Moi et le narcissisme », *loc. cit.,* p. 131.

« Le toubib, c'est la mère, l'amant, la maîtresse, tout... Très important, à la fois ma mère, mon amant et quelqu'un de très proche affectivement ou sinon que je dois à tout prix conquérir ».

Le médecin investi par la confiance est pragmatiquement celui qui est désigné pour affronter - le sujet espère que ce sera toujours victorieusement - la maladie. Si l'angoisse née de celle-ci réactive des affects anciens, il convient de ne pas oublier que le personnage du médecin est très tôt présent dans l'histoire de chacun. Pour venir au monde, de nombreuses personnes ont déjà eu besoin du médecin. Si, comme le pense Freud, le prototype de l'angoisse est fourni par la naissance elle-même, toute situation vécue avec angoisse la réactivera. Elle réactive en même temps des représentations, à partir de ce qui est vécu comme identité de perception et conduit à l'identité d'affect. Nous supposons de plus que les représentations activées peuvent être variables mais se situent à un niveau plus ou moins archaïque en fonction de l'importance de la régression. Celle-ci dépend elle-même de l'importance de la frustration subie du fait de la maladie. A l'époque, la décharge de tension se fit par l'investissement libidinal d'un objet qui peut être la mère, le père ou les deux à la fois. En admettant le principe de l'identité d'affect on peut concevoir que le transfert, dont le médecin va devenir l'objet, pourra se faire sur le modèle de l'imago parentale alors investie. Dans la suite de la relation, la trace de cet investissement sera mémorisée. Grâce à lui le malade aura pu dissiper son angoisse. Pour reprendre un thème cher à Freud, disons qu'il frayera la voie aux investissements transférentiels ultérieurs dont la confiance aura besoin.

C. *Le narcissisme du médecin : le malade objet libidinal*

Nous savons que la relation est échange, sentiment partagé. Pour le médecin comme pour le malade l'origine du sentiment peut être cherchée dans le narcissisme. Le choix d'objet serait surtout du type par étayage, d'une part, parce que le médecin est généralement un homme dans le contexte clinique qui est le nôtre, d'autre part, parce que du fait de la différence des statuts, il ne peut *initialement* s'identifier totalement au malade. Précisons que nous ne parlons ici que de la période initiale : celle au cours de laquelle naît la confiance. Sur le seul plan technique les satisfactions du médecin sont évidentes. Or, dans le cas de la médecine organique le malade sert de faire valoir à l'habileté technique du médecin. Sans lui pas de technique possible et pas d'actualisation du statut. Il garantit par sa présence l'être du médecin.

Investissant libidinalement le malade, il lutte contre sa propre angoisse et avec d'autant plus de succès qu'il lui apportera un soulagement. Nous savons, pour l'avoir entendu au début de ce travail, que lorsque la situation paraît désespérée le médecin désinvestit massivement son malade et que l'amour laisse place à l'indifférence (pour ne pas dire plus). Tant qu'existe un espoir on assiste à une survalorisation du patient centre d'intérêt, surtout si la maladie dont il est atteint est une rareté technique. On retrouve là une analogie avec ce que Freud désigne sous le nom de survalorisation de l'objet sexuel qui serait une des caractéristiques de l'amour masculin. A ce niveau le processus d'identification peut jouer et devient gratifiant pour le narcissisme du médecin qu'un tel malade honore et satisfait, le survalorisant lui-même :

« En salle d'opération le chirurgien est le chef ; il commande, il ne se retourne pas pour prendre un instrument. Il commande et tous lui obéissent. J'aime commander. J'ai un bateau à voiles. Quand j'ai la barre en main, je suis le maître » (Dr C.).

« Il y a aussi le plaisir de faire un diagnostic... il y a quand même des plaisirs intellectuels. Il y a quand même la petite impression prétentieuse de rendre service dans certains cas. C'est plaisant de guérir un garçon non ? » (Dr F.).

« Pour moi, le malade, c'est la personne que je vois à neuf heures du soir en urgence, la personne qu'il faut soulager, qu'il faut rassurer. C'est là qu'on a l'impression de retrouver son côté grand bonhomme, content de soi, j'allais dire l'idole des foules » (Dr D.).

Nous retrouvons à travers ces déclarations la relativité des statuts respectifs dont le narcissisme mutuel nous donnerait une explication économiquement acceptable. Nous n'entreprendrons pas une étude des identifications que supposent ces dires, non plus que des pulsions dont elles portent témoignage, mais à notre avis, l'autosatisfaction narcissique est éclatante et ces médecins sont disponibles et prêts à répondre par un contre-investissement massif à l'investissement que fait sur eux le malade. Lui, n'a d'alternative qu'à consulter un empirique ce qui ne fait que déplacer le problème mais ne supprime pas la nécessité des soins donnés par un tiers, comme pour le nourrisson. Le médecin n'existe qu'en étayant son existence sur la demande du malade et c'est celle-ci, avec l'investissement libidinal transférentiel qu'elle suppose, qui le constitue en médecin.

D. *Le choix de la personne du médecin - le caractère*

« Dès que le médecin grâce au transfert aura endossé aux yeux du malade le rôle joué jadis par le père (ou la mère), dès qu'il sera devenu l'équivalent de ce personnage dont l'importance a été démesurée pour l'enfant et qui est la source de ses plus secrets conflits, nous verrons le malade aux prises avec le fameux ' besoin de répétition ' » [98].

Au besoin de répétition correspondrait pour nous la réactivation de la confiance lors des maladies successives qui frappent un sujet ou, pour les maladies fonctionnelles lors de l'apparition d'un symptôme nouveau. En maintenant l'hypothèse d'une identité d'affect, en relation avec l'identité de perception et l'identité de représentation, nous pouvons supposer qu'un certain « type » de médecin sera plus apte qu'un autre à servir d'objet transférentiel donc de but à la confiance. Nous retrouverions un phénomène analogue à celui que nous avons décrit quand nous parlions des expectations de rôle. Le médecin, élu, jouera le rôle du père ou de la mère, jouera disons-nous car la relation en médecine organique, à la différence de la relation psychanalytique, ne se situe que partiellement au niveau du fantasme, étant agie et non remémorée, le médecin donc devra avoir quelques points communs avec les images parentales. Au niveau conscient ou préconscient cette identité partielle serait figurée par l'isoculturalisme. Nous supposons qu'au niveau inconscient cette identité sera à rechercher dans le caractère (tant du médecin que du sujet).

1. *Définition du caractère*

La définition du caractère est souvent ambiguë. Luccioni [99] en donne trois sens qu'il qualifie de divergents, ce qui ne contribue guère à la précision que nous recherchons, ce sont :

— Le comportement général dans la relation sociale.
— Une disposition sentimentale prédominante.
— La nature de l'humeur habituelle.

Nous serions enclin à penser que ce sont là trois éléments constitutifs d'une même entité : le caractère. En effet, le comportement général dans les relations sociales dépend de l'humeur habituelle du sujet, elle-même en rapport avec sa disposition sentimentale prédominante. De nombreux auteurs ont tenté de réaliser la synthèse de ces

98. S. Nacht, *De la pratique à la théorie psychanalytique*, *op. cit.*, p. 152.
99. Luccioni, « Le caractère », in A. Porot, *Manuel alphabétique de psychiatrie*, Paris, 1965.

divers éléments et élaboré de multiples classifications. Celles-ci diffèrent les unes des autres en fonction du ou des critères pris comme référence. Les unes insistent sur les aspects psychiques, les autres établissent des corrélations entre physique et psychique avec toutes les variantes possibles. Nous ne nous étendrons pas sur les diverses caractérologies, typologies, classification de tempérament. D'Hippocrate à Minkovka en passant par Sigaud, Smolewski, Pende, Le Senne, etc., tous les auteurs ont finalement tenté de décrire un *pattern* de comportement propre à un « type » de sujet et qui peut définir son caractère.

Caractère acquis, caractère inné, la discussion reste ouverte sur l'importance qu'il convient d'accorder à chacun des facteurs. Il est vraisemblable que le caractère de chacun se constitue au cours de la vie avec les matériaux qui font partie du patrimoine génétique mais que leur organisation ressortit aux influences de l'environnement au cours de l'histoire du sujet. Abraham a insisté sur la part de l'acquis. « Il est classiquement admis que, pour découvrir les origines de la formation du caractère, il convient de considérer d'une part les dispositions innées, et d'autre part les influences du milieu, parmi lesquelles l'éducation occupe une place de choix (...). Elle (la recherche psychanalytique) nous a amené à considérer que certaines composantes de la sexualité infantile dont l'usage est exclu de la vie sexuelle de l'adulte subissent une transformation partielle qui en fait des traits de caractère » [100] et, à propos du « comportement général dans les relations sociales » il ajoute : « L'attitude sociale diffère remarquablement suivant le stade de développement de la libido dont le caractère est issu » [101].

Il ne faudrait cependant pas croire que le caractère du sujet soit un invariant. Une telle variabilité s'oppose au classement rigoureux dans une typologie statique. Sous des influences diverses il est susceptible de se modifier : « Même une fois la période d'enfance révolue, le caractère de l'homme est le théâtre de progressions et de régressions » [102].

Cette remarque nous permet de mieux comprendre les conséquences de la maladie sur le caractère du malade et l'acceptation sinon la revendication de son statut (et du rôle correspondant). Nous avons vu dans le chapitre I en quoi ils diffèrent de son statut habituel et combien le comportement du sujet malade contraste avec celui du sujet non malade. « Il nous suffit de dire du caractère qu'il comprend la totalité des réactions pulsionnelles de l'individu à la vie sociale » [103].

100. K. Abraham, « Etude psychanalytique de la formation du caractère », in *Œuvres complètes*, Paris, 1966, t. II, p. 332.
101. *Ibid.*, p. 340.
102. *Ibid.*, p. 350.
103. *Ibid.*, p. 349.

2. *Caractère et confiance*

« Il y a des gens qui viennent chez moi parce que je suis entier, parce que je suis absolu, je suis carré, il y en a qui aiment bien se faire engueuler, ils n'iront pas chez un bon confesseur » (Dr P.).

Interprétons-nous trop libéralement en disant que le Dr P. pense que les gens viennent le voir à cause de son caractère ? La première consultation d'un malade auprès du médecin qu'il a choisi mais qu'il ne connaît pas sera aussi la rencontre de deux caractères. Les auteurs des typologies les ont élaborées car ils avaient remarqué d'apparentes corrélations entre traits physiques, traits intellectuels, traits affectifs et comportements. Malade et médecin, sans être instruits de la typologie, ont fait plus ou moins consciemment des constatations analogues. C'est ainsi qu'un sujet apparaît « d'emblée sympathique » (Dr N.) ou antipathique parce qu'on attend de lui, à première vue un certain *pattern* de comportement. Ceci ne signifie pas pour autant un comportement stéréotypé comme pourrait l'être un conditionnement. « Ce retour éternel du même ne nous étonne que peu lorsqu'il s'agit d'une attitude active et lorsqu'ayant découvert le trait de caractère permanent, l'essence même de la personne intéressée, nous nous disons que ce trait de caractère, cette essence ne peut se manifester que par la répétition des mêmes expériences psychiques » [104].

Nous avons dit précédemment que le sentiment de confiance permettait la reviviscence d'affects anciens, par conséquent permettait la manifestation répétitive des mêmes expériences psychiques. L'importance du caractère (réel ou supposé) apparaît ainsi comme primordiale dans l'établissement de la relation. Dans le cadre de celle-ci, malade et médecin s'attribuent mutuellement un statut et un rôle précis, conformes à un « modèle » qui a quelque rapport avec les figures parentales. Les traits de caractère détermineraient également la position de chacun face à la science. « (...) Les sujets de caractère oral sont accessibles aux idées nouvelles, sans discrimination, tandis que le caractère anal entraîne une conduite conservatrice, hostile à toute innovation, attitude qui interdit sûrement tout abandon précipité de ce qui a fait ses preuves » [105]. Ce serait là une raison de plus pour qu'un sujet fasse confiance à un médecin auquel il suppose une attitude technique conforme à son attente.

Si à chaque caractère correspond un type de comportement (au sens

104. S. Freud, « Au-delà du principe de plaisir », in *Essais de psychanalyse*, *op. cit.*, p. 26.
105. K. Abraham, *op. cit.*, p. 340.

le plus large du terme et dans la ligne de ce que dit Abraham), chaque comportement est le complément d'un autre comportement : ils sont sympathiques ou complémentaires, d'autres seront antipathiques ou opposés. Citons, par exemple, les couples sado-masochistes. Par rapport à la confiance nous formulons l'hypothèse suivante : le médecin et le malade dans leur comportement respectif, même réduit au seul domaine technique, ressentent vite si le partenaire est ou non susceptible d'assouvir les pulsions constitutives de son propre caractère. Si l'accord existe, la confiance sera justifiée et les transferts gratifiants, sinon pas de relation possible. Dans les cas intermédiaires (les plus nombreux), plusieurs rencontres seront nécessaires, chacun restant sur l'expectative. Tout médecin sait, par expérience, que certains patients viendront le voir une fois et ne reviendront jamais. D'autres viendront plusieurs fois mais le contact ne s'établit pas, le médecin sent bien que la confiance n'y est pas sans que le plus souvent il soit capable d'en connaître la raison et il perd souvent ce patient. Il est rare qu'il cherche à savoir le pourquoi de cet état de choses. « On découvrit avec surprise que les médecins associés, bien qu'ils remarquent les patients qui changent de médecin et le notent, n'en discutent jamais les causes et semblent ne pas s'y intéresser » [106].

Et puis il y a la majorité : ceux pour lesquels le médecin est « le médecin de famille ». Le nom n'est pas indifférent car il situe bien la confiance à son niveau primitif : le niveau parental sur les images duquel se feront les transferts. Dans la relation revit une situation archaïque et parfois sur des modes jusque-là prohibés. « J'ai souvent eu la preuve que l'affaiblissement de la censure morale dans le cabinet du médecin s'accompagne également d'une atténuation du sentiment de responsabilité du sujet (...). Une malade a révélé que son sentiment de responsabilité était atténué par l'idée qu'*un médecin peut tout faire* » [107]. Les rapports que le médecin entretient avec le corps, hors des tabous socio-culturels, peuvent permettre, dans une ambiance où réalité et fantasme se mélangent, que soient satisfaites des pulsions interdites et l'on comprend ainsi quelle gratification la confiance peut apporter à l'un comme à l'autre des partenaires et l'extraordinaire solidarité de certaines confiances :

> « Des malades restent fidèles à leur médecin, c'est-à-dire qu'ils n'en changent pas et ils acceptent très difficilement l'idée que, tombant de nouveau malades, ce soit un autre médecin qui s'occupe d'eux » (Dr N.).

106. M. Balint, *Le médecin, son malade et la maladie*, *op. cit.*, p. 282.
107. S. Ferenczi, « Transfert et introjection », in *Psychanalyse*, *op. cit.*, p. 98.

CHAPITRE IV

Enquêtes complémentaires

AVANT-PROPOS

Nous avons précisé au début de cet ouvrage les conditions géographiques, économico-sociologiques et culturelles dans lesquelles s'est déroulée l'enquête. Il s'agit, rappelons-le, d'une médecine traditionnelle, libérale, chaque médecin exerçant seul (sauf pour certains spécialistes). La « clientèle » est composée de ruraux ou d'habitants de villes moyennes. Tous vivent dans une région de religion catholique prédominante.

Est-ce que les constatations que nous avons faites dans ces conditions particulières peuvent être étendues, soit à des conditions différentes d'exercice de la médecine, soit à d'autres groupes humains ?

Pour répondre à cette question nous avons mené deux enquêtes complémentaires. La première a porté sur la médecine de groupe. Nous avons laissé de côté les autres formes d'exercice (hôpitaux, dispensaires, etc.). Les données économiques, micro-culturelles, etc. sont superposables à celles de l'enquête initiale (région semi-rurale de l'Ouest). Le variant est ici le groupe médical qui s'oppose à la médecine individuelle. Il se trouve qu'il n'existe dans la cité et les environs immédiats aucun praticien indépendant du groupe. Toutes les personnes que nous avons interrogées fréquentent le cabinet du groupe.

La deuxième s'est déroulée à Paris et en banlieue parisienne auprès de personnes qui ont l'habitude de consulter un médecin exerçant seul. Dans ces conditions, le variant est la micro-culture (économique, sociale, etc.) de la clientèle. Entre les médecins exerçant dans cette région et ceux que nous avons entendus précédemment, les seules différences sont celles qui tiennent à l'environnement.

I. LA MEDECINE DE GROUPE

A. *Le groupe de médecins*

Depuis quelques années est apparu en France un nouveau mode d'exercice de la médecine libérale : les cabinets de groupe.

Plusieurs médecins se réunissent pour exercer dans des locaux communs. La composition des groupes est variable en quantité et en qualité : spécialistes de même discipline ou de disciplines différentes, généralistes et spécialistes, généralistes seulement.

Matériellement il existe plusieurs modalités d'organisation : salles d'attentes communes ou séparées, équipes techniques plus ou moins étoffées, etc.

Une telle formule est théoriquement avantageuse pour tous. Les médecins ont à leur disposition un équipement que, isolés, ils ne pourraient acquérir. Ils peuvent s'entraider les uns les autres en cas de difficultés. Ils peuvent se réunir pour discuter des nouveautés scientifiques, se libérer plus facilement pour suivre un enseignement de recyclage, etc. L'organisation d'un service de garde permet à chacun de mener une vie familiale normale. Enfin la classique *invidia medicorum* trouverait moins de prétextes à s'exprimer, apportant aux membres du groupe une belle sérénité.

Les patients sont, en principe, techniquement bénéficiaires de la décision prise - unilatéralement - par les médecins d'exercer de la sorte. Des horaires bien étudiés permettent de trouver en permanence à la maison médicale un médecin pour prendre en charge toutes les urgences qui se présentent. Indirectement ils profitent de certains avantages qu'y trouvent les médecins : mise à jour permanente de leurs connaissances entre autres.

On pouvait se demander si, dans de telles conditions d'exercice, la relation entre malade et médecin comportait les mêmes éléments. Il va de soi que, théoriquement les patients ont toute latitude de fréquenter le médecin de leur choix.

B. *L'enquête*

Le groupe étudié est constitué de sept médecins, tous généralistes. Ils exercent dans un centre médical. Les membres du groupe sont choisis par cooptation, le veto d'un seul entraîne l'élimination du candidat. L'un des médecins interrogés nous disait que, quand il se présenta, il se trouva en compétition avec seize autres postulants.

Le centre médical comprend autant de cabinets et de salles d'attente qu'il y a de médecins. Un secrétariat centralise tous les appels. L'équipement technique est supérieur à celui dont pourrait disposer un médecin isolé. L'un des membres gère l'économie du groupe et le représente auprès des administrations fiscales, de Sécurité sociale, etc. Cette organisation fonctionne sans accroc majeur depuis de très nombreuses années.

Nous avons interrogé deux médecins de groupe, choisis du fait qu'ils étaient dans la maison médicale le jour où nous fîmes notre enquête.

Six habitants de la ville, d'âge, de sexe et de profession différents furent interrogés. Le hasard d'une présence en fixa le choix. Les entretiens ont été enregistrés par un psychologue non médecin.

Nous étions disposés au cas où des divergences importantes seraient apparues à augmenter la dimension de l'échantillon mais, comme on le verra, cette précaution supplémentaire s'avéra inutile.

Le questionnaire présenté était le même que le précédent auquel nous avions cependant ajouté une question : « A votre avis qu'apporte la médecine de groupe à la médecine ? ».

C. *Le point de vue des usagers*

Spontanément les personnes interrogées qui, bien entendu, n'avaient pas été informées du contenu du questionnaire, semblent répondre comme si elles y avaient réfléchi auparavant. Leurs formulations, leur contenu condensent en quelques phrases, chez un seul sujet, ce que nous devions rechercher dans les dires de plusieurs personnes lors de l'enquête précédente.

1. *Les demandes*

Le savoir technique n'occupe pratiquement pas de place dans les demandes exprimées : il en est fait crédit total au médecin « personnel ». Les patients savent que le recrutement de nouveaux membres se fait par cooptation, procédure qui, à leurs yeux, garantit la compétence du nouveau-venu. Il en résulte logiquement que se trouve par là même garantie celle des membres actuels du groupe puisqu'ils sont aptes à juger celle du candidat qui sera sans nul doute « un médecin compétent parce que, après tout, je crois qu'ils se sélectionnent entre eux » (Mme S.).

Nous nous étions demandé dans les chapitres précédents si le médecin, quand il faisait appel au spécialiste, reconnaissant par là même son incompétence, ne risquait pas d'y perdre une part de son crédit. Nous avions conclu qu'il n'en était rien et qu'il en sortait intact. Ici, l'appel au spécialiste ne provoque pas davantage de méfiance, mais au contraire aboutit à une curieuse conclusion :

« J'ai beaucoup d'admiration pour lui (le médecin traitant) et peut-être de l'affection même, parce que c'est un homme qui a certainement un bon diagnostic puisqu'il m'a envoyé voir un des supérieurs à lui, qui a un diagnostic formidable » (Mme V.).

Le « supérieur » (sans doute très confraternel) magnifie le savoir de ce généraliste [1].

Tout au long des entretiens la qualité affective de la relation est affirmée, réitérée et semble prendre la première, sinon toute la place dans les demandes exprimées. Elle peut même occulter et annuler le poids du savoir.

« Vous avez par exemple un médecin de famille qui vous suit, qu'on connaît, avec qui on a beaucoup plus de..., à qui on expose même ses ennuis autres que quelquefois la médecine, ce qu'on ressent, à qui on se confie soi-même. Et puis, il y a le grand ponte qu'on va voir, qui vous reçoit, pour qui vous n'êtes absolument qu'un pion, qui n'a aucune sensibilité vis-à-vis de vous, dont on appréhende le diagnostic et qui vous fait peur vraiment et qui vous fait peur parce qu'il n'a aucune chaleur humaine (...). Pour des gens qui vont le voir une ou deux fois, ce type qui est vraiment un ponte, c'est atroce » (Mme V.).

L'argument n'est pas nouveau, nous l'avons déjà entendu mais jamais avec la même force : « ponte » ou « type » ; le grand détenteur du savoir ne peut vraiment se voir confier que le corps sinon l'organe, mais en aucun cas la personne. C'est au médecin traitant qu'elle sera confiée, car il doit en connaître tout :

« Un médecin devra savoir, voir, connaître vraiment, savoir comment vit la personne, problèmes de cœur, ses problèmes de famille, ses problèmes de santé, ses problèmes familiaux qui peuvent amener la

1. Nous n'avons pu recueillir d'information de la part des médecins du groupe sur leurs rapports avec les spécialistes mais, à quelques réflexions faites hors entretiens, nous avons senti que la puissance du groupe est telle que le spécialiste se trouve plus nettement que jamais en position de demandeur et d'obligé en face d'une telle structure de pouvoir médical. La naturelle confraternité s'en trouve probablement grandement augmentée et respectée.

fatigue, l'énervement. Des fois, ça peut arriver. La relation entre le médecin et la personne consultée doit être franche, la personne doit vraiment pouvoir parler à son médecin comme à... je ne sais pas... comme quelqu'un à qui se confier. On doit vraiment se confier à son médecin. A partir du moment où une personne a un problème en dehors de la santé, un problème qui peut avoir un rapport avec la santé, elle doit en parler à son médecin, automatiquement » (M. R.).

Nous remarquerons qu'il n'a pas été question ici de malade, mais de personne. Si le nombre des problèmes qu'il faut « automatiquement » confier au médecin est important, ceux de santé n'occupent que la quatrième place.

Nous aurons plus loin l'occasion de voir réaffirmer avec force l'importance de l'affectivité dans la relation nouée. L'intensité de la demande et de l'offre de ce qu'il faut bien appeler « amour », n'a pas été notre seul sujet d'étonnement. La demande de rassurement qui dans les entretiens précédents tenait la première place persiste ici, mais plus discrète. Elle tend à s'exprimer sous une forme dérivée et plus « sentimentale » :

« J'attends un réconfort : me dire : J'ai peut-être exagéré ce que j'avais, un réconfort. Un diagnostic, d'accord, mais un réconfort » (Mme V.).

La demande de vérité revêt aussi un aspect inattendu. On se souvient que certains « exigeaient du médecin la vérité ». Nous avons dit ce que nous pensions tant du désir de la connaître que de celui de la dire. Ici elle n'est même pas exprimée.

« J'en attends d'abord, parce que c'est souvent difficile pour le médecin de nous dire quand il y a quelque chose de grave, mais enfin, je serais plutôt, j'aime bien savoir la vérité. Le médecin ne peut pas toujours nous la dire si c'est grave, parce qu'il est tenu au secret professionnel » (M. M.).

La personne malade semble opérer un clivage dans les attitudes qu'elle attend de son médecin face à l'exigence de vérité.

D'une part il y a la personne du médecin, celle avec laquelle a lieu l'échange d'amour. Elle est supposée souffrir quand le diagnostic implique un pronostic fâcheux. Cette part du médecin doit souffrir « emphatiquement » de la souffrance de l'autre et répugner à l'aggraver en lui disant la vérité : « c'est souvent difficile ».

D'autre part il y a le médecin ès-statut légal : il est lié par le respect du secret professionnel. Excellent moyen de rationaliser le refus de savoir. C'est une nouvelle façon de dire que le malade ne tient pas à connaître la vérité. Opérant ce clivage, il peut à la fois compter sur l'homme engagé affectivement et sur le technicien soumis au code de déontologie. Une telle attitude ne peut que satisfaire les médecins.

La relation nous a paru encore plus possessive que celle que nous connaissions. La principale inquiétude des sujets semble davantage celle de perdre l'amour du médecin que de perdre la santé. Celui-ci est vécu comme membre de la famille :

« C'est lui qui met l'enfant au monde. C'est lui qui s'occupe des vaccins du jeune. C'est lui qui est notre confident quand on est plus âgé. C'est lui qui va nous soigner quand on est dans un âge assez avancé. En fait, le médecin, il parcourt avec nous une bonne partie de la vie. A mon avis, il faut trouver quelqu'un en qui on ait confiance et puis aller la main dans la main, comme un père et son enfant » (M. M.).

Ce dire corrobore singulièrement certaines des hypothèses formulées dans l'interprétation psychanalytique que nous avons esquissée précédemment.

La singularité du médecin est là encore affirmée.

« C'est une personne qui est en marge des autres. C'est une personne, je parle de mon médecin personnel, moi, je l'admire. Je ne dis pas qu'il est mieux que les autres médecins : la plupart des médecins sont des personnes méritantes » (M. R.).

Comme on n'a qu'un père, on n'a qu'un médecin, les autres bien sûr sont aussi de bons pères, mais ils ne sont pas *mon* père. Père omnipotent, omniscient, dont on peut tout attendre. Quand il est là, plus rien n'existe.

« Le médecin passe avant tout. Pourtant j'ai un mari, j'ai un garçon, le médecin passe avant eux » (Mme V.).

« Moi, j'en ai un. Je lui suis fidèle et jamais je ne me suis trouvée à avoir recours aux autres que quand il est en vacances ou un dimanche de garde. Mais alors, le lundi matin, vous reprenez votre médecin, vous le faites revenir ou l'autre donne votre diagnostic et votre médecin vient » (Mme V.).

Tous n'ont pas cette conception angélique de leurs rapports avec le médecin et de la fidélité qu'ils doivent.

« Il y a énormément de gens qui ne sont pas fidèles à un, qui vont voir les six ou sept à la fois. Oui !!! Ça existe !!! Même, c'est très courant !!! » (Mme V.).

Notre enquêteur n'eut pas de chance qui, malgré le caractère courant d'une telle attitude, n'en rencontra aucun représentant.

L'amour pour le médecin « personnel » contraste avec l'indifférence manifestée aux autres. Combien sont-ils ces autres ? Mme V. ne le sait pas, six, sept, peu importe, car seule compte la parole de l'élu :

« Je pense que jamais je ne suis sortie de chez le médecin, enfin, à moins d'être allée chez un médecin en qui je n'avais pas confiance en me disant : ' Ce qu'il me dit est complètement idiot ' avant tout, j'y crois, je crois ce qu'il me dit, je le fais et je crois qu'on a raison de le faire. Il attend une coopération du malade et une confiance réciproque » (Mme S.).

Comme nous l'avons souligné, la différence essentielle réside dans l'exacerbation de la composante affective de la relation. Nous avions précédemment insisté sur « l'isoculturalisme ». Spontanément ce thème a été abordé.

« Si on va chez le médecin, c'est qu'on en a besoin. Surtout à la campagne, on n'a pas le temps d'y aller. D'abord les docteurs le savent bien (...). Nous, avec nos animaux, on est indispensable. D'ailleurs, vous pouvez poser la question aux docteurs, ils le savent » (M. T.).

C'est, en d'autres termes, dire que le paysan a su apprendre au médecin, théoriquement peu au fait des problèmes de traite ou de nourriture des bêtes à cornes, ce qu'est sa vie. Il pense avoir fait accéder le médecin à sa micro-culture, et en attend une compréhension et un statut de malade privilégié par opposition à ce qui se passe en ville :

« Les trois quarts, des tire-au-cul ou je ne sais quoi. C'est pas de blague ! En usine, enfin, je ne veux quand même pas trop charger ces gens-là, mais il y en a beaucoup » (M. T.).

2. *La relativité des statuts*

Le malade, sujet amoindri « est une personne qui souffre et qui a besoin du docteur » (Mme P.). « C'est un être diminué certainement » (Mme V.). La souffrance peut être plus morale que physique et il aura besoin d'un médecin miséricordieux, « avant tout un bon samaritain » (Mme S.).

Ce statut lui donne évidemment des droits sur le médecin qui doit accourir à son appel :

« Que ce soit le jour ou la nuit : il doit être à notre disposition. Il doit faire son possible pour nous secourir, à n'importe quel moment. Il doit faire son possible pour nous secourir même dans les circonstances difficiles (...). Je trouve ça normal que le médecin se déplace » (M. R.).

Peu importe si, pour ce faire, il doit abandonner un autre patient.

« Si le docteur a quelqu'un dans son cabinet à la maison médicale et qu'il est appelé en urgence, il a peut-être plus facilement un collègue sous la main qu'il peut appeler et finir ce truc bénin pour pouvoir aller à l'urgence » (M. M.).

On voit qu'à statut égal, la raison du plus faible est devenue la meilleure. Objectivement, le problème vu du côté du médecin est inverse. L'urgence vraie est par excellence l'acte où entre principalement en jeu l'aspect technique de la profession, chacun peut remplacer valablement chacun. La consultation, au cours de laquelle se confient tant de problèmes, doit pouvoir se dérouler dans la quiétude et le médecin doit être disponible pour écouter son patient. La formule du groupe permet, s'il le désire, d'être débarrassé du souci des urgences.

Ces propos montrent à quel point est possessive la confiance faite au médecin traitant personnel. Le patient n'a aucune considération pour les autres malades, d'ailleurs « l'idéal ce serait d'être le seul malade d'un médecin » (Mme S.). De telles réflexions traduisent la prise de conscience d'un des risques que fait courir la formule du groupe aux malades : c'est que, à leur appel, n'importe quel médecin du groupe peut éventuellement accourir. Dans le cas commun, les personnes interrogées choisissent un médecin. Elles peuvent en changer si leur relation est mauvaise. Le médecin lui n'a pas cette possibilité, le statut de malade est contraignant. Là réside le privilège majeur du statut du malade : il peut ou non actualiser, et ce quand il lui plaît, le statut du médecin, sans refus possible de celui-ci. Dans la formule du groupe, même l'obligation légale est tournée. C'est au groupe entier qu'échoit la responsabilité de l'assistance et il est constitué pour en assurer la permanence. Le médecin est libéré de la contrainte majeure de sa profession et le droit « sacré » du malade bafoué, sans qu'aucune protestation puisse être élevée.

Aussi, pour s'assurer contre cette « indépendance » du médecin, il ne reste plus qu'à se l'attacher sentimentalement. Les personnes interrogées en viennent même à s'interdire toute manifestation d'agressivité.

Nous avons vu que le problème de l'argent est un support commode à l'expression de l'agressivité. Mais ici il n'a été abordé qu'une fois et encore fut-il escamoté :

« C'est un métier vraiment dur et je crois que les gens n'en prennent pas toujours conscience. Les médecins demandent toujours de l'augmentation. On entend souvent ça à la radio. J'entends les gens dire : ' Oui ! Les médecins comme s'ils n'étaient pas assez payés '. Moi, je crois, il faut pas critiquer cette chose-là parce que c'est un beau métier, un métier particulier que je mets en marge des autres » (M. R.).

Le statut du médecin est en rapport avec celui du malade, l'un conditionnant l'autre. Dans le cas du groupe le statut médical est à deux niveaux, celui des médecins du groupe qui ne diffère pas du statut du médecin en général, à cette différence près que, à un moment ou à un autre, tout malade dans l'embarras pourra recevoir les soins de l'un d'entre eux, ceux de son médecin personnel :

« On aime bien avoir *son* docteur, parce qu'il vous suit. Ils ont tous une fiche où, en général, tout est noté par client. Quand vous arrivez, toc ! ils sortent ça, tandis que si c'est un autre, il nage un petit peu sur votre..., tandis que l'autre, enfin, le vôtre, le *vrai* docteur » (M. T.).

Bien que chacun soit capable de lire la fiche établie par son confrère, donc de s'y reconnaître, le *vrai* docteur disposera d'informations qui ne sont pas sur fiches où pratiquement ne sont portés que les renseignements techniques. Cela est ressenti, alors même que les sujets n'ont jamais eu l'occasion de lire leur propre dossier médical.

« La médecine de groupe en principe, vous êtes toujours sûr d'avoir un médecin, *un* médecin sous la main, c'est pas toujours *votre* médecin traitant (...). Vous êtes quand même libre de votre choix. Alors, quand on en a besoin, eh bien, on s'arrange pour l'avoir personnellement » (Mme S.).

Ces extraits prouvent que la relation vécue par les patients dans le cadre de l'exercice en groupe ne diffère pas dans son essence de ce que nous connaissons. La différence apparente provient de la diminution objective des obligations du médecin à l'égard du malade. Celui-ci perd alors une partie des « droits » liés à son statut : il ne peut le supporter. La seule solution que lui laisse l'évolution technique pour éviter l'abandon qu'il ressent est de valoriser davantage la composante affective de la relation.

D. *Le point de vue des médecins*

Tout paraît se passer comme s'ils avaient pris conscience de la solidité du statut que leur garantit l'exercice en groupe. Ils n'ont pratiquement pas parlé de la confiance de leurs patients, peut-être parce que celle qu'ils ont en eux-mêmes est totale. Il en fut question un instant, justement lorsque celle-ci pouvait être ébranlée.

« Je crois que c'est en partie vrai que des gens accepteraient volontiers, s'ils ont confiance en leur médecin, qu'on puisse ne rien leur prescrire et leur donner simplement un conseil » (Dr V.).

Ce faisant le Dr V. sortirait un peu du cadre technique habituel dans lequel il se sent à l'aise. A tel point même qu'il en vient à en critiquer la prégnance :

« Dans l'esprit de la relation malade-médecin, je crois que la technique est une intruse, qu'elle fait abstraction complète de cette relation qui me paraît capitale » (Dr U.).

D'ailleurs, est-ce que le malade vient chercher principalenent une technique ? Non, le médecin doit faire preuve

« [d'] une espèce de sagesse un peu humaine, [il doit être] quelqu'un qui pourrait éclairer, exprimer, découvrir, enfin certains genres de vie, un certain équilibre humain, sans parler forcément d'équilibre à l'échelon spirituel ou autre qui est bien à la limite, à la frontière, à la coupure de l'âme et du corps » (Dr V.).

Cependant pas plus que les autres médecins, le Dr V. n'est dupe des travestis qu'il endosse :

« Il y a aussi le cinéma habituel, il y a aussi une certaine façon de jouer ça, on attend du médecin qu'il soit assez sérieux et un petit peu doctoral ».

Un tel jeu ne sera crédible que si chacun en accepte les règles. La première, implicite, que paraissent avoir parfaitement admise les personnes interrogées est la relativité des statuts :

« De son côté, le médecin n'aime pas beaucoup les malades qui jouent au matamore. Il semblerait que pour que la consultation se déroule bien il faille qu'au départ chacun joue un petit peu le personnage qu'il doit jouer (...). Il est toujours agréable pour le médecin de savoir que ce qu'il a prescrit, que les conseils qu'il a donnés avec l'aide de la bonne nature, ont fait que les maux ont été soulagés, s'il aime son malade et s'il aime son métier. J'avoue que personnellement j'éprouve un plaisir supplémentaire quand le colloque se teinte de sympathie réciproque et d'amitié » (Dr V.).

La tranquillité de ces déclarations, la sérénité dont firent preuve les médecins contrastent avec l'angoisse latente ou exprimée de ceux que nous avions interrogés précédemment et qui parfois se demandaient s'ils n'étaient pas de simples techniciens à l'instar du plombier.

On nous rétorquera peut-être que deux médecins ne sont pas tous les médecins du groupe. Mais, le mode de recrutement par cooptation laisse penser qu'il doit y avoir entre eux comme entre ceux que nous avons vus une communion de pensée sans laquelle le groupe éclaterait. De plus, la conception des rapports - qu'il faut bien nommer de force - entre eux et leurs patients coïncide singulièrement avec celle qu'en ont les patients eux-mêmes.

Il ne faudrait pas croire que le souci technique soit absent. Il occupe une autre place et se situe dans un autre contexte.

« Quand une difficulté surgit, on peut la partager avec ses confrères. On peut les appeler éventuellement en consultation sans pour autant que le malade subisse un débours supplémentaire. Ce sont des consultations d'entraide confraternelles et gratuites. Et puis, sur le plan des installations proprement dit sur le plan technique, elle permet des réalisations sensationnelles parce que nous avons à notre disposition une installation radiologique perfectionnée que nous serions incapables de nous offrir individuellement » (Dr U.).

La fonction rassurante du groupe, grâce à la technique supérieure qu'elle autorise apparaît clairement. Le groupe offre un moyen de lutte contre l'angoisse que suscite la perte de confiance en lui-même du médecin, celle que fait naître l'agressivité du malade, frustré de son argent par un médecin incompétent ou supposé tel, celle qui peut résulter de l'insuffisance des moyens complémentaires de diagnostic. celle enfin que peut provoquer l'appel à un spécialiste de statut supérieur.

Médecins du groupe et clients du groupe voient de la même façon les avantages techniques de la formule.

« La médecine de groupe c'est intéressant pour moi à ce moment-là que les médecins puissent se consulter entre eux » (M. R.).

Nous commençons à mieux saisir ce que voulait dire le Dr U. quand il qualifiait la technique d'intruse dans la relation qu'il a avec son malade : la technique, tant dans ses aspects positifs que négatifs est le fait du groupe. Le médecin traitant se consacre *personnellement* à la personne du patient. Ce clivage est vécu identiquement par les deux protagonistes de la relation, il s'étend même au statut.

Le médecin traitant n'a de relations habituelles qu'avec une partie des clients du groupe. Compte tenu de l'organisation de celui-ci, c'est la clientèle globale qui assure l'équilibre économique de l'ensemble. A la limite, si un client change de médecin traitant à l'intérieur du groupe, il ne met pas en question sa survie. Chaque médecin a un contact personnel avec ceux qui disent de lui : « C'est mon médecin personnel ». En le choisissant parmi les autres, le patient actualise son statut, mais nous ne pensons pas qu'il s'agisse du statut technique qui, lui, est actualisé par les autres membres du groupe lorsqu'ils l'ont choisi comme pair. Le statut technique appartient au groupe tout entier, réalisant a minima un statut comparable à celui d'un service hospitalier qui vaut ce que vaut la réputation de son patron.

A partir du moment où un sujet est assis dans la salle d'attente du Dr U. après avoir pénétré dans le bâtiment commun, le Dr U. devient *son* médecin personnel, par opposition aux autres.

Peut-être ce clivage dans le statut du médecin est-il rendu possible par l'absence d'autres médecins exerçant seuls en ville. Cela évite que naisse, au moins consciemment, l'idée de concurrence à l'ancienne mode.

« Vous savez comme moi que beaucoup de médecins se considèrent comme des rivaux, sont en concurrence, hésitent à prendre des vacances, parce que le voisin n'en prend pas. Alors qu'ici, ces questions sont facilement résolues de la façon la plus simple du monde puisque nous nous remplaçons mutuellement » (Dr U.).

Le médecin s'identifie peu ou prou au groupe qui le valorise et le sécurise. Grâce à cette formule il jouit d'un super-statut qui lui permet, au-delà du rôle technique ou de ses dérivés immédiats, l'actualisation d'autres rôles.

« On peut envisager que plusieurs aient des responsabilités civiques suivant leur charisme ou leur goût particulier. Ce qui fait également qu'à ce moment-là, le médecin est présent dans la vie de la cité (...). Je pense que ça donne au groupe une efficacité, une possibilité d'échanger, d'être présent justement dans une dimension qui dépasse la fonction thérapeutique du médecin et que, même un médecin isolé qui aurait toutes ces aspirations au cœur ne pourrait pas les assumer toutes et qu'un groupe justement pourrait presque le faire quand il est assez étoffé » (Dr V.).

Grâce au groupe, le médecin, devenu polycéphale, ne connaît plus aucune limite à l'actualisation des rôles que nous avions dans notre étude tenus pour imaginaires. La conjonction et l'addition des charismes et des ambitions, l'acceptation des patients sans laquelle un tel projet demeurerait irréalisable, confère au groupe une omnipotence qui, jusque-là n'était que mythique.

Les exemples d'action qui ont été donnés traduisent un désir et une soif « d'activité thérapeutique sociale et civique » particulièrement intenses et polyvalents. L'agressivité du médecin épargnera les patients et trouvera à s'exprimer dans d'autres joutes où les membres du groupe risquent de devenir de redoutables challengers. On pourra alors appliquer au groupe la phrase de Foucault : « On commence à concevoir une présence généralisée des médecins dont les regards croisés forment réseau et exercent en tout point de l'espace, en tout moment, une surveillance constante, mobile, différenciée » [2].

Les innombrables scrutins risquent de prouver que savoir et pouvoir, mythe et réalité sont confondus par l'amour, que suppose une confiance dite aveugle de ceux qui en sont transis.

Nous ne savons pas si, dans d'autres groupes, la situation est la même. Nous voyons mal comment un groupe qui ne serait centré que sur la technique pourrait satisfaire les demandes affectives des patients. Mais ici, peut-être parce que la technique paraît aller de soi, la place qui lui est accordée dans les demandes est minime et la relation paraît se réduire à un chant d'amour adressé à un être mythique fait homme qui, de surcroît, peut rester quand il le veut hors d'atteinte et c'est peut-être là le secret de sa force.

II. LE MILIEU URBAIN

Nous venons de voir que l'essence de la relation, dans les conditions particulières de l'exercice en groupe, est la même que celle que nous connaissions.

La deuxième enquête complémentaire a été menée dans la région parisienne (ville et banlieue). Les médecins interrogés exercent seuls dans les conditions habituelles de la médecine libérale. Le variant est ici le groupe des demandeurs de soins.

Nous devons faire une remarque préliminaire : entre le moment où nous avons mené cette enquête (automne 1972) et celui de son exploitation, nous avons eu l'occasion de rencontrer, hors enquête, des médecins praticiens exerçant en ville, dans un grand ensemble ou en banlieue pavillonnaire. Leurs réflexions et remarques nous ont aidé à mieux comprendre les raisons de certaines divergences entre leurs dires et les déclarations que nous avions recueillies. Nous voulons parler ici du pessimisme qu'inspire à beaucoup d'entre eux le statut du médecin urbain.

2. Michel Foucault, déjà cité.

A. *Le point de vue des usagers*

Toutes les personnes interrogées, quelle que soit leur situation sociale, culturelle ou géographique, que nous les ayons interrogées nous-même ou qu'elles aient été interrogées par un sociologue, font, avant tout, de la relation qu'ils nouent avec leur médecin, une relation entre personnes.

« Moi, j'ai un docteur, on peut lui parler de n'importe quoi. Quand je suis avec lui, je discute. Avec vous, je suis perdue. Avec lui, je ne suis pas perdue, je discuterais de n'importe quoi. Je lui fais confiance, parce que sinon, je n'irais pas le voir. Je lui fais vraiment confiance. Du jour que je lui ferai plus confiance, j'en prendrai un autre » (Mme Pa.).

On ne peut mieux confirmer que la confiance est l'axe autour duquel va s'ordonner la relation.

Tout comme le provincial, l'habitant de la capitale entend ne pas cantonner la relation au niveau du corps. Ce doit être une « relation humaine » bien sûr.

« Qu'il me considère comme une personne et non comme un cobaye, déjà un hydropique. Qu'il se dise : ' Tiens, celui-là, il a l'œil jaune ' ou qu'il ne commence pas à tout de suite dire : ' Bien ! Voilà ! Il a le foie ', ou bien : ' Là ! Là ! Il a les jambes un peu tordues ou les oreilles décollées '. Je trouve ça un procédé... je le ressens comme humiliant. Donc, qu'il me considère comme une personne » (Mme Pb.).

Nous ne multiplierons pas les citations de ce genre. Nous retrouverions dans presque tous les entretiens des formulations analogues. Les médecins parisiens que nous rencontrâmes par la suite nous dirent que nombre de consultations n'étaient pas justifiées, même en apparence, par des affections organiques.

Malgré tout le patient urbain est peut-être plus tenté que l'autre de réduire le médecin à ne jouer qu'un rôle technique :

« La médecine, c'est scientifique. Il n'y a pas de problème ! Ça ne peut être que microbien quand on est malade » (M. Pc.).

Affirmation péremptoire et qui sait, peut-être étiologiquement rassurante, mais cependant :

« A partir du moment où on va demander une consultation médicale, on lui fait confiance. On apprécie ou on n'apprécie pas son diagnostic ou sa façon de faire les recherches. De toute façon on est obligé de lui faire confiance. A partir de là, ce ne serait pas la peine d'aller consulter un médecin » (M. Pd.).

Les contradictions des propos n'ont pas frappé leur auteur. Il n'est pas le seul à succomber à la tentation rationalisante et sombrer dans la contradiction.

« Je tente de considérer le médecin comme un technicien. Je sais que, parfois, j'ai de l'admiration pour ces médecins parce que leur situation est difficile. J'ai conscience que, en disant technicien, je ne respecte pas tout à fait les vrais problèmes de la profession. Il y a un engagement qui recoupe l'idée de sacerdoce, de disponibilité, qui dépasse la simple compétence. Il y a aussi une dimension personnelle qui est en compte et qui donc impressionne » (Mme Pe.).

Notons au passage la série sémantique : respecte - admiration - sacerdoce.

Ces quelques extraits montrent que les demandes de base, leurs contradictions sont identiques à ce que nous connaissons. Même dans une banlieue ouvrière :

« Le docteur doit être l'ami de la famille. Pour commencer c'est un ami de la famille. On va confier à un docteur des choses qu'on ne confierait peut-être pas à ses enfants. Au docteur on dira tout : c'est un confesseur » (Mme Pa.).

En première approximation, le médecin urbain jouerait des rôles et jouirait d'un statut comparables à ceux du médecin rural ou provincial. Le statut mythique est évoqué sous une forme analogue :

« Pour le malade, le médecin, c'est pas le bon Dieu mais presque » (M. Pc.).

« On ne peut pas dire que c'est un Dieu, parce qu'on n'a qu'un seul Dieu, mais c'est quelque chose de très élevé quoi » (Mme Pb.).

Ce n'est même plus une personne : c'est quelque chose et quelque chose qui peut trouver en même temps sa place dans un ordre magique :

« Le médecin est le seul homme qui recueille les confidences : c'est l'homme magique. C'est le sorcier qui remplace les formules par des thérapeutiques chimiques » (M. Pk.).

Ce statut privilégié, anachronique, contre-nature, pourrait paraître surprenant voire choquant dans l'univers urbain moderne. C'est sans doute pourquoi les intellectuels, les techniciens tentent, comme nous l'avons vu, de ramener le médecin et la fonction médicale à leur dimension biologique. Ils tentent de revenir à des formulations plus raisonnables et certains en deviennent incohérents :

« C'est quand même un personnage spécial qu'on doit placer sur le registre de l'instituteur, du maire, du curé. C'est à ce niveau-là, mais enfin, c'est plus... C'est un peu le curé... Je pense que le médecin doit être un corps de métier semblable au plombier » (M. Pj.).

Les caractères particuliers d'une population comme celle de Sarcelles ont été maintes fois soulignés : population jeune, très mobile. Ses origines sont diverses. De nombreux logements appartiennent à l'administration qui y loge ses employés en transit relatif (stagiaires, jeunes employés de la R.A.T.P., policiers, etc.). Le jour, la cité est presque vide. Il n'y a pas de vie communautaire, pas « d'activité de palier », la mobilité de la population est un obstacle majeur à l'établissement de relations durables. Cet aspect du peuplement « nomade » d'une partie de la région parisienne où beaucoup ne font que passer, même quand ce passage dure de longues années, a frappé certains sujets. Quelles conséquences cet état de fait peut-il avoir sur la médecine ?

« Je connais des médecins de campagne, ils suivent les gens du fait qu'ils ne se déplacent pas. Il les suit depuis leur petite enfance. Il connaît les parents, toute la famille, les collatéraux. Mais je ne sais pas si ça sert beaucoup à la médecine en tant que telle. Ça donne au médecin un rôle de conseiller familial » (M. Pc.).

Si la connaissance des tenants et aboutissants de toute la famille n'est pas indispensable à une bonne médecine, M. Pc. peut espérer qu'à Paris où il vit loin de son clan, il recevra des soins de qualité équivalente à ceux du médecin de campagne. Une telle hypothèse a au moins le mérite de le rassurer par avance et de fortifier la confiance qu'il fera au médecin urbain.

Le nomadisme relatif n'est pas le seul élément qui oppose population urbaine et population rurale. Un échantillon comme celui auprès duquel a été menée notre enquête, malgré sa petitesse (16 personnes) se caractérise par une grande hétérogénéité : sociale, technique, culturelle. L'étude de ce problème est hors de notre champ, mais il nous paraît cependant nécessaire de le souligner au passage car nous nous sommes trouvé en présence de deux groupes nettement différenciés : celui des provinciaux fraîchement immigrés (non nés à Paris) qui conservent des liens actifs avec leur province d'origine et celui des autochtones, Parisiens et banlieusards depuis plusieurs générations, pour lesquels la province est un autre monde.

Si notre hypothèse sur la micro-culture est exacte nous devons nous attendre à voir apparaître des références différentes pour les membres de ces deux groupes.

Il n'est pas rare par exemple que nous soyons consultés par des habitants de notre région ayant émigré à Paris dans les 15 ou 20 dernières années. Il n'est pas exceptionnel que des femmes appartenant à ce groupe viennent accoucher en province. Une telle conduite ne doit pas nous faire illusion car elle est à double sens :

« J'ai des clients qui ont pris leur retraite, ils sont allés dans le Loiret, en Bretagne, etc. Ils ne viennent jamais à Paris sans venir me chercher et prendre une consultation » (D^r^ Px.).

L'opposition est évidente quand il s'agit d'exprimer la méfiance :

« Dans le temps, dans les campagnes, le médecin c'était quelque chose de formidable. Je parle des médecins de campagne, parce que, il faut avoir la foi pour être médecin de campagne, certainement par rapport au médecin de ville, c'est différent » (M. Pc.).

L'autochtone tient des propos semblables mais a contrario :

« Il y a des médecins qu'on leur fait plus confiance qu'à d'autres. Vous en avez qui donnent des médicaments sans consultation. C'est un peu en province qu'ils font ça » (Mme Pa.).

L'agressivité, en milieu urbain comme en milieu rural, s'exprime surtout à propos de l'argent, ici encore les deux groupes s'opposent :

« Le médecin industriel est assez sensible à l'aspect financier. Un médecin de campagne peut-être moins, parce que, s'il voulait faire de l'argent, il s'intallerait en ville » (Mme Pl.).

Pour l'autochtone l'appât du gain n'est pas moins répréhensible :

« Il y en a qui pensent qu'à l'argent comme j'ai vu en province. Alors on fait plus confiance » (Mme Pm.).

Rurale ou urbaine, la cupidité et la puissance financière du médecin sont parfois décrites sous une forme pittoresque par la survalorisation des gains qu'elle implique :

« J'en connais un, dans la proche banlieue, la seule chose qui l'intéresse c'est de délivrer des ordonnances et d'empocher son fric. Quand il te rend la monnaie, il sort des liasses de 300 000 balles de sa poche : le type peu intéressant qui se gourre assez souvent dans ses diagnostics » (M. Pj.).

Enseveli sous l'or qu'il manipule, le médecin a disparu laissant la place au « type qui se gourre ».

On voit apparaître une nouvelle opposition : Paris, la banlieue. Nous nous sommes demandé s'il n'existait pas une ségrégation culturelle analogue à celle qui oppose immigrés et autochtones.

La première conséquence de la soif d'argent est, comme toujours, la frustration du patient du temps auquel il estime avoir légitimement droit.

« Vous avez des médecins, c'est malheureux à dire, mais l'ordonnance est finie que vous avez pas eu le temps de vous rhabiller et qu'il faut mettre son collant dans la poche. J'appelle pas ça de la médecine. J'appelle ça des médecins qui veulent gagner de l'argent » (Mme Pb.).

On voit que le statut ne résiste guère à de telles erreurs chronométriques.

Si les arguments sont connus, nous devons souligner la vigueur et la fréquence des critiques. Il n'est presque pas d'entretien où nous ne les rencontrions. Tout paraît se passer comme si l'environnement urbain exagérait les contrastes, augmentait l'agressivité (phénomène bien connu des sociologues), faisant encore mieux ressortir le caractère ambivalent et bipolaire de la confiance.

Quoi qu'il en soit, la relation établie est aussi solide, aussi riche, aussi acquisitive en ville qu'en campagne :

« Le médecin, c'est le point d'attache, le havre. C'est celui vers lequel on ira parce qu'on a confiance en lui, par lui. Dans sa tête, le médecin *sait* ce qui se passe. Donc chaque fois qu'il se passe quelque chose on ira voir *lui* et non quelqu'un d'autre : on a entièrement confiance » (Mme Pe.).

On voit dans un tel climat ses patients projeter sur leur médecin leurs sentiments, leurs émotions, leurs pudeurs :

« Le docteur, à la clinique, a décelé, excusez-moi du terme que le docteur lui-même a employé : il appelle ça un cul-de-sac. Qu'est-ce que c'est un cul-de-sac ? Moi, je l'ignore. Mon docteur a très bien compris, quoi qu'il a trouvé ce terme un petit peu, un petit peu vulgaire je crois » (Mme Pa.).

Rappelons pour les non-médecins que « cul-de-sac pleural » (il s'agissait de cela en l'occurrence) est un terme d'anatomie descriptive parfaitement classique et licite et que le médecin de Mme Pa. ne risquait pas de s'en offusquer et encore moins de penser qu'elle pouvait, elle, en avoir été offusquée. Pour cette dame née il y a 75 ans en banlieue et y ayant toujours vécu, son médecin est un homme infaillible :

« Quand pour lui il a guéri : c'est un succès, une victoire. Et, s'il échoue, c'est pas sa faute ».

B. *Le point de vue des médecins*

« Il y a le malade qui va voir le médecin, n'importe quel médecin, de même que, s'il a envie de fumer il va dans n'importe quel bureau de tabac. A l'inverse, il y a le malade, l'individu, pour lequel le médecin fait partie de son univers, est *son* médecin » (D^r^ Px.).

Ce médecin parisien semble opposer le malade en relation avec n'importe quel médecin et « l'individu » en rapport avec son médecin. Deux niveaux de relation sont distingués comme nous le fîmes. Nous les étudierons successivement en y ajoutant le niveau de la personne sociale qui, en ville, doit avoir une importance particulière.

1. *Le niveau anatomique*

Nous ne répéterons pas des arguments déjà exposés, rappelons que c'est à ce niveau qu'agit la technique médicale.

En ville l'équipement technique est théoriquement plus accessible qu'en campagne. La multiplication des centres de soins, dispensaires, consultations externes hospitalières, leur dispersion augmentent les possibilités de contact avec le public. Les sujets, l'ayant à portée de mains n'hésitent pas, semble-t-il, à l'utiliser. Il en résulte pour le praticien une dépossession de fait qui est vécue par certains comme une incompétence. D'autres veulent même l'aggraver et déposséder le praticien urbain de toute activité technique et en faire « un médecin arrivant rapidement au chevet du malade et capable de l'orienter vers les soins et les services spécialisés les plus compétents dans le respect des règlements de la Sécurité sociale » [3]. Après le médecin plombier, le médecin aiguilleur. Le propos est intéressant car il fait la preuve que l'hospitalier ignore tout de la médecine pratique. Les praticiens savent quelle place tient « le colloque singulier » dans leur relation avec les malades. L'hospitalier en parle doctement, mais ne l'agit pratiquement jamais, il n'est que d'entendre l'usager :

« Le malade qui va voir son médecin de quartier pour causer, s'il est

3. D. Rosowsky, « Malade en chaussures et malade en pantoufles », *Tonus*, n° 557, 31 mai 1973, p. 4.

obligé d'aller voir un médecin de dispensaire, il n'ira plus au bout de deux fois » (Mme Pl.).

Quant au praticien, il est sans illusion sur la valeur humaine des soins spécialisés :

« Dans la relation, le spécialiste n'intervient pas. En général, c'est une relation extrêmement superficielle et qui se résoud sur un plan très impersonnel » (Dr Pz.).

Il n'en reste pas moins que le savoir technique, la science médicale apprise sont les bases sur lesquelles se bâtit et se justifie le statut du médecin, même urbain. Certains patients, pense-t-il, attendraient qu'il se conformât au modèle hospitalier centré sur l'anatomique :

« Il y a des patients qui sont satisfaits de rester sur le plan somatique, de rester dans le stéréotype hospitalier. Il y en a qui attendent autre chose. J'ai l'impression que les gens, ici, en banlieue, sont marqués par l'empreinte des modèles hospitaliers : la médecine scientifique telle qu'elle doit être faite » (Dr Px.).

Le médecin quand il est frais émoulu de l'hôpital ne conçoit pas qu'il puisse exister un autre modèle :

« Au départ, la consultation c'était rechercher quelque chose de précis, d'organique. Donner des médicaments. C'était ça. Maintenant, ce n'est plus ça. Ça peut être tout. Pour moi, c'est le contact avec un autre individu » (Dr Py.).

L'évolution du médecin est celle de sa pratique, elle ne se fait pas toujours sans angoisse. Certains ne pourront jamais le supporter tant est grand le prestige du modèle hospitalier et universitaire.

On peut d'ailleurs se demander ce que signifie la perception par le médecin d'un tel désir du patient. Lequel des deux se refuse à quitter le niveau de l'anatomique ?

« Quand on ne se sent pas à l'aise, on se lance à fond, dans le stéréotype parce qu'il faut en sortir... Il faut en sortir : ' Venez ici, déshabillez-vous ' » (Dr Px.).

2. *Le niveau physiologique et affectif*

Quel que soit le malaise qu'il puisse ressentir il lui faudra quand même abandonner ce terrain où il se croit sûr de lui :

« Je sais très bien maintenant que, sous un prétexte de maladie, les gens viennent souvent chercher autre chose. Je dis souvent que nous remplaçons un petit peu les sorciers d'antan, un petit peu le confesseur, le confident du 17e siècle » (Dr Pt.).

On voit alors, à Paris comme ailleurs, évoluer l'opinion du médecin au sujet du malade : le « beau malade » de l'hôpital, prétexte à prouesses techniques et cogitations scientifiques infinies tend à devenir « *mon* client ».

« Sous le nom de client je ne parle pas du type comme on en voit beaucoup à Paris qui vient et qui ne reviendra plus. Je parle vraiment de malade, de *mon* client. La consultation est une conversation amicale qui a un aspect médical » (Dr Pu.).

Le Dr N., provincial, distinguait le *vrai* malade de l'autre. A Paris pas plus qu'en province la discrimination ne se fait sur une base rationnelle :

« Il y a des gens qui ne me reviennent pas. Il faut faire des efforts démesurés quelquefois pour arriver à les encaisser. Je n'y arrive pas. Ils viennent une fois et, en général, ils comprennent : ils ne reviennent plus » (Dr Pz.).

Sur une base affective solide, la relation se nouera entre personnes et l'anatomique, le modèle hospitalier sera laissé au deuxième plan ou abandonné à ceux qui s'y cantonnent :

« Je suis un praticien. Ça demande d'avoir le contact avec le malade. Ensuite, la médecine, les choses difficiles, les examens, tout ça, ça a toujours le temps et puis : les spécialistes sont faits pour ça » (Dr Pu.).

Vu du côté patient une telle affirmation ne choque pas. Nous avons entendu, hors entretiens, une Parisienne dire qu'elle était très satisfaite de son médecin traitant qui avait toujours su l'orienter vers le spécialiste compétent. Au rebours, celui-ci est exclu du champ affectif. Le médecin provincial et a fortiori le médecin rural isolé jouent encore, par la force des choses, mais pour combien de temps encore, un grand rôle au niveau de l'anatomique. Ceci nous expliquerait peut-être que leurs formulations soient moins catégoriques que celles des médecins parisiens que nous avons rencontrés. Il est vrai que nous ne vîmes point de spécialistes.

Il reste au généraliste à s'adapter à ce rôle nouveau pour lui et auquel il n'est aucunement préparé. Il lui réserve des surprises, car l'obscurantisme n'est pas l'apanage des campagnes :

« On sent bien à un certain moment que, pour certains patients, on est vraiment le mage, le guérisseur, l'espèce de personnage qui a des pouvoirs importants. Ce n'est pas toujours plaisant » (Dr Py.).

Le clivage entre le champ anatomique et le champ physiologique-affectif n'est pas, nous le savons, propre à la médecine urbaine. Nous pensons que son importance tient aux conditions mêmes de la pratique urbaine.

D'une part le milieu urbain est suréquipé ou, comme nous le faisions remarquer, il existe presque toujours à portée de la main un centre techniquement adapté. Ce n'est pas le cas, pour le moment, en province.

D'autre part, la vie en ville ne favorise pas les contacts interhumains et le médecin reste quand même un des personnages les plus accessibles. Il suffit de le payer pour qu'il vous écoute :

« Il y a des personnes qui sont excessivement seules, qui n'ont pas de famille, qui n'ont pas d'amis, qui sont plus ou moins fâchées avec et qui viennent. Le fait de rester dix minutes, un quart d'heure à parler, me raconter leurs histoires, à parler de n'importe quoi, ils sortent, ils sont soulagés. Au début de mon installation c'est ce qui m'a étonné. Les gens arrivaient, ils parlaient, ils parlaient. Je ne leur avais rien donné. Ils étaient contents » (Dr Px.).

Le médecin urbain se voit ainsi amené à jouer un rôle important au plan social.

3. *Le niveau de la personne sociale*

Où naissent bien des conflits. Tous les praticiens se plaignent des exigences des malades en matière de certificats, d'arrêts de travail, de demandes administratives diverses. L'organisation, la structure de la ville réduisent la personne à son identité matriculaire. Le seul commerce qu'elle entretient avec la société se fait par le truchement de l'imprimé. Nous avons vu que ce système ne laisse souvent d'autre issue au sujet que la fuite rendue licite par le certificat médical.

Le citadin harassé, malmené, soumis à des conditions de vie, de travail psychiquement éprouvantes, ressent contre celles-ci une intense agressivité. C'est souvent dans cet état d'esprit qu'il est quand il appelle le médecin. Il l'accuse alors volontiers de n'être qu'un fournisseur stipendié de certificats. Certains se demandent

« [s']il y a des abus ce qui pourrait expliquer certaines réactions des médecins, parce que les malades aussi ont des choses à se reprocher vis-à-vis des médecins, c'est certain » (M. Pt.).

La répétition de ces appels, leur insistance, leur absence de motif « techniquement justifié » finissent par émousser la patience du praticien qui, excédé, peut fort mal accueillir des demandes qui sortent de son champ de compétence, car, il est vrai que

« dans un monde où la vie se vivrait mieux il y aurait une série de rapports qui éviteraient au malade de s'adresser au médecin. Actuellement il sert de soupape à toutes ces demandes » (Mme Pe.).

A ce niveau la position du médecin est souvent incommode. Les demandeurs ont à son égard une attitude très ambivalente. D'une part il est effectivement une soupape prévue par la société, d'autre part il est socialement, économiquement, souvent idéologiquement rattaché à la classe des patrons, des détenteurs des pouvoirs. Il en vient à confondre son statut avec le leur, concevant les rapports avec les malades en termes de force :

« Pour avoir confiance dans son médecin, il faut que le malade lui sente une supériorité. Celui qui ne se soumet pas, on se rend compte finalement, les médicaments qu'on lui donne ne marchent pas, parce qu'il résiste, parce qu'il n'est pas tombé sur le médecin qui lui convenait » (D^r^ Pu.).

En ville ces affrontements sont certainement plus fréquents, plus pénibles qu'en campagne où le paternalisme médical se donne libre cours. Il faut que le médecin urbain admette que la souffrance « sociale » est souffrance au même titre que les autres souffrances, et qu'elle peut provoquer une angoisse intense. Pour des raisons que nous n'analyserons pas ici, l'appel de cette souffrance paraît souvent adressé au médecin plombier.

Que ce soit en médecine de groupe ou en médecine urbaine, les composants de la relation sont identiques.

En médecine de groupe, les différences principales portent sur le statut du médecin. Il tend à se rapprocher du statut mythique. Le malade, lui, perd l'essentiel du sien dans la mesure où l'obligation de lui porter immédiatement secours n'existe plus qu'au titre du groupe.

En médecine urbaine l'importance que prend la part sociale de la personne du patient modifie quelque peu l'aspect extérieur de la relation.

D'abord, de nombreux habitants ne sont urbains qu'à titre transitoire et ne peuvent nouer de relation durable avec un médecin. Les rapports qu'ils auront avec lui seront provoqués au principal par l'exigence sociale : certificats divers, justifications d'un arrêt de travail, maladies bénignes nécessitant plus de formalités administratives que de soins. Si la maladie est grave, ils sont hospitalisés et entrent dans un autre système de relation.

Ensuite, les résidents permanents subissent les mêmes contraintes que les urbains en transit ; ils peuvent donc avoir à requérir l'aide du médecin pour les mêmes raisons alors qu'ils ne sont pas véritablement des malades. Si ces faits sont trop souvent répétés on conçoit que la relation risque de reposer sur des bases peu satisfaisantes.

Mais dans un cas comme dans l'autre, quand le sujet se dit malade nous retombons dans la relation que nous avons étudiée aux quelques nuances près que nous soulignâmes au passage.

Conclusion

Nous avons mené auprès de non-médecins et de médecins une enquête centrée sur le problème de la consultation en médecine générale. Très vite notre attention a été attirée par l'importance que semblait revêtir la confiance aux yeux des uns et des autres. Si le terme revenait sans cesse, son contenu n'en était pas explicité. Un auteur comme Balint qui fut l'un des premiers à étudier la dynamique de la relation malade-médecin en médecine générale parle à plusieurs reprises de la confiance comme d'un phénomène allant de soi. Freud s'est surtout préoccupé de la méfiance et, dans l'optique psychanalytique, tient la confiance pour négligeable.

L'expérience quotidienne prouve cependant l'importance considérable qu'elle a puisqu'on voit, dans notre société scientifique, de nombreux malades qui sont loin d'être des ilotes faire confiance à des rebouteux, empiriques et autres sorciers. Un tel choix contraste avec leur attitude habituelle et n'a guère de justification rationnelle. Il faut des forces particulièrement puissantes pour pousser un homme moderne, toutes références scientifiques abandonnées, à confier le soin de sa santé à un mage plus ou moins exotique.

C'est ainsi que nous avons successivement recherché les composants conscients et préconscients de la confiance tels que nous les a livrés notre enquête clinique. Nous avons alors constaté que ce sentiment était en réalité un ensemble aux composants multiples. Il se polarise instantanément sur un ou plusieurs d'entre eux. Sous la pression de l'angoisse née de la maladie, ils sont activés et provoquent une ou plusieurs demandes que le médecin va devoir satisfaire. Dans le cas contraire, la confiance disparaît et est remplacée par la méfiance qui, pour nous, n'en différerait que par un changement de signe : le malade va consulter un autre médecin.

Nous avons ensuite tenté de placer ces demandes dans leur contexte socio-anthropologique, et enfin, essayé de savoir si, par une interprétation psychanalytique, nous arriverions à discerner les mobiles individuels qui poussent le malade à choisir tel ou tel thérapeute.

La nature de certaines demandes, de certaines croyances sont peut-être en rapport avec la micro-culture de l'Ouest, région où s'est déroulée notre enquête. Si tel est le cas, notre étude n'aurait qu'une valeur ethnologique limitée. C'est pourquoi nous avons entrepris deux enquêtes complémentaires.

La relation médecin-malade comporte deux termes : le médecin et le malade. Nous avons étudié alors les modifications indépendantes de chacun d'eux : la variable médecin par l'étude de la médecine de groupe, la variable malade par une enquête menée dans la région parisienne. Les résultats sont, en gros, superposables. Les modifications subies par l'une de ces variables se traduisant seulement par une variation dans l'intensité de telle demande ou la polarisation sur telle autre. La conséquence en est un changement partiel des statuts et des rôles sans que pour autant l'essence en soit altérée : la structure profonde de la relation reste inchangée.

En effet, sous le nom de confiance, se trouve condensée la dynamique affective de la relation nouée entre malade et médecin. A la peur, à l'angoisse suscitées par la maladie, elle va opposer un barrage efficace. Elle va ouvrir une voie au rassurement que dispense le thérapeute et emprunte des trajets frayés par les événements de l'histoire du sujet, aujourd'hui le malade. C'est par le détour des transferts que le médecin deviendra le support des figures parentales jadis vécues comme rassurantes. On ne peut cependant réduire la relation thérapeutique en médecine générale au seul transfert psychanalytique. La situation de consultation diffère fondamentalement de la situation psychanalytique en dehors du fait que le médecin généraliste n'est ni psychanalysé ni psychanalyste, par l'importance qu'y prend le corps du malade, sinon celui du thérapeute. Nous serions presque tenté de dire que le corps dans sa matérialité, chimiquement, chirurgicalement, techniquement abordable, peut être le dernier refuge pour le médecin fuyant sa propre implication, alors que, pour le psychanalyste, il est le piège dans lequel il craint de tomber. Les positions de chacun se trouvant inversées par rapport à la psyché et au soma. Un tel schéma paraît opposer les deux pôles sur lesquels s'oriente le vécu de tout homme. Il tient plus de l'imaginaire que du réel car la pratique quotidienne du thérapeute n'a de commerce qu'avec l'homme total. Les orientations des uns et des autres s'opposent mais ne leur permettent pas d'ignorer, ni de nier de quelque manière que ce soit, l'influence toujours active du pôle opposé.

En psychanalyse le sujet accepte que soit valorisé le pôle psychique et se confie pour cela au psychanalyste dont il n'attend aucun soin corporel. La vie biologique y est rarement en jeu (les tendances suicidaires éventuelles restent une construction propre au sujet et sont sans rapport avec un agent extérieur comme le microbe par exemple). A la limite on pourrait presque dire que le psychanalyste ne voit jamais son action limitée ou dirigée par une quelconque contrainte biologique, la mort même du sujet peut survenir comme un phénomène extérieur et étranger à l'analyse, alors qu'elle y prend une grande importance comme fantasme. L'irruption de la corporéité, même sous la forme du symptôme est traitée au niveau du dire. Le psychanalyste tend à maintenir la cure dans le champ de la parole et du langage. Il s'efforce de ne pas agir mais d'écouter. C'est ainsi que va se développer une névrose de transfert qui fournira ses prétextes à l'analyse puis, une fois liquidée, permettra au sujet de guérir. Comme elle tend à mettre en cause le psychanalyste, celui-ci s'en déprend par le contrôle permanent de son contre-transfert.

La médecine générale se centre, elle, sur le corps : c'est lui qui est atteint, ou supposé atteint, quand le malade vient consulter son médecin : l'existence même du sujet est en jeu. Il est et se sait mortel et il sait qu'une maladie le conduira un jour au trépas. Chaque fois qu'il est malade, il peut logiquement se demander s'il ne risque pas de mourir, quelle que soit l'apparente bénignité du trouble dont il souffre. Les personnes interrogées font une distinction entre la maladie et le fait d'être malade, l'un différant de l'autre par la plus ou moins grande entrave apportée à la bonne marche des fonctions considérées comme vitales par le sujet qui, malade, se vit amoindri. La diminution du potentiel vital est génératrice d'inquiétude ou d'angoisse. Que le danger soit réel ou non importe peu, il suffit que le malade vive la situation comme dangereuse pour qu'elle le soit.

L'étude que nous avons fait de l'angoisse a surtout porté sur les mécanismes économiques en rapport avec le problème de la confiance mais nous ne devons pas oublier la réalité humaine et biologique de la mort que la maladie peut rendre immédiatement présente.

Le médecin, quelqu'intérêt qu'il porte à la psychologie voire à la psychanalyse, conserve présente à l'esprit l'éventualité d'une affection organique dangereuse ou mortelle et, à aucun moment, ne peut se départir de son savoir technique et clinique, moyens et fins de sa praxie. Il lui faut, avant toute autre chose, tenter de juger si le malade qu'il prend en charge court ou non, du fait de la maladie dont il est atteint, un péril biologiquement définitif. Il est ainsi amené à prendre un soin matériel et corporel du malade, comme la mère de celui-ci a pris jadis soin du nourrisson qu'il fut et qui, réduit à ses seuls moyens, était incapable de survivre. Pareille contrainte n'existe pas pour le psychanalyste qui, bien souvent, n'est pas médecin, ce qui, en soi, est significatif.

La connaissance qu'il a du corps humain, de son anatomie, de sa physiologie, de sa pathologie désigne le médecin (ou son équivalent culturel) comme le seul sujet capable de s'opposer efficacement à la maladie. Quand un individu est malade il est contraint de faire appel au médecin : il n'est pas libre de son choix, le danger est trop grand pour qu'il se risque à le courir seul. Dans notre contexte culturel, le malade est conditionné à avoir foi dans la science médicale comme moyen de lutte contre le péril morbide. La « bonne » médecine n'est pas obligatoirement pour le malade celle qu'on enseigne dans les facultés. Elle est pratiquée différemment par certaines écoles, chacune faisant une référence explicite ou implicite à un « ordre » dans lequel s'inscrit l'homme et son univers, c'est ce que nous avons appelé les micro-cultures. Un sujet malade fera presque toujours confiance au thérapeute qui lui est isoculturel. Il pourra être plus magicien que médecin, plus prêtre que magicien, chacun, en tout cas, tient des deux autres.

Le médecin consulté va recevoir un homme plus ou moins amoindri par la maladie (alors que le psychanalyste aura généralement à faire avec un sujet qui tire toujours un bénéfice primaire de sa maladie et qu'il va frustrer, se servant de l'angoisse qu'il provoque pour faire avancer la cure). Le médecin n'aura pas cette peine, le sujet arrive anxieux et frustré. Il doit, jouant le rôle que lui impartit son statut, gratifier le malade en le soulageant de ses maux physiques et aussi (ou ainsi) de son angoisse. Ces gratifications attendues, demandées, acceptées comblent les deux partenaires, l'un parce qu'il reçoit ce qu'il est venu chercher, l'autre parce qu'il reçoit ainsi du patient confirmation de son statut et de son être.

La confiance permet au malade de lutter avec succès contre son angoisse, quelle qu'en soit l'origine : douleur physique et danger réel, douleur des « fonctionnels » et péril imaginaire. Elle consisterait en un transfert libidinal sur le médecin par le moyen duquel se déchargerait la tension anxieuse. Elle pourrait être assimilée à une relation transférentielle privilégiée par la nature des transferts suscités et leur insertion dans une situation vécue par le corps et dans le corps. Le médecin prend en charge le corps mortel du sujet, il prend place dans son destin. On comprend aisément pourquoi les malades tiennent à ce que le thérapeute fonde son agir sur l'appréhension du même ordre immanent qu'eux-mêmes. Ainsi il situera la maladie dans ce qu'ils pensent être leur ordre vital.

Les fins de la médecine obligent le médecin à se situer dans l'existence du malade. On peut prévoir la nature des transferts dont il sera l'objet : ce sont les personnes qui ont donné et entretenu les premières la vie de l'individu et ce d'autant plus que l'angoisse, promotrice de la demande, réactive des représentations anciennes sinon archaïques. Les transferts suscités seront variés, les figures parentales réactivées dépendant du niveau de la régression à laquelle est soumis le patient. Par eux et par la réalité des soins donnés par le médecin, la maladie va être revécue comme une tranche d'un passé révolu et pénible sinon insupportable comme le dit Ferenczi. La confiance va permettre de rendre le présent supportable. Il n'est pas question ici de remémoration comme en psychanalyse mais de reviviscence entretenue et en partie provoquée par les excitations nées des sensations corporelles qui frayent la voie aux représentations. Cette dynamique qui s'apparente à une névrose par les bénéfices secondaires qu'elle entraîne est entretenue par le médecin qui s'y prête, ignorant qu'il est de ses transferts et contre-transferts. Que des fantasmes voisins de ceux qui sont évoqués en psychanalyse soient activés est plus que probable, mais ils s'inscrivent dans un passage à l'acte, dans un vécu, sans critique, sans frustration, dans un consensus mutuel. Le climat affectif né de la confiance autorise toutes les audaces, renverse tous les tabous et permet une sexualisation importante des transferts.

Nous nous étions demandé un moment si la confiance n'était pas une névrose de transfert. Nous ne le pensons pas ; en effet, dynamiquement elle peut lui être comparée par ce défaut d'analyse des transferts et contre-transferts qui entrent en jeu. Mais, le vécu réel au niveau du corps, l'agir qu'elle favorise ne peuvent être assimilés au transfert d'une névrose préexistante. Dans le cas des maladies dites fonctionnelles la question est moins facile à trancher. Nous émettons l'hypothèse que la relation vécue avec le médecin, aussi longtemps qu'il accepte d'y participer, est constitutive de la névrose d'organe si tant est que celle-ci soit une névrose. Pour le malade organique, la régression à laquelle il est soumis l'aliène par rapport aux sujets en bonne santé. Son comportement de malade, accepté par le groupe social, contraste avec son comportement antérieur. On peut se demander à partir de ce moment si, à la limite, la consultation ne serait pas également vécue sur un mode névrotique.

Nous serons ainsi tenté de dire que la relation en médecine générale est une relation transférentielle privilégiée qui aide le malade à vivre le danger que lui fait courir sa maladie. Grâce à quoi il pourrait espérer échapper à son destin. La confiance constitue en même temps le médecin en tant que tel et l'aide à agir la médecine comme si elle pouvait permettre au patient et à lui-même d'échapper à leur finitude d'hommes.

Bibliographie

Abraham K., *Œuvres complètes,* Paris, Payot, 1966.
Alexander F., *La médecine psychosomatique,* Paris, Payot, 1967.
Alphonse-Marie de Liguori (saint), *Le bon confesseur pour les gens de la campagne,* Clermont-Ferrand, 1833.

Bachelard G., *La poétique de l'espace,* Paris, P.U.F., 1967.
Balint M., *Le médecin, son malade et la maladie,* Paris, Payot, 1966.
—, *Le défaut fondamental,* Paris, Payot, 1971.
Balint M. et E., *Techniques psychothérapeutiques en médecine,* Paris, Payot, 1966.
Barrier M.A., « L'auto-immunité », *Revue des Sciences Médicales,* Paris, n° 198, novembre 1971, p. 7-18.
Baruk H., « Les erreurs dans le diagnostic de paranoïa et leurs conséquences », *Annales médico-psychologiques,* Paris, Masson, I/3, p. 359-365.
Boss M., *Introduction à la médecine psychosomatique,* Paris, P.U.F., 1959.
Bourgeois *et al.,* « A propos des délires de sorcellerie », *Annales médico-psychologiques,* Paris, Masson, II/4, p. 575-592.

Canguilhem G., *Le normal et le pathologique,* Paris, P.U.F., 1966, coll. « Galien ».
Clavreul J., « Considérations actuelles sur le transfert », *L'Inconscient,* Paris, P.U.F., 1967, n° 3, p. 3-48.
Cuénot L., Invention et finalité en biologie, Paris, Flammarion, 1943.

Dalmais I.H., « Initiation à la liturgie », *Cahiers de la Pierre qui Vire,* Paris, Desclée de Brouwer, 1967.
Daumezon G., *Décor sociologique et juridique de la relation malade-médecin,* 1er décembre 1969 (ex. dactylographié, communiqué par l'auteur).
Desoille R., *Théorie et pratique du rêve éveillé dirigé,* Genève, Mont-Blanc, 1961.

Escoffier-Lambiotte, « Avortement et respect de la vie humaine », *Le Monde,* 19 janvier 1972.
Ey H., *Manuel de psychiatrie,* Paris, Masson, 1967.

Fenichel O., *Problèmes de technique psychanalytique,* Paris, P.U.F., 1953.
Ferenczi S., *Psychanalyse,* Paris, Payot, 1968.
—, in *La psychanalyse,* n° 6.
Foucault M., *Naissance de la clinique,* Paris, P.U.F., 1963, coll. « Galien ».
—, *Maladie mentale et psychologie,* Paris, P.U.F., 1966, 4e éd.
—, *Histoire de la folie à l'âge classique,* Paris, Plon, 1961.

Freud S., *Cinq psychanalyses*, Paris, P.U.F., 1967.
—, *Essais de psychanalyse*, Paris, P.U.F., 1967.
—, *Etudes sur l'hystérie*, Paris, P.U.F., 1967.
—, *Inhibition, symptôme, angoisse*, Paris, P.U.F., 1968.
—, *Introduction à la psychanalyse*, Paris, P.U.F., 1969.
—, *Naissance de la psychanalyse*, Paris, P.U.F., 1969.
—, *Technique psychanalytique*, Paris, P.U.F., 1967.
—, *La vie sexuelle*, Paris, P.U.F., 1969.
Funck-Brentano J.-L., « La sauvegarde de l'hôpital public », *Le Monde*, 9 février 1972.

Gantheret F., *Le schéma corporel et l'image du corps*, thèse de 3ᵉ cycle dactylographiée, communiquée par l'auteur.
Garner H.H., « The doctor-patient dyad : an interpersonal relationship model », *Illinois Medical Journal*, 138/2, août 1970, p. 133-139.
Groddeck G., *La maladie, l'art et le symbole*, Paris, Gallimard, 1969.
Guitton J., « Médecin total pour une médecine totale », *Tonus*, n° 468, Paris, Lab. Winthrop, 31 mai 1971.

Hillemand P., *Maladies de l'estomac, de l'œsophage et du duodénum*, Paris, Ed. médicales, Flammarion, 1954.

Jacob F., *La logique du vivant*, Paris, Gallimard, 1970.

Koupernik C., « De la cause au coupable », *Le Monde*, 9 février 1972.

Lacan J., *Ecrits*, Paris, Le Seuil, 1966, coll. « Le champ freudien ».
Lagache, *La psychanalyse*, Paris, P.U.F., 1967, coll. « Que sais-je ? ».
Laplanche et Pontalis, *Vocabulaire de la psychanalyse*, Paris, P.U.F., 1967.
Lavie J.-Cl., « Le psychanalyste est-il sorcier ? », *Incidence de la Psychanalyse*, Paris, Gallimard, n° 1, 1970, p. 105-113.
Leclaire S., *Psychanalyser*, Paris, Le Seuil, 1968.
Lévi-Strauss Cl., *Anthropologie structurale*, Paris, Plon, 1958.
—, *La pensée sauvage*, Paris, Plon, 1962.
Levy A., *Psychologie sociale - Textes fondamentaux*, Paris, Dunod, 1968.
Lewin K., *Psychologie dynamique*, Paris, P.U.F., 1964, 2ᵉ éd.
Lopez-Ibor J.J., *Lecciones de psicología medical*, Madrid, Paz Montalvo, 1970.
Luccioni, « Le caractère », in A. Porot, *Manuel alphabétique de psychiatrie*, Paris, P.U.F., 1965.

Maeder A., *La personne du médecin : un agent thérapeutique*, Paris, Delachaux et Niestlé, 1952.
Malinowski B., *Trois essais sur la vie sociale des primitifs*, Paris, Payot, 1968.
Mauss M., *Sociologie et anthropologie*, Paris, P.U.F., 1968.
Mignot M., « Problèmes de la vie médicale : Journées médicales de Broussais », *La Médecine Praticienne*, n° 450, décembre 1971, p. 77-78.
Moreno J.L., *Psychothérapie de groupe et psychodrame*, Paris, P.U.F., 1965.

Nacht S., *De la pratique à la théorie psychanalytique*, Paris, P.U.F., 1966.
—, *Guérir avec Freud*, Paris, Payot, 1971.

Paul (saint), Epître aux Corinthiens.
Perrier F., « Sur la clinique, le transfert et le temps », *L'Inconscient*, Paris, P.U.F., n° 6, avril 1968, p. 4-29.
Porot H., « Le médecin face au mourant », *Psychologie Médicale*, Paris, II/3, 1970, p. 355-361.

Ricard d'Esposito Cl., « La fonction équivoque de l'argent », *Sandorama,* Paris, Lab. Sandoz édit., 1971.
Rituel romain, Adrien Leclerc édit., Paris, 1857.
Robert P., *Dictionnaire alphabétique et analogique de la langue française,* Paris, Société du Nouveau Littré, 1969.
Rogers C., *Le développement de la personne,* Paris, Dunod, 1967.
Roheim G., *Psychanalyse et anthropologie,* Paris, Gallimard, 1967, coll., « N.R.F. ».
Roublef I., « Introduction à une discussion sur la névrose de transfert », *L'Inconscient,* Paris, P.U.F., n° 3, 1967, p. 49-58.

Sabouraud O., *Réflexion sur une recherche en neuro-psychologie,* ronéotypé hors commerce.
Sagne J.-C., « Nature de la relation pastorale », supplément à *La Vie Spirituelle,* Le Cerf, n° 68, février 1969, p. 78.
Sartre J.-P., « Question de méthode », *Les Temps Modernes,* 1957, p. 139.
Savy P., *Traité de thérapeutique clinique,* Paris, Masson, 1942.
Schneider P.B., *Psychologie médicale,* Paris, Payot, 1969.
Sieffert G., *Introduction générale à la thérapeutique positive,* Paris, Maloine, 1910.
Sivadon et Gantheret, *Rééducation corporelle des fonctions mentales,* Paris, Ed. Sociales Françaises, 1965.
Soulairac A., *Les mécanismes de la douleur,* Paris, Lab. Roussel, 1971.
Soulie de Morant, *Précis de la vraie acupuncture chinoise,* Paris, Mercure de France, 1947.
Sournia J.C., *Mythologie de la médecine moderne,* Paris, P.U.F., 1969, coll. « Galien ».

Valabrega J.P., *La relation thérapeutique malade-médecin,* Paris, Flammarion, 1962.
Véron J.P., « Pour le placebo », *La Presse Médicale,* Paris, Masson, 79/54, 18 décembre 1971, p. 2 505.

Wilmer H.A., « The doctor-patient relationship and the issues of pity, sympathy and emphaty », *The British Journal of Medical Psychology,* XLI/3, p. 243-248.
Winnicot, *De la pédiatrie à la psychanalyse,* Paris, Payot, 1969.

On pourra également consulter à propos de la relation médecin-malade les ouvrages ou articles suivants :

Angelergues R., « Fonction thérapeutique et organisation de l'équipe soignante psychiatrique », *Vie Sociale et Traitements,* 1970, 16/79, p. 3-7 et 1970, 16/80, p. 1-8.

Barandes R., « Psychothérapies de la pratique courante », *E.M.C. Psychiatrie,* t. III, 37810 C 10, 11, 1966.
Barnès E., *Les relations humaines à l'hôpital,* Toulouse, Privat.
Bernard P., « La relation avec les vieillards placés à l'hôpital psychiatrique », *Vie Sociale et Traitements,* 1968, 14/69, p. 6-10.
Berzins J.I. *et al.,* « An approach to matching patients with therapist in short-term psychotherapy », *J. Amer. Coll. Health Ass.,* 18, 1970, p. 245-250.
Boyle G.M., « Difference between patients and doctors interpretation of some medical terms », *Brit. Med. Journal,* 1970, t. I, p. 286-289.

Burton A., « The adoration of the patient and its desillusionment », *Amer. J. Psychoanal.*, 29, 1969, p. 194-204.

Durand-Dassier J., *Structure et psychologie de la relation*, Paris, L'Epi édit., 1969.

Engelmeier M.P., « Personality and situation in the physician-patient conversation. Critical remarks on methods », *Bibl. Psychiatr. Neurol.*, 137, 1968, p. 125-131.

Francon F., « Nos maîtres les malades », *Journal Sci. Médic.*, Lille, 1967, 85, p. 577-580.

Gendrot J.A., « La formation psychologique et psychiatrique des médecins », *Evol. Psychiatrique*, 1967, 6-32, p. 865-882.

Israël L., « Le médecin face à son malade », *Psychol. et Sc. Humaines*, Paris, Dessart édit.

Lambert P.A. *et al.*, *La relation médecin-malade au cours des chimiothérapies psychiatriques*, Paris, Masson et Cie, 1965.

Laxenaire M., « Sens psychothérapique de toute action médicale », *Revue de Médecine Psychosomatique*, Paris, 1969, II/3, p. 387-395.

Lohisse J., *La communication anonyme*, Paris, Ed. Universitaires.

Morali-Daninos A., *La psychologie pratiquée*, Paris, Ed. Universitaires.

Moutin et Mathieu, « La relation médecin-malade en milieu militaire, pendant le temps de paix », *Revue de Médecine Psychosomatique*, 12/1, 1970, p. 9-27.

Noël A., « La liaison médico-psychologique. Pourquoi ? Comment ? », *Bruxelles Médical*, 47, 1967, p. 629-635.

Rogers C. et Kinget, « Psychothérapie et relations humaines », *Théorie et Pratique de la Thérapie non directive*, 1966.

Schneider P.B., « Le médecin, thérapeute ou psychothérapeute ? », *Revue de Médecine Psychosomatique*, 12, 1970, p. 241-253.

Tosquelles P., *Structure et rééducation thérapeutique*, Paris, Ed. Universitaires.

Wear L.E., « Behavioural studies on patient communication », *J.E. Coll. Gen. Pract.*, 21, 1970, p. 189-193.

Concours médical : « La relation malade-médecin à la consultation hospitalière. Le point de vue du malade », 92/15, 1970, p. 3483-3494 ; « La psychothérapie en pratique quotidienne », 92/52, 1970, p. 9714.

Rapports et résumés des communications du IVe Congrès international de médecine psychosomatique, 17-20, septembre 1970, *Revue de Médecine Psychosomatique*, 12/3, 1970.

Table des matières

Imprimerie de Compiègne
58-60, rue de l'Oise
60200 Compiègne
Dépôt légal
2e trimestre 1974

MIX
Papier | Fördert gute Waldnutzung
FSC® C083411

Zeitfracht Medien GmbH
Ferdinand-Jühlke-Straße 7
99095 Erfurt, Deutschland
produktsicherheit@kolibri360.de